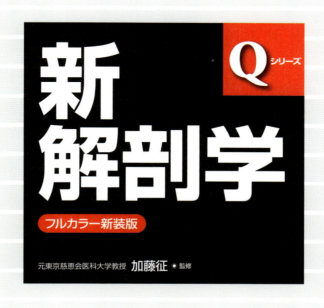

監　修

元東京慈恵会医科大学教授

加 藤　征

執　筆

加 藤　征

東京慈恵会医科大学教授

福 島　統

元東京慈恵会医科大学講師

國府田 稔

改訂第7版にあたって

　本書の初版が発行されたのは1994年でした。幸いにも読者の支持を得て，幾たびも版を重ね，今回の改訂が第7版になります。

　この間，多くの方々が誤植を指摘してくださったり，ご意見やご質問を寄せてくださいました。本書を育てていただいた読者の皆さんに厚く御礼を申し上げます。

　前回の第6版では，新たに100枚以上の図を描き起こすとともに，旧版の図もすべてフルカラーに改めました。この第7版でも，さらに新しい図を追加するとともに，多くの図について改良を加えています。

　また，この第7版から，解剖学用語に併記するラテン語を英語に変更しました。ラテン語の学名は形態の意味を知る上で便利ですが，臨床では英語の方が使用頻度が高いからです。

　将来，医療者となった皆さんを助けてくれるのは，皆さん自身の知識です。巻末の一覧表に骨や動脈の名称，骨格筋の起始・停止・神経支配・作用などをまとめてありますので，知識の整理に役立ててください。

　本書は解剖学の膨大な知識をきわめて簡略にまとめたものですが，皆さんの学習の一助になれば幸いです。

2019年1月

著者一同

目次　i

1 運動系

- Q1　運動系とは 1
- Q2　骨の構造 2
- Q3　骨の形による分類 3
- Q4　椎骨の形態と脊柱の弯曲 4
- Q5　胸郭を構成する骨と呼吸運動 6
- Q6　上肢骨と下肢骨の比較 7
- Q7　骨盤を構成する骨と性差 10
- Q8　脳頭蓋と頭蓋底 12
- Q9　眼窩と他部位との交通 14
- Q10　翼口蓋窩の位置，他部位との交通 15
- Q11　鼻腔を囲む骨 16
- Q12　骨の連結 17
- Q13　関節の一般的構造 18
- Q14　関節運動の種類 19
- Q15　肩関節の構造 20
- Q16　肘関節の構造 21
- Q17　手首の関節の構造 23
- Q18　股関節の構造 24
- Q19　膝関節の構造 25
- Q20　足首の関節の構造 27
- Q21　顎関節の構造と咀嚼運動 28
- Q22　顔の表情をつくる筋 30
- Q23　頸部の筋によってできるくぼみ 31
- Q24　背部の筋と脊柱運動 32
- Q25　呼吸筋の種類 34
- Q26　横隔膜の構造とそれを貫くもの 34
- Q27　腹部の筋とその作用 36
- Q28　鼡径管の構造とそこを通るもの 37
- Q29　上肢帯の運動 38
- Q30　肩関節を動かす筋 39
- Q31　肘関節を動かす筋 41
- Q32　手首の関節を動かす筋 42
- Q33　指を動かす筋 43
- Q34　骨盤部の筋と起立 45
- Q35　大坐骨孔，小坐骨孔の位置とそこを通るもの 46
- Q36　大腿の筋と膝の動き 47
- Q37　大腿三角，大腿管の位置 49
- Q38　膝窩を囲むもの 50
- Q39　下腿の筋と足の動き 51

2 内臓系

- Q40　口腔の区分と唾液腺の開口 52
- Q41　舌の構造と舌筋 53
- Q42　扁桃組織の区分 54
- Q43　咽頭の構造 54
- Q44　食道の区分と狭窄部位 56
- Q45　胃の区分 57
- Q46　小腸，大腸の区分と形態上の違い 58
- Q47　十二指腸の各部と周囲臓器の関係 59
- Q48　虫垂の位置 60
- Q49　直腸の構造と周囲臓器との関係 61
- Q50　肝臓の位置と外観 62
- Q51　肝門の構造と臓側面の圧痕 63
- Q52　胆汁の分泌経路 64
- Q53　膵臓の位置と外観 65
- Q54　気道の区分 66
- Q55　鼻腔の構造 67
- Q56　副鼻腔の構造 68
- Q57　喉頭を形成する軟骨と筋 69
- Q58　喉頭腔の区分 71
- Q59　気管の走行 72
- Q60　肺の外観 73
- Q61　肺区域 74
- Q62　胸膜の構造と区分 75
- Q63　縦隔に存在する臓器 76
- Q64　腎臓の位置とその被膜 77
- Q65　腎臓の割面と腎門の構造 78
- Q66　尿管の走行 78
- Q67　膀胱の位置と周囲臓器との関係 79
- Q68　精巣，精巣上体の位置と外観 80
- Q69　精巣，精巣上体の被膜 81
- Q70　精液の通路 82
- Q71　男性尿道 83
- Q72　前立腺の位置と区分 84
- Q73　陰茎の構造 85
- Q74　男女の生殖器の違い 85

Q 75	卵巣の位置と付属物 ... 86	Q 112	上腸間膜動脈，下腸間膜動脈の枝 ... 124
Q 76	卵管の区分 ... 87	Q 113	腎動脈の枝 ... 125
Q 77	子宮の位置と区分 ... 88	Q 114	副腎に分布する動脈 ... 126
Q 78	子宮傍組織とは ... 89	Q 115	精巣動脈と卵巣動脈の走行 ... 127
Q 79	女性の外陰部 ... 90	Q 116	内腸骨動脈の分布域 ... 128
Q 80	会陰の区分と骨盤底の構造 ... 91	Q 117	下肢へ行く動脈 ... 130
Q 81	会陰の筋膜と浅・深会陰隙 ... 93	Q 118	大腿後面の血液供給 ... 130
Q 82	腹膜の構造と区分 ... 94	Q 119	膝関節動脈網の構成 ... 132
Q 83	内分泌腺の位置 ... 95	Q 120	足底動脈弓 ... 132
		Q 121	体表から触れる動脈の部位と名称 ... 133
		Q 122	動脈と伴行しない静脈 ... 133
		Q 123	上大静脈と下大静脈の根 ... 134
		Q 124	奇静脈系 ... 134

3 脈管系

Q 84	血管の一般的構造 ... 96	Q 125	硬膜静脈洞の構造 ... 136
Q 85	動脈と静脈の違い ... 97	Q 126	海綿静脈洞と他部位との交通 ... 137
Q 86	心臓の形 ... 97	Q 127	椎骨静脈叢 ... 138
Q 87	心臓の体表投影 ... 99	Q 128	門脈の走行 ... 139
Q 88	房室弁と大動脈弁の違い ... 100	Q 129	門脈系と体循環との連絡 ... 140
Q 89	刺激伝導系の構成 ... 102	Q 130	骨盤の静脈叢 ... 141
Q 90	心臓に出入りする血管 ... 103	Q 131	皮静脈と深静脈の交通 ... 142
Q 91	心膜 ... 104	Q 132	上肢・下肢の皮静脈 ... 142
Q 92	肺循環 ... 105	Q 133	脾臓の位置と外観 ... 144
Q 93	大動脈の走行と名称 ... 106	Q 134	リンパ本幹とは ... 144
Q 94	上行大動脈から出る枝 ... 106	Q 135	胸管の走行 ... 145
Q 95	大動脈弓から出る枝 ... 107	Q 136	ウィルヒョウのリンパ節 ... 146
Q 96	胸大動脈から出る枝 ... 109	Q 137	乳腺からのリンパ路 ... 147
Q 97	腹大動脈から出る枝 ... 109	Q 138	精巣からのリンパ路 ... 148
Q 98	頚動脈洞と頚動脈小体 ... 110		
Q 99	外頚動脈の枝 ... 111		
Q 100	顎動脈の走行と分布域 ... 112		

4 神経系

Q 101	内頚動脈の走行 ... 113		
Q 102	眼動脈の走行と枝 ... 114	Q 139	神経系の構成 ... 149
Q 103	鎖骨下動脈の枝 ... 115	Q 140	脊髄の外形と脊髄神経 ... 150
Q 104	上肢へ行く動脈 ... 116	Q 141	脊髄の断面でみられる構造 ... 152
Q 105	椎骨動脈・脳底動脈と大脳動脈輪 ... 117	Q 142	温・痛覚の伝導路 ... 153
Q 106	腋窩動脈の枝 ... 118	Q 143	非識別型触・圧覚の伝導路 ... 153
Q 107	肩甲骨周囲動脈網の構成とその意義 ... 119	Q 144	識別型触覚の伝導路 ... 154
Q 108	肘関節動脈網の構成 ... 120	Q 145	深部感覚の伝導路 ... 155
Q 109	指に分布する動脈 ... 121	Q 146	錐体路 ... 156
Q 110	腹腔動脈の枝 ... 122	Q 147	錐体外路 ... 157
Q 111	胃に分布する動脈 ... 123	Q 148	脊髄反射の経路 ... 157

Q 149	脳と脊髄を包む膜	158
Q 150	脊髄に分布する動脈	160
Q 151	頸神経叢	161
Q 152	腕神経叢とその枝	162
Q 153	正中神経	164
Q 154	尺骨神経	164
Q 155	橈骨神経	166
Q 156	腰仙骨神経叢とその枝	168
Q 157	坐骨神経	170
Q 158	自律神経系の構成	172
Q 159	交感神経幹とその枝	172
Q 160	頭頸部の交感神経	174
Q 161	心臓神経叢の構成	175
Q 162	腹部の自律神経系と内臓痛の経路	176
Q 163	骨盤部の自律神経	177
Q 164	脳神経の種類と出入りする位置	179
Q 165	鼻腔に分布する神経	179
Q 166	視神経と視覚の伝導路	180
Q 167	顔面・頭部に分布する神経	181
Q 168	三叉神経の枝	182
Q 169	耳に分布する神経	184
Q 170	聴覚の伝導路	185
Q 171	舌に分布する神経	186
Q 172	咽頭・喉頭に分布する神経	186
Q 173	迷走神経の分布	188
Q 174	頸部の筋を支配する神経	189
Q 175	唾液腺の分泌線維	190
Q 176	脳神経に属する神経節	191
Q 177	脳神経の核	192
Q 178	脳の発生と区分	193
Q 179	大脳の外表面	194
Q 180	大脳正中面の構造	195
Q 181	脳室と髄液循環	196
Q 182	大脳の断面でみられる構造	197
Q 183	大脳皮質の機能局在	198
Q 184	嗅脳系	199
Q 185	大脳辺縁系	199
Q 186	大脳基底核の種類	200
Q 187	線条体の区分と機能	201
Q 188	内包を構成する線維	202
Q 189	視床核の種類	203
Q 190	視床下部	204
Q 191	小脳の外形と区分	204
Q 192	小脳の線維連絡と機能	206
Q 193	中脳の外景	207
Q 194	橋の構造	207
Q 195	延髄の外景	208
Q 196	第四脳室と菱形窩の構造	209
Q 197	脳の交連線維	210
Q 198	脳の連合線維	211
Q 199	脳の各部に分布する動脈	212
Q 200	大脳の中心部に分布する動脈	214
Q 201	側頭骨の孔を通過する動脈	215
Q 202	大脳の静脈	216
Q 203	脳幹網様体の線維連絡と機能	218

5 感覚器

Q 204	視覚器の構造	219
Q 205	眼球の筋とその支配神経	220
Q 206	眼球の血管系	222
Q 207	涙器と涙の流れ	223
Q 208	外耳と中耳	224
Q 209	鼓室の壁をつくるもの	226
Q 210	内耳の構造	228
Q 211	外皮	230

1 運動系

Q1 運動系とは

- 同じ機能を持つ器官をまとめて1つのシステムと考える。
- 運動系には骨格系と筋系が含まれる。

◆ 人体はさまざまな機能を持つ器官の集まりであるが，特定の機能を効率よく行うためにいくつかの器官はまとまって働いている。

①骨格系 skeletal system：上腕骨，大腿骨，脊柱の骨，頭蓋の骨など全身に200余個がつながって身体を支え，筋の助けを借りて運動を行い，内臓を保護し，造血作用を営む。
②筋系 muscular system：上腕二頭筋，大胸筋，腹直筋など400あまりの筋が骨，皮膚，関節包などに付いて身体各部を動かす。
③消化器系 digestive system：口，食道，胃，腸，肝臓，膵臓などの臓器は食べ物を咀嚼し，栄養分を吸収し，消化酵素を分泌する働きをする。
④呼吸器系 respiratory system：鼻，咽頭，気管は空気に温度と湿度を与え，肺はガス交換を行い，喉頭は発声に働く。
⑤泌尿器系 urinary system：腎臓は尿を産生し，尿管，膀胱，尿道は尿を排泄する。
⑥生殖器系 reproductive system：精巣，卵巣，子宮，外性器などは性細胞の産生，受精および受胎に関与する。
⑦内分泌器系 endocrine system：下垂体，甲状腺，副腎などのように，分泌物を運ぶ導管がなく，血液中に化学物質であるホルモンを産生する器官。
⑧感覚器系 sensory system：目，耳，鼻や皮膚など。
⑨循環器系 cardiovascular system：心臓，動脈，静脈，リンパ管など血液，リンパ液の循環に関与する器官。
⑩神経系 nervous system：中枢神経（脳，脊髄）は末梢神経（脳神経，脊髄神経）を介して身体各部からの知覚を受け，身体各部へ刺激を送り，生理機能を調節する。

◆ ①②を運動系，③〜⑦を内臓系に分ける。⑤⑥は泌尿生殖器系ともいう。

Q2 骨の構造

- 晒浄骨は骨質だけだが，生体では骨膜に覆われ，骨髄があり，軟骨もある。
- 骨端軟骨は成長期のみにみられる。

◆ 通常手にとって観察する骨は晒浄骨といい骨質だけであるが，生体ではこれを包む骨膜があり，骨髄や軟骨が付属する。

◆ **骨膜** periosteum は骨の表面（関節部を除く）を包む結合組織性の丈夫な膜で，血管や神経に富む。髄腔側の内面は薄い**骨内膜** endosteum で覆われる。骨膜と骨内膜は骨芽細胞を含み，骨の太さや厚さの成長に関与するとともに，骨折のときには骨の修復も行う。これに対し破骨細胞は骨を破壊し，骨の再構築に役立っている。

◆ 骨質は表面の緻密骨と内部の海綿骨を区別する。

① **緻密骨** compact bone：表面の骨質の密なところで，骨端や短骨などでは薄く**皮質** cortical bone として覆っており，長骨の骨幹部では厚く丈夫である。

② **海綿骨** spongy bone：骨端や短骨などの内部にある。外力に対応して縦横に走る多数の**骨梁**と間の小腔からなり，海綿状に見える。長骨の骨幹部の中心には骨梁がなく，大きな空洞を作り，**髄腔** medullary cavity という。

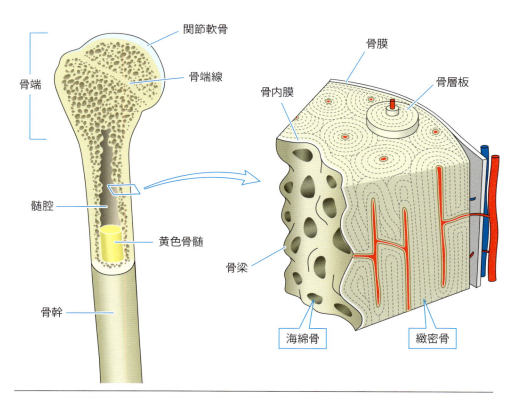

骨粗鬆症では緻密骨が薄くなり，海綿骨の骨梁が細くなり減少する。
大腿骨頸部内側骨折は治癒が遅い。関節包内では骨膜を欠くためである。

◆ 骨髄 bone marrow は髄腔や海綿骨の小腔を満たす軟部組織で、赤く見えるものを赤色骨髄といい、造血作用を営んでいる。成人の骨髄の一部は脂肪化して黄色に見え、黄色骨髄という。
◆ 軟骨 cartilage は関節軟骨と若年時の骨端軟骨（成長軟骨）がある。
① 関節軟骨 articular cartilage：関節面を覆っている軟骨。
② 骨端軟骨 epiphysial cartilage：成長期の骨にあり、長骨では骨幹と骨端の間、寛骨などの扁平骨では辺縁部にある。骨の長さを成長させ、やがて骨化して骨端線 epiphysial line となり、加齢とともに消失する。

Q3 骨の形による分類

◉ 長い骨、短い骨、薄い平坦な骨、空気が入り込む骨。

① 長骨 long bone：大腿骨、上腕骨など四肢にあるものが多い。長く、内部に髄腔があることから管状骨ともいう。両端は膨らんで関節面 articular surface を形成し、骨端 epiphysis という。骨端と骨端の間は柱状で、骨幹 diaphysis という。
② 短骨 short bone：手根骨、足根骨、椎骨など。表面は緻密骨で、内部は海綿骨からなる。
③ 扁平骨 flat bone：頭頂骨、後頭骨などの頭蓋骨のほか、寛骨、肩甲骨の一部もこれに属する。頭蓋骨の内面と外面は厚い緻密骨で内板・外板 lamina interna/externa といい、その間の海綿骨を板間層 diploe という。
④ 含気骨 pneumatized bone：上顎骨、篩骨、前頭骨、側頭骨および蝶形骨をさす。骨の中に粘膜で覆われた空洞があり、外部と通ずる口がある骨。☞Q56
⑤ 混合骨：前頭骨（扁平骨と含気骨）、肩甲骨（短骨と扁平骨）のように数種の骨が混合した骨をいう。

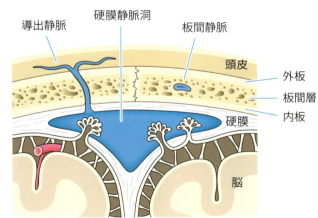

◆ 骨の表面は、関節、筋の起始・停止、神経や血管の走行の影響を受け、さまざまな形状をなしている。骨のふくらみには顆、果、結節、転子、粗面、稜、線などの名称が、骨の凹みには窩、小窩、切痕、孔、管などの名称が付けられている。それぞれの名称には骨ごとに意味があり、**巻末の付表**にまとめた。

Q4 椎骨の形態と脊柱の弯曲

- ●小児では 31 〜 35 個，成人では 26 個の骨をさす。
- ●椎骨の形は部位ごとに特徴がある。
- ●椎骨が連結して脊柱になると，前後への弯曲が生じる。

◆ 脊柱は成人では 26 個の椎骨からなる。7 個の頚椎 cervical vertebrae，12 個の胸椎 thoracic vertebrae，5 個の腰椎 lumbar vertebrae，1 個の仙骨 sacrum〔小児では 5 個の仙椎〕および 1 個の尾骨 coccyx〔小児では 3 〜 5 個の尾椎〕に分けられ，それぞれ頭文字をとって C，Th，L，S，Co の略号で呼ばれている。

◆ 椎骨の形態は，部位により次のような特徴がある。

	頚 椎	胸 椎	腰 椎
椎 体	薄く小楕円形	やや厚くハート形	厚く大楕円形
棘突起	やや斜め下，先端二分	細長く斜め下方に向く	幅広く後方に突出
横突起	幅広で前後結節，溝がある	長く外後方に突出	乳頭突起，副突起で小さい
関節面	上下に面し平坦で斜め	前後に面し平坦で垂直	前後に面し弯曲

◆ 椎骨 vertebra は前方の椎体 vertebral body と，後方で椎孔 vertebral foramen をつくる椎弓 vertebral arch からなる。側方へ 1 対の横突起 transverse process，上下に各 1 対の関節突起 articular process および真後ろへの棘突起 spinous process の計 7 個の突起がある。

◆ 腰椎の肋骨突起 costal process は肋骨が退化して椎骨に癒合したものであるが，臨床では便宜上これを横突起と呼んでいる。本来の横突起は腰椎では退化し，肋骨突起の根もとに小さな副突起 accessory process としてみられる。

◆ 椎弓の根部には上下の椎切痕 vertebral notch があり，椎骨が連結すると椎間孔

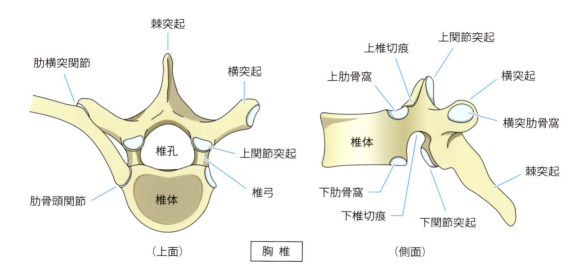

胸 椎
（上面） （側面）

intervertebral foramen が形成され，ここを**脊髄神経と血管が通る**。また椎孔は頭蓋の大［後頭］孔から続く**脊柱管** vertebral canal を形成し，中に脊髄を容れる。

◆ 26個の椎骨は間に**椎間円板** intervertebral disc を挟み，上下の関節突起による椎間関節で連結して，**脊柱** vertebral column を形成する。前後から見ると真っ直ぐで，側方には弯曲しない（病態：側弯症）。側方から見ると，**頚椎と腰椎は前方に凸弯し，胸椎と仙骨・尾骨は後方に凸弯する**。この構造は，頭部の荷重と地面からの抗重力に対して力を吸収し，負荷を軽減させるとともに，体を前後左右に曲げ，ひねり運動とバランスをとる働きをする。

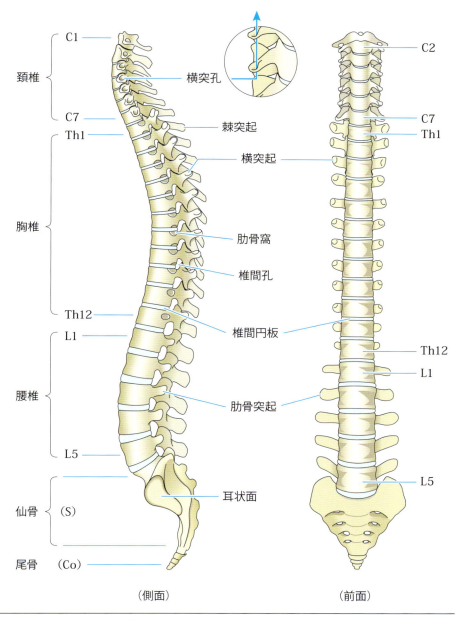

（側面）　　　（前面）

椎間板ヘルニア　椎間円板が突出すると激烈な痛みがある。また，椎間孔が変形して脊髄神経を圧迫することがある。

Q5 胸郭を構成する骨と呼吸運動

- 胸椎，肋骨，胸骨は3種類の関節で連結し，胸郭を作る。
- 胸式呼吸は内・外肋間筋による肋骨の上下運動である。

◆ 12個の胸椎，12対の肋骨および1個の胸骨が連結して胸郭 thoracic skeleton を形づくり，内臓を保護するとともに胸式呼吸の運動を行う。次の3種類の関節で連結している。

◆ 後方では

① 肋骨頭関節 joint of head of rib：肋骨窩と肋骨頭との間の半関節。肋骨窩は第1・11・12胸椎では単一であるが，第2～10胸椎では上下の椎体にまたがる。☞Q4

② 肋横突関節 costotransverse joint：肋骨結節関節面と胸椎横突起の肋骨窩との間の半関節。☞Q4

◆ 前方では

③ 胸肋関節 sternocostal joints：第1肋骨は硝子軟骨で結合するが，第2肋軟骨は胸骨柄と胸骨体の境の胸骨角，以下第7肋軟骨までは胸骨の肋骨切痕と関節を形成する。第8～10肋軟骨は1つ上位の肋軟骨と結合するが，第11と第12肋軟骨は浮遊しており浮肋という。

◆ 胸郭の上方は第1肋骨，胸骨柄および第1胸椎体で囲まれた胸郭上口となり，下方は剣状突起，第7～12肋骨および第12胸椎体によって囲まれた胸郭下口となる。

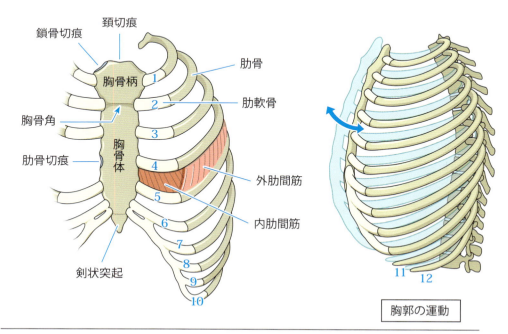

胸郭の運動

胸骨角平面：胸骨柄と胸骨体の結合部を胸骨角といい，これを通る水平面は第4胸椎下縁に相当する。☞Q63

頚切痕平面：胸骨上端を通る水平面は第2胸椎体の高さである。

- 側壁は肋骨と肋骨の間に肋間隙という間隙があるが，ここには内・外肋間筋が張っている。両筋とも肋骨と肋骨の間にあるが，相反する方向に斜めに走っている。外肋間筋 external intercostal muscle は肋骨頭からの距離が上位で近く，下位で遠くなるように斜めに位置する。そのため下位肋骨のほうが支点（肋骨頭関節）からの距離が離れていることから，小さな力で引き上げられ，胸腔は広がり吸気となる。
- 内肋間筋 internal intercostal muscle は外肋間筋の深層にあり，逆の走行で肋骨を下げ呼気に働く。胸横筋も肋骨を下げる作用をする。

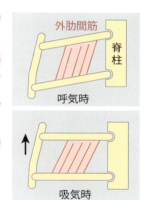

Q6　上肢骨と下肢骨の比較

◉ 上肢骨は 32 個，下肢骨は 31 個からなる。

- 下肢骨は身体を移動させ体重を支えることから全体に太く大きいのに対して，上肢骨は身体を支える代わりに軽い作業を巧みに行うことからさほど大きくなく動きやすい構造となっている。上肢で唯一，手の指骨は足より長いが，太さは細い。

上肢帯	下肢帯
肩甲骨 scapula 鎖　骨 clavicule	寛　骨 hip bone
自由上肢骨	**自由下肢骨**
上腕骨 humerus 橈　骨 radius 尺　骨 ulna	大腿骨 femur 脛　骨 tibia 腓　骨 fibula 膝蓋骨 patella
手根骨 carpal bones 　舟状骨 scaphoid bone 　月状骨 lunate bone 　三角骨 triquetrum bone 　豆状骨 pisiform bone 　大菱形骨 trapezium bone 　小菱形骨 trapezoid bone 　有頭骨 capitate bone 　有鈎骨 hamate bone	足根骨 tarsal bones 　距　骨 talus 　踵　骨 calcaneum 　舟状骨 navicular bone 　内側楔状骨 medial cuneiform bone 　中間楔状骨 intermediate cuneiform bone 　外側楔状骨 lateral cuneiform bone 　立方骨 cuboid bone
中手骨 metacarpals Ⅰ～Ⅴ	中足骨 metatarsals Ⅰ～Ⅴ
手の指骨 phalanges of hand 　基節骨 proximal phalanx Ⅰ～Ⅴ 　中節骨 middle phalanx Ⅱ～Ⅴ 　末節骨 distal phalanx Ⅰ～Ⅴ	足の趾骨 phalanges of foot 　基節骨 proximal phalanx Ⅰ～Ⅴ 　中節骨 middle phalanx Ⅱ～Ⅴ 　末節骨 distal phalanx Ⅰ～Ⅴ

上肢骨

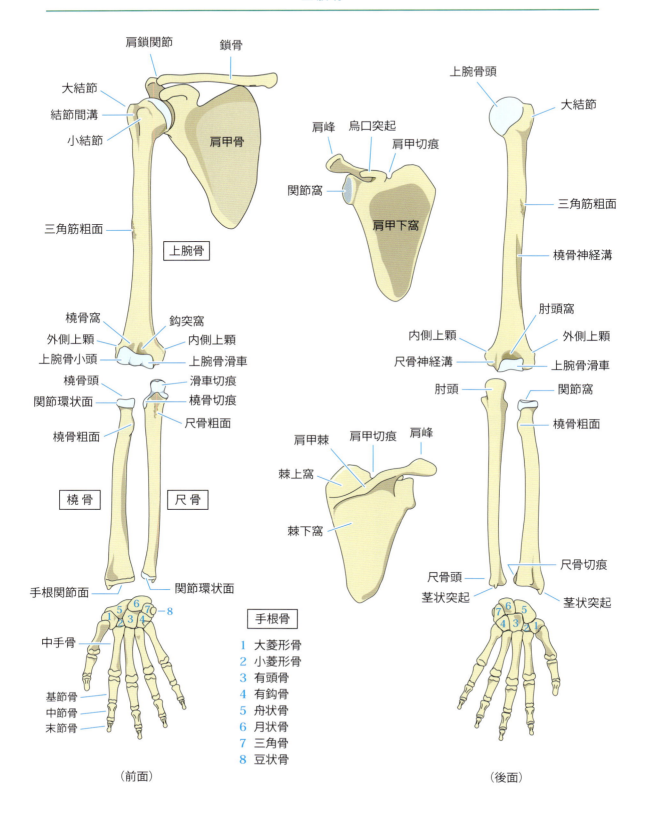

下肢骨

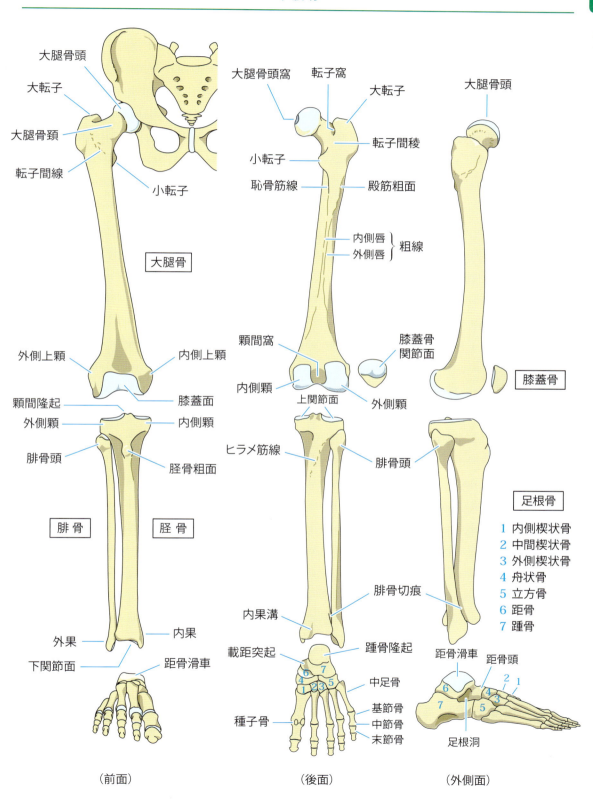

Q7 骨盤を構成する骨と性差

- 寛骨，仙骨，尾骨で構成され，前方は恥骨結合，後方は仙腸関節で強固につながっている。
- 女性の小骨盤は産道にあたる。

◆ 骨盤 pelvis は左右の寛骨，仙骨および尾骨で構成される。
◆ 寛骨 hip bone は，小児では腸骨 ilium，坐骨 ischium および恥骨 pubis の3骨が軟骨によって結合しているが，成人では骨結合して1つの骨となる。
◆ 外面は大きな寛骨臼 acetabulum が股関節の関節窩を作り，その下は坐骨と恥骨によって大きな閉鎖孔 obturator foramen が形成される。内面には後上方に仙骨との連結部の耳状面 auricular surface があり，その前から弓状線 arcuate line が前下方に走り，上前方を向く面と内方を向く面とに分けている。前方は左右の寛骨が恥骨結合 pubic symphysis でつながり，後方は仙骨と寛骨の耳状面が仙腸関節 sacroiliac joint でつながっている。

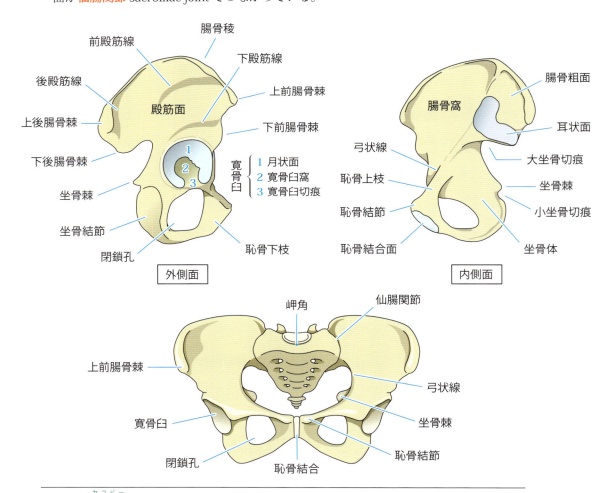

Jacoby 線（ヤコビー） 左右の腸骨稜の最高点を結ぶ線上に第4腰椎の棘突起がある。

- 仙骨は5個の仙椎が骨癒合した凹弯する逆三角形の骨で，下端に尾骨が連結する。
- ①仙骨上端の正中線上の**岬角** promontory，②弓状線および③恥骨上縁を結ぶ線を**分界線** linea terminalis といい，**骨盤上口**を形成する。分界線より上方を**大骨盤** greater pelvis，下方を**小骨盤** lesser pelvis という。
- 大骨盤は広く浅い鉢状で体幹の下部にあり，腹部内臓を容れる。小骨盤は低い円筒形で中を**骨盤腔** pelvic cavity といい，骨盤内臓を容れる。前壁は恥骨，側壁は坐骨と腸骨の一部，後壁は仙骨および尾骨で作られる。下方を**骨盤下口**といい，恥骨結合下縁，恥骨下枝，坐骨枝，坐骨結節，小坐骨切痕，坐骨棘，大坐骨切痕，仙骨外側縁および尾骨によって囲まれる。
- 骨盤上口から骨盤下口までの前後径の各中点を結ぶと前方に凹弯した曲線が得られるが，これを**骨盤軸** axis of pelvis という。岬角と恥骨結合までの最も短い径を真結合線，骨盤上口で左右の最も広い径を横径，分界線と仙腸関節の交点と腸恥隆起を結ぶ径を斜径といい，いずれも産科学上重要である。骨盤の自然位は左右の上前腸骨棘と恥骨結節が同一垂直面上にある状態で，岬角と恥骨上縁を結んだ線と水平面とのなす角を**骨盤傾斜** pelvic inclination という。

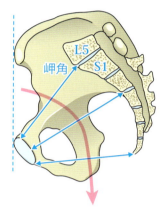

骨盤軸

- 表に示すように骨盤は性差が最も著明で，特に小骨盤腔において女性が男性より広く，高さが低いが，分娩を考えれば容易に理解できる。

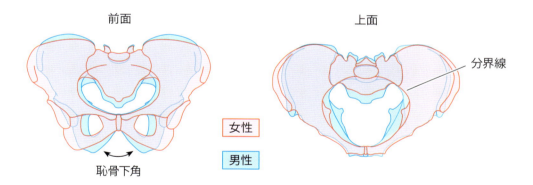

部 位	女 性	男 性
骨盤上口	横楕円形	岬角が突出し，ハート形
小骨盤腔	広い，低い 円筒形（タライ形）	狭い，高い 下方が細くロート形（バケツ形）
骨盤前壁	恥骨結合の高さが低い 恥骨下角は鈍角（約80°），恥骨弓	恥骨結合が高い 恥骨下角は鋭角（約60°）
骨盤側壁	閉鎖孔が低く三角形 大坐骨切痕が広く浅い 坐骨棘が坐骨体と同一面	閉鎖孔は長楕円形 大坐骨切痕は狭く深い 坐骨棘が内方に突出
骨盤後壁	仙骨の幅が広く，弯曲が小 尾骨は仙骨の弯曲に一致	仙骨の幅が狭く，弯曲が大 尾骨が前に突出

Q8 脳頭蓋と頭蓋底

- 頭蓋骨15種23個のうち脳を包む脳頭蓋は6種8個。
- 内頭蓋底の段差と溝，孔および裂孔とそこを通る神経・血管が重要。

◆ 頭蓋 cranium は15種の骨で構成される。後頭骨 occipital bone，蝶形骨 sphenoid，側頭骨 temporal bone，頭頂骨 parietal bone，前頭骨 frontal bone，篩骨 ethmoid，下鼻甲介 inferior nasal concha，涙骨 lacrimal bone，鼻骨 nasal bone および鋤骨 vomer は脳頭蓋に分類され，下線を付した6種8個が脳を包んでいる。上顎骨 maxilla，口蓋骨 palatin bone，頬骨 zygomatic bone，下顎骨 mandible および舌骨 hyoid bone は顔面骨に分類される。

◆ 上方を頭蓋冠 calvaria といい，前から後ろに前頭骨，左右の頭頂骨，後頭骨が縫合し，両側に側頭骨がある。前頭骨と頭頂骨は冠状縫合 coronal suture，左右の頭頂骨は矢状縫合 sagittal suture，頭頂骨と後頭骨はラムダ縫合 lambdoid suture で連結する。これらの縫合の合流部は新生児では骨化しておらず，膜性の泉門 fontanelle が存在する。泉門があるために，産道を通り抜ける際，胎児の頭蓋は変形して細長くなる。小泉門は6ヵ月，大泉門は2歳頃までに消失する。

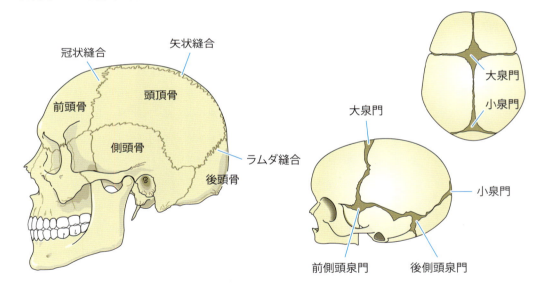

◆ 下方を頭蓋底という。内頭蓋底 internal surface of cranial base は脳を載せる部分で，前方が最も高く，前頭葉を載せる。ここを前頭蓋窩 anterior cranial fossa といい，前頭骨，蝶形骨小翼，篩骨篩板からなる。中頭蓋窩 middle cranial fossa は蝶形骨と側頭骨からなり，側頭葉を載せる。中央にトルコ鞍があり，下垂体が収まる。後部の盛り上がった部分は，外方から前内方に向かう側頭骨錐体で，内部に中耳，内耳がある。錐体から急激に落ち込んで広く深い後頭蓋窩 posterior cranial fossa となり，小脳，延髄を載せる。後頭蓋窩は後頭骨と錐体後面で形成され，中央に大［後頭］孔 foramen magnum がある。

◆ 頭蓋腔の内外を結ぶ交通路は左右 1 対あり，表に示す脳神経や血管が通る。

	交通路	頭蓋窩	存在部位	通るもの	連絡場所	備考
1	篩板	前	篩骨	嗅神経（Ⅰ） 前篩骨神経・血管	鼻腔	
2	視神経管	中	蝶形骨	視神経（Ⅱ） 眼動脈	眼窩	
3	上眼窩裂	中	大翼と小翼の間	動眼神経（Ⅲ） 滑車神経（Ⅳ） 眼神経（V₁） 外転神経（Ⅵ） 上眼静脈	眼窩	
4	正円孔	中	大翼	上顎神経（V₂）	翼口蓋窩	
5	卵円孔	中	大翼	下顎神経（V₃）	側頭下窩	
6	棘孔	中	大翼	中硬膜動脈 下顎神経硬膜枝	側頭下窩	
7	頚動脈管	中	錐体の先端	内頚動脈 内頚動脈神経叢	錐体下面	
8	破裂孔	中	錐体の先端と蝶形骨体の間	大錐体神経（Ⅶの枝）	外頭蓋底	生体では結合組織で閉じられる
9	内耳道	後	錐体後面	顔面神経（Ⅶ）	茎乳突孔	
				内耳神経（Ⅷ）	内耳	外に出ず
10	頚静脈孔	後	後頭骨外側部と錐体との間	舌咽神経（Ⅸ） 迷走神経（Ⅹ） 副神経（Ⅺ）	外頭蓋底	前区
				内頚静脈	外頭蓋底	後区
11	舌下神経管	後	後頭顆	舌下神経（Ⅻ）	外頭蓋底	
12	大［後頭］孔	後	後頭骨後頭蓋窩の中央	延髄 椎骨動脈 副神経脊髄根	脊柱管	
13	顆管	後	顆窩	顆導出静脈	S状洞溝	S状静脈洞に開く

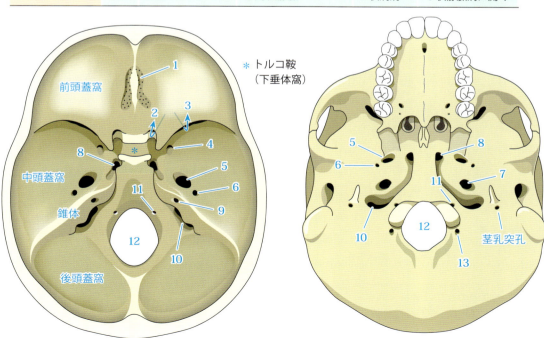

Q9 眼窩と他部位との交通

● 眼窩壁は7つの骨で構成され，内側壁が最も薄い。
● 上下眼窩裂のほか多くの管孔で他部位と交通している。

◆ 眼窩 orbit は四角錐状の凹みで，その尖端は後内側方に向かう。前方の眼窩口は丸みを帯びた四角形で，眼窩縁は前頭骨，上顎骨および頬骨で形成される。

① 眼窩上縁は前頭骨からなる。前頭切痕 frontal notch，眼窩上切痕（孔） supraorbital notch/forfamen があり，同名の動・静脈と神経が通る。これに続く上壁は前頭骨眼窩面で，外側前方に浅い涙腺窩 lacrimal fossa が，内側前方には上斜筋腱の滑車窩 trochlear fovea がある。後端の一部は蝶形骨小翼の下面で，視神経および眼動脈が通る視神経管 optic canal がある。

② 外側縁は頬骨と前頭骨頬骨突起からなる。これに続く外側壁は平坦で，頬骨と蝶形骨大翼からなる。頬骨眼窩面に頬骨眼窩孔があり，頬骨神経が通る。後端は上壁との間に上眼窩裂 superior orbital fissure があり，上眼静脈，動眼神経，滑車神経，眼神経および外転神経などが通り，中頭蓋窩に通じている。

③ 下壁は上顎骨眼窩面，頬骨眼窩面，口蓋骨眼窩突起からなる。後端は下眼窩裂 inferior orbital fissure があり，翼口蓋窩（☞Q10）に通じている。眼窩下溝・管 infra-orbital groove/canal は同名の動・静脈，神経が通る。

④ 内側縁は上顎骨前頭突起と前頭骨からなり，なだらかに内側壁に移行する。内側壁は涙骨，篩骨眼窩板，蝶形骨体外側面からなる。前部に浅い涙囊窩 fossa for lacrimal sac があり，涙骨前方にある鼻涙管 nasolacrimal canal へ続き，下鼻道に開口する（☞Q207）。篩骨の眼窩板と前頭骨の間には2つの孔がある。前篩骨孔 anterior ethmoidal foramen は前頭蓋窩へ続き，篩板の前部を通り鼻腔に至る。後篩骨孔 posterior ethmoidal foramen は篩骨洞へ続く。

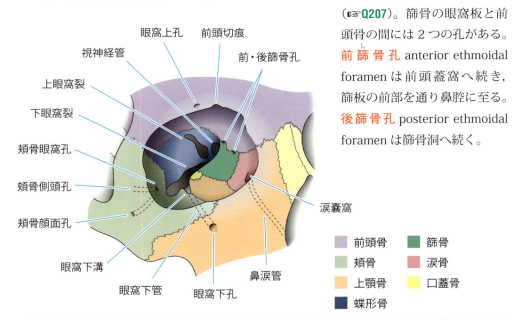

眼窩底の吹抜け骨折 眼を殴られたりして急に眼窩内圧が高まると眼窩底（上顎洞の天井）の一部が陥没骨折し，下直筋が上顎洞内に押し出されてしまうことがある。

Q10 翼口蓋窩の位置，他部位との交通

◉ 側頭下窩にある小さなすき間で，蝶形骨，上顎骨，口蓋骨で囲まれる。

◆ 翼口蓋窩 pterygopalatine fossa は側頭下窩の最深部にある小さなすき間である。前は上顎骨体，後ろは蝶形骨の翼状突起があり，下方で両骨が接する。上方は蝶形骨体により境され，狭い翼上顎裂 pterygomaxillary fissure から翼口蓋窩に入る。

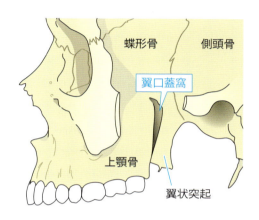

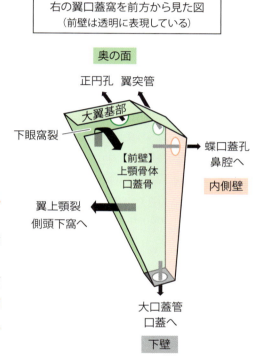

右の翼口蓋窩を前方から見た図（前壁は透明に表現している）

① 内側壁は口蓋骨の垂直板で鼻腔と接し，蝶口蓋孔 sphenopalatin foramen で交通する。
② 前壁は上顎骨体と口蓋骨で構成され，上縁は下眼窩裂で眼窩と交通する。
③ 後壁から上壁にかけては蝶形骨の翼状突起の前面と大翼の基部からなり，翼状突起根部の翼突管 pterygoid canal で外頭蓋底と，大翼基部の正円孔 foramen rotundum で中頭蓋窩と交通する。
④ 下壁は大口蓋管 greater palatin canal に移行する。

◆ 表に示すように，翼口蓋窩は内・外頭蓋底，眼窩，鼻腔，口腔などと交通し，上顎神経に所属する翼口蓋神経節の枝を通し，顎動脈が分枝を送る大切な場所である。

交通路	通るもの	行き先
翼上顎裂（外方）	顎動脈，翼突筋静脈叢	側頭下窩
下眼窩裂（前上方）	眼窩下動静脈・神経，頬骨神経，下眼静脈	眼窩
蝶口蓋孔（内側壁）	蝶口蓋動静脈，翼口蓋神経節の外側・内側後鼻枝	鼻腔
正円孔（後壁）	上顎神経	中頭蓋窩
翼突管（後壁）	翼突管動脈・神経	外頭蓋底
大口蓋管（下方）	大・小口蓋神経，下行口蓋動脈	口蓋

上顎神経ブロック　翼上顎裂を通して穿刺して麻酔を行う。

Q11 鼻腔を囲む骨

◉ 鼻腔は 8 個の骨で構成される。

◉ 複雑にいりくんだ 6 つの面を考える。

◆ 鼻腔 nasal cavity を囲む骨は**鼻骨，前頭骨，篩骨，蝶形骨，下鼻甲介，上顎骨，口蓋骨，鋤骨**の 8 個である。鼻腔は顔面から後方の外頭蓋底に続くほか，副鼻腔，眼窩，前頭蓋窩，口腔，翼口蓋窩などとも連絡する。

①前方は鼻骨，上顎骨が壁を作り，中央に**梨状口** piriform aperture が開口している。

②後方は**後鼻孔** choana を鋤骨，蝶形骨，口蓋骨が取り囲む。

③上壁は鼻骨と篩骨篩板からなり，篩板の孔で前頭蓋窩と通ずる。

④下壁は上顎骨と口蓋骨からなり，**切歯管** incisive canals で口腔と通ずる。

⑤内側壁は篩骨の垂直板と鋤骨からなる**骨鼻中隔** bony nasal septum で，その前方に鼻中隔軟骨がある。

⑥外側壁の前部は上顎骨，中部は下鼻甲介と篩骨の上鼻甲介と中鼻甲介，後部は口蓋骨と蝶形骨の翼状突起で構成される。上方には上鼻道があり，篩骨洞の後部が開口する。中鼻道の**半月裂孔** semilunar hiatus には**上顎洞，前頭洞，篩骨迷路の前・中部が開口する**。下鼻道の前部には鼻涙管が開口し，眼窩と交通する。上後部には**蝶篩陥凹** sphenoethmoidal recess があり，蝶形骨洞が開口する。後方の鼻咽道，上外側壁には**蝶口蓋孔** sphenopalatin foramen があり，翼口蓋窩と交通する。

◆ 呼吸器 **Q55, Q56** も参照のこと。

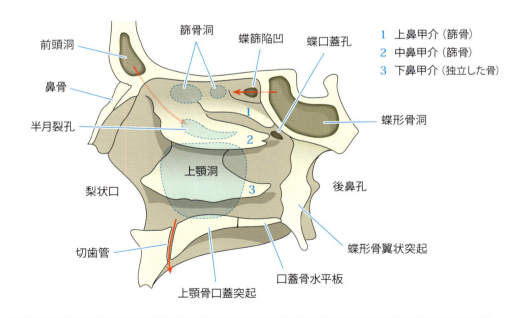

1 上鼻甲介（篩骨）
2 中鼻甲介（篩骨）
3 下鼻甲介（独立した骨）

篩骨篩板の骨折 鼻腔と頭蓋腔は薄い篩板により境されている。とがったものを鼻腔に挿入し鼻腔の天井の篩板を貫通させれば，挿入物は容易に頭蓋腔に達してしまう。

Q12 骨の連結

- 骨がつながり動かないもの（不動結合）と，動くもの（関節）がある。
- 関節面の形状により動きの範囲がだいたい決まる。

◆ **不動結合**：骨と骨が線維や軟骨，骨によって連結して動かないか，わずかに動く程度のもの。

1) 線維性の連結 fibrous joint：結合組織線維で結合
   - ① **靭帯結合** syndesmosis：脛腓靭帯結合
   - ② **縫合** suture：冠状縫合，矢状縫合，ラムダ縫合
   - ③ **釘植** gomphosis：歯根と歯槽
2) 軟骨性の連結 cartilaginous joint：蝶後頭軟骨結合，若年者の腸骨・恥骨・坐骨
   - ① **軟骨結合** synchondrosis：椎間円板と椎体
   - ② **線維軟骨結合** symphysis：恥骨結合
3) 骨結合 synostosis：腸骨・恥骨・坐骨，蝶形骨体と後頭骨底部

◆ **可動結合（関節）**：滑膜性の連結 synovial joint であり，両骨は関節包に包まれている。2つの骨で関節を形成するものを単関節，3つ以上の骨で関節を形成するものを複関節という。

1) **平面関節** plane joint：関節面が平面なもの。頚・胸椎の椎間関節。
2) **球（臼状）関節** ball and socket joint（cotyloid joint）：関節面が半球状で可動域が最も大きい。肩関節，（股関節）。
3) **楕円関節** ellipsoid joint, **顆状関節** condylar joint：関節面が楕円状で，2方向とその合成の動きがある。橈骨手根関節，顎関節。
4) **蝶番関節** hinge joint：蝶番のように一方向に動くもの。指の指節間関節。
5) **車軸関節** pivot joint：関節頭が車輪状で側方に関節面があり，骨の長軸を軸に回転する。上橈尺関節。
6) **鞍関節** saddle joint：鞍のような関節面で一軸は凹弯し，直交する軸は凸弯するもの。第1手根中手関節，胸鎖関節。
7) **ラセン関節** cochlear joint：蝶番がゆるくラセン状に動くもの。腕尺関節，距腿関節。
8) **半関節** amphiarthrosis：関節面がほぼ同じで関節包が狭く，ほとんど動かないもの。仙腸関節，手根骨どうし，足根骨どうし。

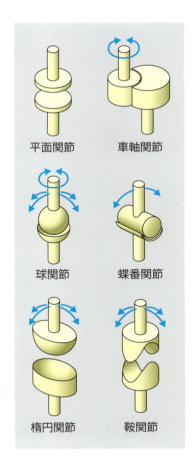

平面関節　車軸関節
球関節　蝶番関節
楕円関節　鞍関節

Q13 関節の一般的構造

● 主たる構成要素は関節頭，関節窩，関節包。
● 補助装置，関節液，靱帯が関節の運動を助ける。

◆ 関節を構成する骨の一方は凸面をしていることが多く，関節頭 articular head と呼ぶ。他方の骨はこれに応じた凹みをなし，関節窩 articular fossa と呼ぶ。ともに関節軟骨 articular cartilage が覆っている。
◆ 関節窩の周囲に窩の深さを増すための軟骨性の関節唇 labrum を持つ関節，また半月状の軟骨で両骨間の複雑な動きでも絶えず関節頭と関節窩を密着させる関節半月 meniscus を有する関節，さらに両骨の間に関節円板 articular disc を挟むことで異なる運動に応じられる関節などがある。
◆ 関節頭，関節窩および介在する円板などを一緒に包み込んでいるのが関節包 joint capsule である。この関節包に囲まれたわずかなすき間が関節腔 articular cavity であり，関節液で満たされている。
◆ 両骨の間が離れないようにしたり，過運動を防止するために靱帯 ligaments が存在する。その多くは関節包の外側に存在するが，関節内靱帯がある場合もある。また，関節の周囲の筋が両骨を寄せつけていることも忘れてはならない。

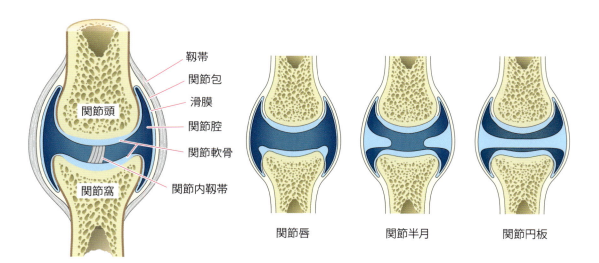

捻挫 sprain と脱臼 dislocation　脱臼は関節面における関節頭と関節窩の相互関係が破綻したもの。関節面の一部が接触を保っている場合は亜脱臼である。捻挫は関節に非生理的な外力が加わり，靱帯，関節包などの関節支持構造に損傷を受けるが，関節面の相互関係は保たれているもの。

Q14 関節運動の種類

◉ 関節内では回転，滑走，振子運動があり，その結果として骨の遠位端で複雑な動きが生ずる。

◆ 関節運動は関節面の形と必ずしも一致せず，<mark>関節円板や関節半月を介在させ補正したり，複合的運動が行われたりする</mark>。関節内運動は基本的には次の3種類である。

① 回転運動 spin：球関節などでは回転軸を中心に回転する。
② 滑走運動 slide：平面関節では平面上を骨が滑ったり，任意の点を軸に回転する。
③ 振子（ころがり）運動 roll：球関節，楕円関節などでは接する位置を変え，ころがるような動きをする。

◆ 以上の関節内運動により骨の遠位では次のような動きが成立する。

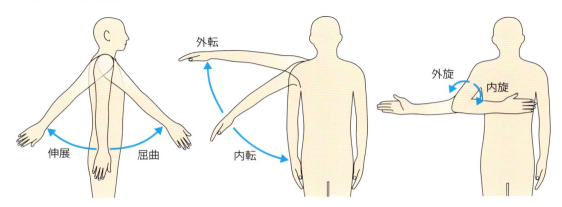

1) **屈曲・伸展**（flexion・extension）：矢状面上で骨間の角を小さくするのを屈曲，逆を伸展といい，冠状方向の水平軸に対して動く。
2) **内転・外転**（adduction・abduction）：四肢に起こる運動で，冠状面上で角を小さくすること，または体側に近づける動きを内転，逆に角を大きくする，または下肢を開くような正中線から離す動きを外転という。手の指では中指に近づける動きを内転，逆を外転という。矢状方向の水平軸を軸とする動きをいう。
3) **内旋・外旋**（medial rotation・lateral rotation）：骨の長軸のまわりを前から内方に回す動きを内旋，逆を外旋という。
4) **回内・回外**（pronation・supination）：前腕において2骨が長軸のまわりを内方に回る動きを回内，逆を回外という。
5) **内反・外反**（inversion・eversion）：足の回内運動を外反，回外運動を内反という。
6) **分まわし**（circumduction）：腕を振り回すような多軸運動。

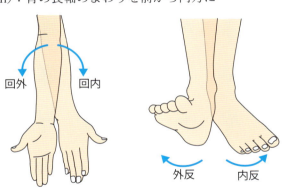

Q15 肩関節の構造

● 人体で最も可動域の大きい関節である。
● 補強靱帯が少なく，脱臼しやすい。

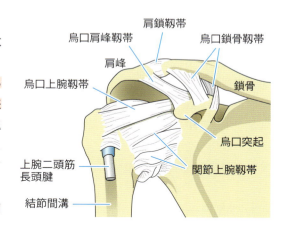

◆ 肩関節 shoulder joint は人体で運動範囲が最も大きな球関節である。
◆ 上腕骨頭 head of humerus は大きな半球状であるのに対して，肩甲骨関節窩 glenoid cavity が狭く浅いため関節唇が補っている。これらを関節包が包んでいる。肩峰，烏口突起，烏口肩峰靱帯によって上腕骨頭を包む生理的な関節窩が作られている。補強靱帯は次の2つだけである。

① 関節上腕靱帯 glenohumeral ligament：肩甲骨関節窩周囲から起こり，上腕骨解剖頚に付着する。
② 烏口上腕靱帯 coracohumeral ligament：烏口突起から起こり，上方をまわって上腕骨大結節に付く。

◆ 補強靱帯が2つしかないため運動制限が少ないが，肩峰と烏口突起および鎖骨が上方への動きを制限するとともに，上腕二頭筋長頭腱が関節包内を通り，上腕骨頭を外側および上方から押さえるようにして結節間溝に抜けていく。また，関節の後方は棘上筋，棘下筋，小円筋に守られ，前方は肩甲下筋に守られているが，下方は弱く脱臼しやすい。
◆ 肩関節の運動としては屈曲・伸展，内転・外転，内旋・外旋，水平屈曲（水平内転）・水平伸展（水平外転），分まわしがある。☞ Q30

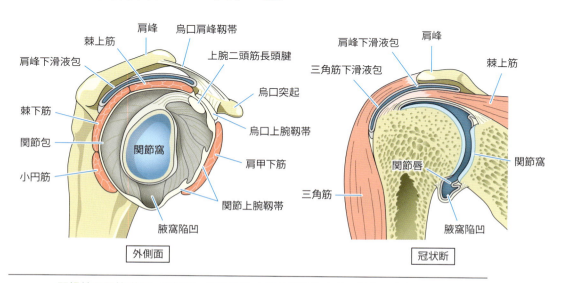

習慣性肩関節脱臼 関節唇，関節窩や上腕骨頭後外上部の損傷，または肩甲下筋の弛緩などにより起こる再発性の肩関節前方脱臼。関節の安定性を高めるために肩甲下筋（関節包の前面を補強している）の縫縮術を行うことがある。

Q16 肘関節の構造

- 上腕骨，橈骨，尺骨で構成される複関節である。
- 腕尺関節は屈伸，上橈尺関節は回内・回外を行う。
- 尺骨の近位端は2つの関節窩を持つ。

◆ 肘関節 elbow joint は上腕骨下端と橈骨および尺骨の近位端による複関節である。

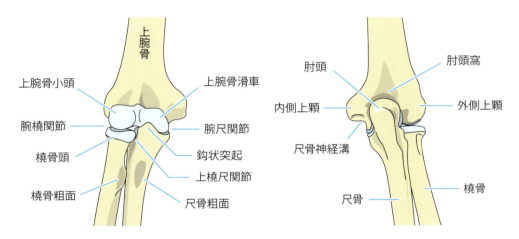

① **腕尺関節** humeroulnar joint：上腕骨滑車と尺骨の滑車切痕との間のラセン関節（蝶番関節）。前腕の屈曲・伸展を行う。
② **腕橈関節** humeroradial joint：上腕骨小頭と橈骨頭窩の間の球関節。腕尺運動の補助をする。
③ **上橈尺関節** proximal radioulnar joint：橈骨関節環状面と尺骨の橈骨切痕との間の車軸関節。橈骨切痕と橈骨輪状靱帯が作る輪の中で，橈骨頭が回旋する。下橈尺関節とともに前腕の回内・回外運動を行う。

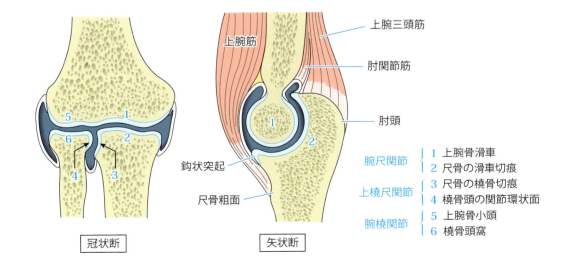

◆以上 3 つの関節が同一の関節包に包まれ，次の 4 つの靱帯で補強されている。
① **内側側副靱帯** ulnar collateral ligament：上腕骨の内側上顆から尺骨の滑車切痕内側およびその下方に付く。
② **外側側副靱帯** radial collateral ligament：上腕骨の外側上顆から橈骨頚，尺骨鉤状突起および橈骨切痕の後縁にかけて放散する。
③ **橈骨輪状靱帯** anular ligament of radius：関節包内に面し，尺骨の橈骨切痕前縁から橈骨の関節環状面をまわり橈骨切痕後縁に付く。
④ **方形靱帯** quadrate ligament：尺骨の橈骨切痕の下縁から橈骨頚の間で，関節包直下で水平に張る。
◆肘関節の屈伸に際して関節包が挟まれないように，前面には上腕筋が，後面には **肘関節筋** articularis cubiti と肘筋が関節包に付いて引っ張る。

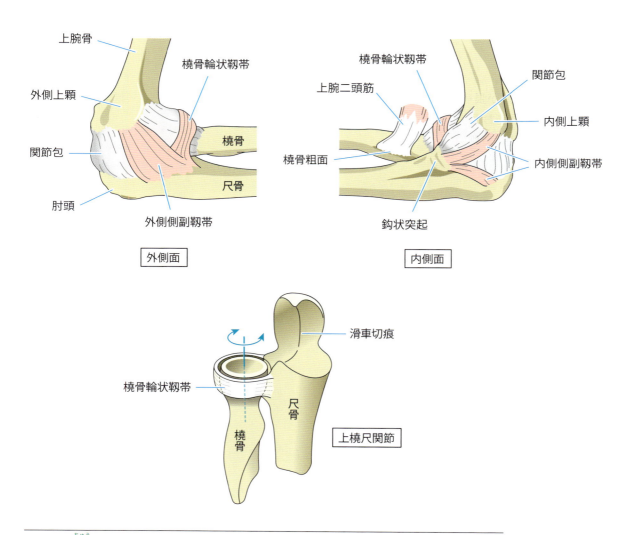

肘内障 pulled elbow 3〜4 歳までの小児で，前腕回内位で牽引されたときに起こる亜脱臼。橈骨頭が橈骨輪状靱帯から逸脱するもの。

Q17 手首の関節の構造

- ◉ 橈骨・尺骨の遠位端と舟状骨，月状骨および三角骨で構成される複関節である。
- ◉ 手根管は手根骨の手根溝と屈筋支帯に挟まれた空間。

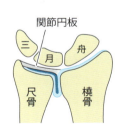

①**橈骨手根関節** radiocarpal jont（wrist joint）：関節窩は橈骨の手根関節面と，その内方で尺骨頭を覆い尺骨の茎状突起に付く**関節円板**で構成される。関節頭は舟状骨，月状骨，三角骨からなる楕円関節で，掌屈，背屈のほか橈屈，尺屈を行う。尺骨は関節円板を介してこの関節に関与するが，関節包は別である。関節円板が損傷して穴があき，手首の痛みの原因になることがある。

②**手根間関節** intercarpal joints：手根骨どうしの関節。近位手根骨と遠位手根骨との間の**手根中央関節** midcarpal joints や，豆状骨と三角骨の間の**豆状骨関節** pisiform joint もこの関節に含める。近位手根骨間および遠位手根骨間は関節内を**骨間手根間靱帯** interosseous intercarpal ligaments で強く結ばれ，動きが制限される。

◆ 手根骨は掌側に深く凹み**手根溝** carpal groove を作る。橈側は舟状骨結節と大菱形骨結節，尺側は豆状骨と有鈎骨鈎が隆起を作る。両隆起の間に**屈筋支帯** flexor retinaculum が張り，手根溝を囲んで**手根管** carpal tunnel を作る。この中を浅指屈筋，深指屈筋および長母指屈筋の腱や正中神経が通る。

◆ 前腕遠位端の背側には**伸筋支帯** extensor retinaculum があり，その下は6区画に分かれ，伸筋群および長母指外転筋の付着腱を通す。

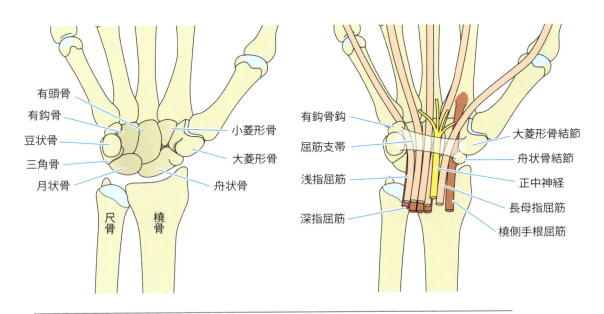

手根管症候群 手根管内で正中神経が圧迫されて起こる。母指球筋の麻痺，疼痛や皮膚の知覚障害をきたす。

なお，橈側手根屈筋も手根溝を通るが，屈筋支帯の一部で仕切られていることから，手根管を通ると見なすかどうかについては議論がある。

Q18 股関節の構造

- ●寛骨臼と大腿骨頭の間の臼状関節。
- ●関節窩が深いため，動きはやや制限される。

◆ 股関節 hip joint の関節窩は深い寛骨臼 acetabulum で，その辺縁に線維軟骨の関節唇が加わってさらに深さを増し，ほぼ球状の大腿骨頭 head of femur を容れる。関節窩が深く臼状を呈することから臼状関節といわれ，球関節の一種だが，可動域はやや制限される。

◆ 関節包は寛骨臼縁で関節唇の外から起こり，大腿骨頭および大腿骨頸を深く包んでいる。その表面を覆って補強する靱帯は寛骨臼大腿靱帯ともいうべきで，起始となる骨により 3 部に分けられる。

　①腸骨大腿靱帯 iliofemoral ligament
　②坐骨大腿靱帯 ischiofemoral ligament
　③恥骨大腿靱帯 pubofemoral ligament

◆ また，大腿骨頭と大腿骨頸の境には輪帯 zona orbicularis が取り巻いている。

◆ 関節内靱帯として，寛骨臼窩から起こり大腿骨頭窩に付く大腿骨頭靱帯 ligament of head of femur がある。寛骨臼切痕部には寛骨臼横靱帯 transverse acetabular ligament が関節唇とともに半球状のソケットを作る。

◆ 股関節の運動としては屈曲・伸展，内転・外転および内旋・外旋がある。☞Q34

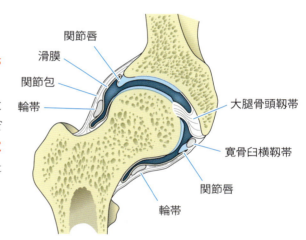

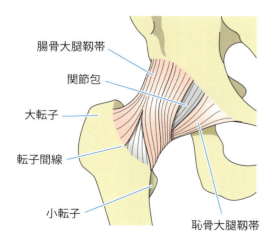

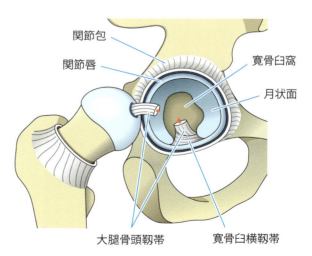

Dashboard injury　自動車の正面衝突の際，膝がダッシュボードに強く打ちつけられて起こる外傷性股関節後方脱臼。坐骨神経麻痺を呈するものもある。

Q19 膝関節の構造

- ◉ 大腿骨，脛骨，膝蓋骨からなる複関節で，人体で最大の関節。
- ◉ 内・外の関節半月が輪状に関節窩を囲み，くぼみを作る。
- ◉ 関節半月は多くの靱帯で固定されている。

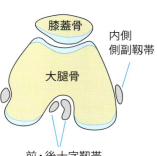

◆ 膝関節 knee joint の関節頭は大腿骨遠位端の内側顆と外側顆，関節窩は脛骨の上関節面である。蝶番関節の一種のラセン関節であり，屈曲・伸展とわずかな内旋・外旋を行う。☞Q36

◆ 大腿骨膝蓋面と膝蓋骨関節面は鞍関節をつくる。ただし，膝蓋骨は大腿四頭筋腱の中にある種子骨で，腱の移動を抑えるのが主体であり，屈伸運動には直接関与しない。

◆ 大腿骨遠位端の凸面に対して，脛骨上端は平坦である。両骨の不適合を，線維性軟骨と結合組織からなる内側・外側半月 medial and lateral meniscuses が補正している。さらに，関節包の滑膜がヒダ状に関節腔内に突出し，空隙を埋めている。その1つが膝蓋下滑膜ヒダ infrapatellar synovial fold で顆間窩と膝蓋骨尖の間にあり（次ページの図参照），その上方から左右に張り出す脂肪体を含んだ関節包の突出を翼状ヒダ alar folds という。

◆ 次の靱帯が膝関節を補強している。

1) **関節内靱帯**＝膝十字靱帯 cruciate ligaments of knee：膝関節包内のほぼ中央でX字形に交叉する靱帯。

① **前十字靱帯** anterior cruciate ligament：脛骨の前顆間区から起こり，後上外方に走り大腿骨外側顆の内側に付く。脛骨の前方移動を制限する。

② **後十字靱帯** posterior cruciate ligament：脛骨の後顆間区から起こり，前上内方に走り大腿骨内側顆の外側に付く。脛骨の後方移動を制限する。

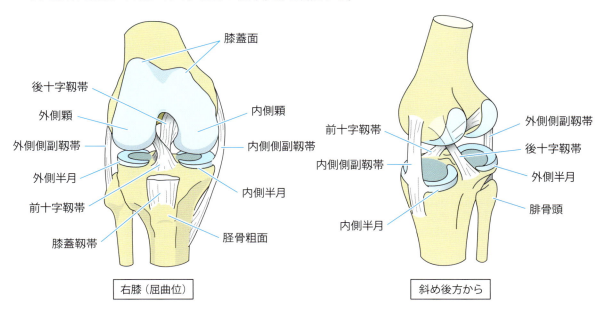

2）関節包内靱帯：一部関節内にあらわれている靱帯
①膝横靱帯 transverse ligament of knee：内側・外側半月間を前方で結び付ける靱帯。
②前半月大腿靱帯 anterior meniscofemoral ligament：外側半月の後部から後十字靱帯の前を通って前十字靱帯に付く。
③後半月大腿靱帯 posterior meniscofemoral ligament：外側半月の後部から後十字靱帯の後ろを通って内側顆の外面に張る。

3）関節包外靱帯
①膝蓋靱帯 patellar ligament：大腿四頭筋の付着腱であり，膝蓋骨尖から膝関節包の前壁を作り脛骨粗面に付く最も強大な靱帯。
②外側側副靱帯 fibular collateral ligament：強く棒状で，大腿骨外側顆から起こり，関節包の外側を下り腓骨頭に付く。
③内側側副靱帯 tibial collateral ligament：幅広い線維束で，大腿骨内側顆から起こり，脛骨の内側顆に付着する。内側半月はこの靱帯と結合している。
④⑤内側・外側膝蓋支帯 medial and lateral patellar retinaculum：内・外側広筋の付着腱の一部で，膝蓋靱帯の両側を下行し脛骨粗面の両側に付く。
⑥斜膝窩靱帯 oblique popliteal ligament：半膜様筋の腱の続きで，関節面の後面を補強し大腿骨外側顆の後面に付く。
⑦弓状膝窩靱帯 arcuate popliteal ligament：腓骨頭から起こり関節包の後面を上内方に向かい，膝窩筋起始部の表面を覆い，大腿骨内側顆に放散する。

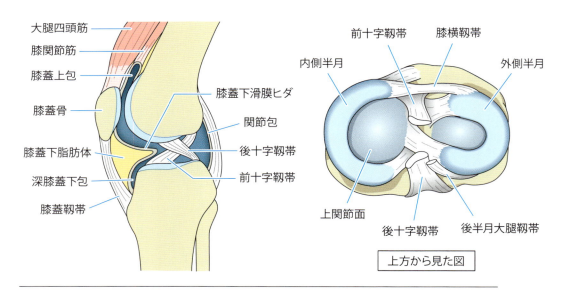

不幸の三徴　事故などで膝関節に過度の外反が加えられたときに生じる膝関節複合損傷で，前十字靱帯，内側側副靱帯，内側半月の損傷が重なったもの。

十字靱帯損傷の診断法　膝関節90°屈曲位で脛骨上部を前方に引き出す前方引き出し症状 anterior drower sign は前十字靱帯損傷，後方引き出し症状 posterior drower sign は後十字靱帯損傷の際に陽性となる。

Q20 足首の関節の構造

- 脛骨・腓骨 ←〔距腿関節〕→ 距骨滑車
- 距骨 ←〔足根間関節〕→ 他の足根骨

◆足首の関節は距腿関節と足根間関節とがある。

1) **距腿関節** ankle joint：脛骨の下関節面と内果関節面，腓骨の外果関節面で作られる関節窩と，距骨滑車の関節頭で構成される。蝶番関節の一種のラセン関節で，底・背屈の作用がある。関節包は前後に余裕があるが内外には短い。補強靱帯には次のものがある。

① **内側（三角）靱帯** medial (deltoid) ligament：内果から起こり，舟状骨，踵骨および距骨に放散する三角形の強い靱帯。
② **前距腓靱帯** anterior talofibular ligament：外果の前端から起こり，距骨に付く。
③ **後距腓靱帯** posterior talofibular ligament：外果から起こり，後走して距骨後面に付く。
④ **踵腓靱帯** calcaneofibular ligament：外果から起こり，踵骨外側面に付く。

2) **足根間関節** intertarsal joint：足根骨どうしの関節。
① 距踵舟関節 talocalcaneonavicular joint
② 距骨下関節 subtalar joint
③ 横足根関節 transverse tarsal joint
④ 踵立方関節 calcaneocuboid joint
⑤ 楔舟関節 cuneonavicular joint

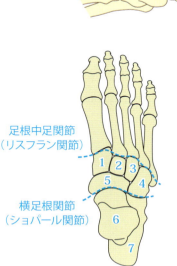

1 内側楔状骨
2 中間楔状骨
3 外側楔状骨
4 立方骨
5 舟状骨
6 距骨
7 踵骨

横足根関節は **Chopart関節**（ショパール）といわれ，**Lisfranc関節**（リスフラン）（足根骨と中足骨との間の足根中足関節）とともに足の関節離断術に利用されるところである。

外果剥離骨折 足を内反した状態で落ちたりすると，外果に付く靱帯が引っ張られて外果の剥離骨折を起こすことがある。

Q21 顎関節の構造と咀嚼運動

- ● 関節頭に比べ関節窩が広いため，滑走運動が可能。
- ● 関節円板の上下で動きが異なる。
- ● 咀嚼運動を行う筋群と開口運動を行う筋群は別。

◆ 顎関節 temporomandibular joint は下顎骨の下顎頭 head of mandible が文字どおり関節頭で，側頭骨の下顎窩 mandibular fossa から関節結節 articular tubercle まで含めた広い凹みが関節窩となり，顆状関節である。両骨の間に関節円板があり関節腔を二分している。上の関節腔では側頭骨と関節円板との間で滑走して前後・左右への移動を行い，下の関節腔では主として下顎の開閉運動を行う。

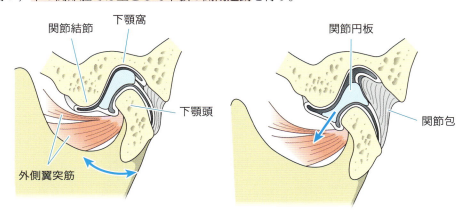

◆ 顎関節の補強靱帯は次の3つがある。

① 外側靱帯 lateral ligament：側頭骨頰骨突起の根部から始まり，関節包の外側に密着しつつ下顎頸に付く。

② 蝶下顎靱帯 sphenomandibular ligament：関節包よりも内方にあり，蝶形骨棘から始まり下顎小舌に付く細長い靱帯。

③ 茎突下顎靱帯 stylomandibular ligament：顎関節の後方にあり，茎状突起から起こり下顎角後内面に付く。

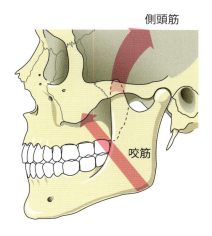
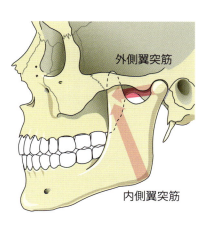

◆ 下顎を閉じ前後・左右へ移動させる筋は4つあり，咀嚼筋 masticatory muscles という。これらの筋は三叉神経第3枝（下顎神経）によって支配される。☞**Q168**
① 側頭筋 temporalis：下顎を引き上げるとともに後方に引く。
② 咬筋 masseter：下顎を引き上げるとともに前方に引く。
③ 内側翼突筋 medial pterygoid：下顎を引き上げる。
④ 外側翼突筋 lateral pterygoid：関節円板と下顎を前方に引き，片側だけが働くと反対側に引く。

◆ 逆に下顎を下方および後方に引き開口させる筋として，4つの舌骨上筋 suprahyoid muscles がある。このとき舌骨下筋（後述）が舌骨を下方に引き，補助的に働く。
① 顎二腹筋 digastric：下顎を引き下げ後方に引く。前腹は下顎神経，後腹は顔面神経の二重支配を受ける特徴がある。
② 茎突舌骨筋 stylohyoid：舌骨を後上方に引く。
③ 顎舌骨筋 mylohyoid，④ オトガイ舌骨筋 geniohyoid：ともに舌骨を引き上げる。舌骨固定時には下顎を下げる。

◆ 舌骨下筋 infrahyoid muscles は頸神経ワナ（C_1〜C_3）の支配を受け，舌骨を下方に引く4つの筋である。胸骨舌骨筋，肩甲舌骨筋，胸骨甲状筋，甲状舌骨筋がある。

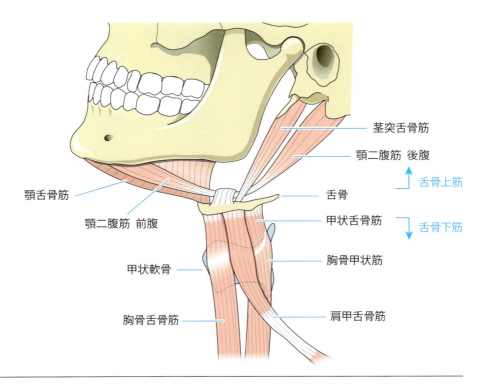

顎関節の触診 外耳孔に指を当て顎を動かすと下顎頭が移動するのがわかり，大きく開口すると下顎頭が前に移動して触れなくなる。下顎頭が関節結節の前方に滑ると脱臼することがある。

Q22 顔の表情をつくる筋

● 表情筋も骨格筋である。
● 表情は浅頭筋の作用によって変化する。

◆ 骨格筋は，主として骨から起始し骨に停止して関節を動かすが，なかには骨から起始し関節包に停止して関節包を張るものや，骨から起始し皮膚に停止して皮膚を動かすものもある。顔面では皮膚を動かすことから**表情筋**ともいう。表情筋（浅頭筋）は24個あり，すべて第Ⅶ脳神経の顔面神経によって支配される（☞**Q167**）。主なものを列挙する。

◆ 額に皺を作る：**後頭前頭筋** occipitofrontalis
◆ 眉を動かす：**皺眉筋** corrugator supercilii，眉毛下制筋 depressor supercilii
◆ 瞼を閉じる：**眼輪筋** orbicularis oculi
◆ 唇を閉じる：**口輪筋** orbicularis oris，**口角下制筋** depressor anguli oris，大頬骨筋 zygomaticus major

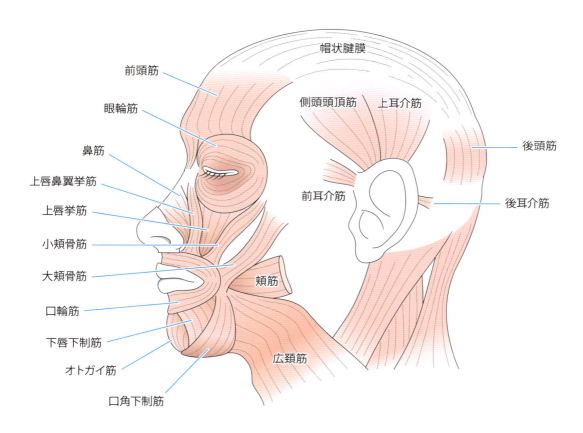

眼瞼下垂 上眼瞼には上眼瞼挙筋が付き，まぶたを開ける。同筋は動眼神経に支配されるので，動眼神経麻痺により眼瞼下垂が起こることがある。

- 唇を開ける：小頬骨筋 zygomaticus minor，上唇挙筋 levator labii superioris，上唇鼻翼挙筋 levator labii superioris alaeque nasi
- （耳介を動かす）：前耳介筋 auricularis anterior，上耳介筋 auricularis superior，後耳介筋 auricularis posterior
- 鼻翼を動かす：鼻筋 nasalis，上唇鼻翼挙筋
- 鼻中隔を下げる：鼻中隔下制筋 depressor septi
- エクボを作る：笑筋 risorius
- オトガイに皺を作る：オトガイ横筋 transversus menti，オトガイ筋 mentalis
- ほほえみ：口角挙筋 levator anguli oris

Q23 頚部の筋によってできるくぼみ

- 頚動脈の拍動を触れるところは？
- 腕神経叢ブロックはどこを目指すか？

①**顎下三角** submandibular triangle：下顎底と顎二腹筋の前腹と後腹によってできる三角。顎下腺があり，顔面動脈の拍動を触れる。

②**頚動脈三角** carotid triangle：胸鎖乳突筋前縁，顎二腹筋後腹および肩甲舌骨筋上腹によって囲まれる三角。総頚動脈が内・外頚動脈に分かれるところで，強い拍動を触れる。内頚静脈，迷走神経もここを通る。☞Q99

③**大鎖骨上窩** greater supraclavicular fossa：胸鎖乳突筋後縁，肩甲舌骨筋および鎖骨上縁によって囲まれる。腕神経叢があり，鎖骨下動・静脈が通る。

④**小鎖骨上窩** lesser supraclavicular fossa：胸鎖乳突筋の胸骨頭，鎖骨頭および鎖骨によって囲まれる小三角。鎖骨下静脈がある。

⑤**斜角筋隙** interscalene space：前斜角筋，中斜角筋および第1肋骨によって囲まれる。腕神経叢があり，鎖骨下動脈が通る。腕神経叢ブロックはここを麻酔する。

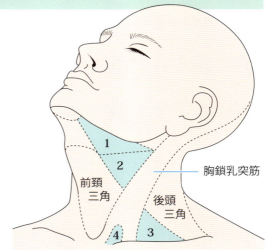

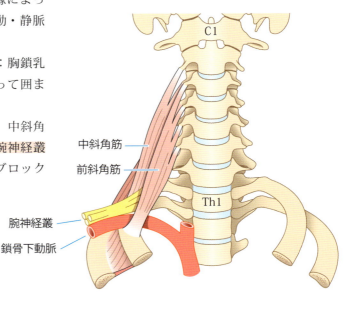

Q24 背部の筋と脊柱運動

- 浅背筋は上肢帯と自由上肢の運動を行う。
- 脊柱の両側に固有背筋があり，脊柱の運動を行う。

◆ 最も浅層にある僧帽筋 trapezius は副神経と頸神経支配で，肩甲骨と鎖骨に付いて肩を内側（内上方，内下方も含めて）に引く。肩甲挙筋，大・小菱形筋も肩甲骨に作用する（☞Q29）。これに対し，広背筋 latissimus dorsi は上腕骨に付いて上腕骨を動かす。

◆ 上後鋸筋 serratus posterior superior と下後鋸筋 serratus posterior inferior は肋骨に付いて肋骨を動かす。

◆ 脊柱の両側には固有背筋群がある。腸肋筋，最長筋，棘筋は脊柱起立筋 erector spinae と呼ばれ，脊柱を起こす。

◆ 半棘筋，多裂筋，回旋筋は横突棘筋 transversospinalis と呼ばれ，脊柱を回旋させる。棘突起の間にある棘間筋 interspinales は脊柱を後方にそらし，横突間筋 intertransversarii は脊柱を横に倒す。

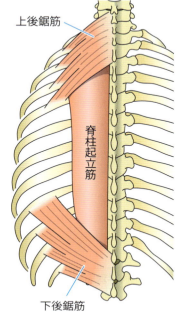

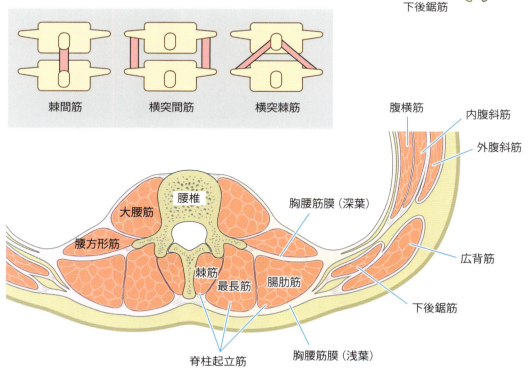

胸腰筋膜 浅部にあるものを浅葉，深部のものを深葉といい，固有背筋を包むようにある。

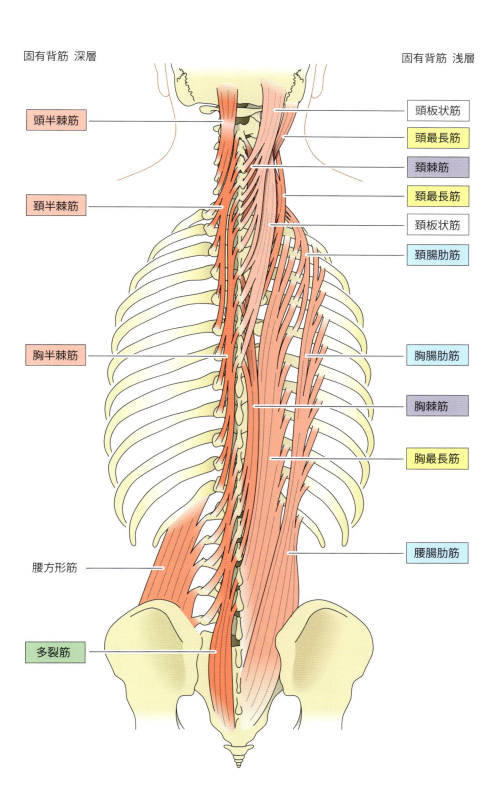

Q25 呼吸筋の種類

- 吸気筋のほうが多い（安静呼気は筋の作用を必要としない）。
- 横隔膜も筋であり，腹式呼吸に重要な役割を果たす。
- 深呼吸のときには胸郭に付着する広範囲の筋が働く。

◆ 肋骨が上下することで胸式呼吸が行われ（☞Q5），横隔膜と腹圧により腹式呼吸が行われる。吸気に際しては筋が作用するが，それに対して肺自身の弾性，胸郭の弾性，横隔膜の弛緩による弾性により胸郭が縮小し呼気が起こる。

① 安静吸気に働く筋：横隔膜，外肋間筋，内肋間筋の前部。
② 強制吸気に働く筋：上記のほか肋骨挙筋，上後鋸筋，前・中・後斜角筋，前鋸筋，大・小胸筋，胸鎖乳突筋，僧帽筋，肩甲挙筋。
③ 強制呼気に働く筋：内肋間筋の中部と後部，腹直筋，外・内腹斜筋，腹横筋，肋下筋，胸横筋，下後鋸筋。

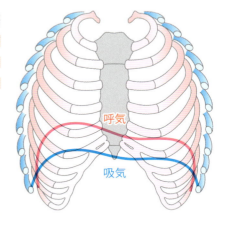

横隔膜の運動

Q26 横隔膜の構造とそれを貫くもの

- 胸腔と腹腔を境し，ドーム状に上に膨らむ。
- 食道，動・静脈，神経，胸管などがここを貫く。
- 横隔膜ヘルニアはどんなところに可能性があるか？

◆ 横隔膜 diaphragm は腰椎部，肋骨部および胸骨部の体幹内壁から起こり，中央の腱中心に付着する横紋筋である。

① 腰椎部：第1〜4腰椎体から右脚 right crus，第1〜3腰椎体から左脚 left crus が起こり，第12胸椎体の前で交叉し，下行大動脈と胸管を通す大動脈裂孔 aortic hiatus を作る。その上方で食道と迷走神経を通す食道裂孔 esophageal hiatus を作り，再び交叉して腱中心に付着する。食道裂孔から胃が胸腔に脱出することがあり，食道裂孔ヘルニアという。

右脚および左脚を内側脚といい，各脚の一部に大・小内臓神経と奇静脈と半奇静脈が通っている。その外側で肋骨突起との間に張る内側弓状靱帯 medial arcuate ligament，および第12肋骨との間に張る外側弓状靱帯 lateral arcuate ligament からも筋線維が起こる。これを外側脚といい，その深層を腰方形筋と大腰筋が通る。

② 肋骨部：第7〜12肋軟骨内面から起始し，腱中心に付着する。最も広い部分である。
③ 胸骨部：剣状突起と腹直筋鞘内面から起始し，腱中心に付着する。最も狭い。

◆ 3部の境界のうち，腰椎部外側脚と肋骨部の間を腰肋三角といい，肋骨部と胸骨部の

間（上腹壁動・静脈とリンパ管が通る）を胸肋三角という。これらの三角形のすき間は胸膜と腹膜が接し物理的に弱いため，腹部内臓が胸腔に入り横隔膜ヘルニアを起こすことがある。

- 腱中心 central tendon は横隔膜の付着腱の集まりで，クローバー状の形をしている。右内側脚の前方には下大静脈と横隔神経の通る大静脈孔 caval opening があいている。
- 横隔膜が収縮するとドーム状の膨らみが下がり，胸腔容積が増大して吸気が起こる。横隔膜が弛緩すると膨らみが戻り，呼気となる。支配神経は C_3〜C_5 を根とする横隔神経である。

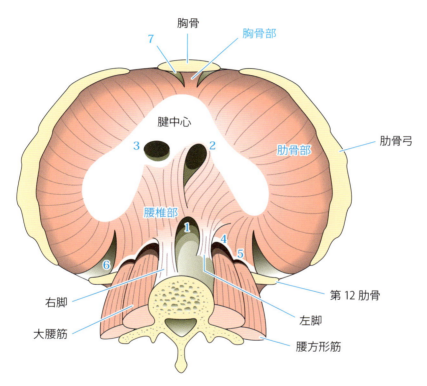

	裂孔	貫くもの
1	大動脈裂孔	下行大動脈，胸管
2	食道裂孔	食道，迷走神経
3	大静脈孔	下大静脈，右横隔神経
4	内側弓状靱帯	大腰筋，交感神経幹，大・小内臓神経，奇静脈（右），半奇静脈（左）
5	外側弓状靱帯	腰方形筋
6	腰肋三角（Bochdalek 孔）	
7	胸肋三角（Morgagni 孔）	上腹壁動・静脈

横隔膜ヘルニア Bochdalek（ボホダレク）孔ヘルニアは新生児に重篤な症状を呈する。左側に発生することが多い（右には肝臓がある）。胸肋三角の場合，右側をMorgagni（モルガニ）孔ヘルニア，左側を Larrey（ラリー）孔ヘルニアという。

Q27 腹部の筋とその作用

◉ 腹筋は体幹の前屈や，排便時の「いきみ」の際に働く。
◉ 腹筋運動で下肢を上げる理由は？

◆ 腹壁を構成する筋は**腹直筋** rectus abdominis，**外腹斜筋** external oblique，**内腹斜筋** internal oblique，**腹横筋** transversus abdominis である。また，恥骨の直上に**錐体筋** pyramidalis という小筋がある。

◆ 腹直筋は複数の筋腹をもつため，中間腱（**腱画**）が存在する。腹直筋は，**腹直筋鞘** rectus sheath という筒状の腱膜で包まれている。これは内外腹斜筋および腹横筋の腱膜が融合したもので，腹直筋の前後を覆ったのち，正中部で左右が合して**白線** linea alba をつくる。

◆ 後腹壁は**腰方形筋** quadratus lumborum や**大腰筋** psoas major，脊柱起立筋で構成される。

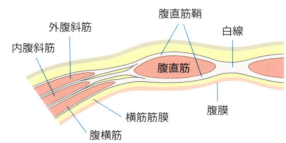

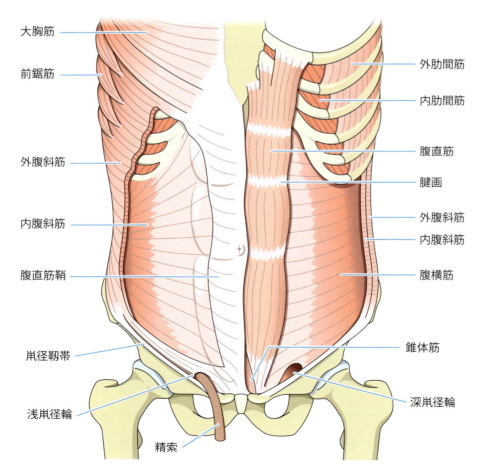

- 腹筋は体幹の運動のほか，腹圧を高めて排便を助け，胸郭を引き下げて強制呼気に働く。また，腹筋の多くは骨盤の前部に付くことから，筋が作用すると骨盤前部が上方に引き上げられる。したがって，仰臥位で下肢を上げて固定すると重りの役目を果たし，腹筋のトレーニングになる。

Q28 鼠径管の構造とそこを通るもの

- ◉ 浅鼠径輪と深鼠径輪を結ぶ隙間を鼠径管という。
- ◉ 中を通るものは男女で異なる。

- 外腹斜筋の停止部は広い腱膜になり，その下端は上前腸骨棘から恥骨結節の間に張り鼠径靭帯 inguinal ligament を作る。鼠径靭帯の内側部の上方では外腹斜筋腱膜が裂けて穴があいており，浅鼠径輪 superficial inguinal ring という。鼠径靭帯の中央寄りの腹腔側には腹横筋腱膜の裂け目があり，深鼠径輪 deep inguinal ring という。
- 浅・深鼠径輪の間を鼠径管 inguinal canal といい，長さは4〜5cmである。胎生期に精巣下降の結果，男性では精索，女性では子宮円索が通っている。鼠径ヘルニアは男性に多い。
- 鼠径管の前壁は外腹斜筋腱膜からなり，下壁は鼠径靭帯と裂孔靭帯からなる。上壁は内腹斜筋と腹横筋の下縁で，その一部が伸びて精巣挙筋となり，浅鼠径輪を出て精索の表面を覆う。後壁は腹横筋腱膜と横筋筋膜で，その内側に腹膜がある。
- 精索は，腹膜の続きである精巣鞘膜，外腹斜筋腱膜の続きである外精筋膜などで包まれている。☞Q69

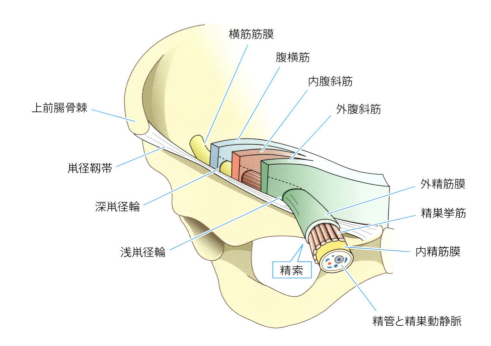

Q29 上肢帯の運動

- 肩甲骨は胸郭上を滑るように移動する。
- 胸鎖関節は上下・前後に動く鞍関節である。

◆ 肩甲骨と鎖骨は**肩鎖関節**で連結し，上肢帯を構成する。上肢帯と体幹を結ぶ唯一の関節が**胸鎖関節**であり，ここを中心として肩甲骨は胸郭上を移動する。肋骨と外肋間筋の表面には粗性結合組織があり，肩甲骨はその上を滑るように動く。

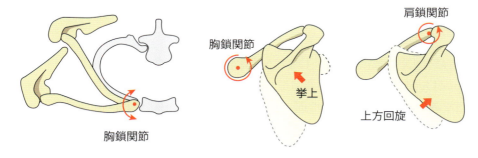

◆ 以下に示す筋により，**肩甲骨は内外，上下に移動する**。また，上角または下角が外側に引かれることにより，**肩甲骨は胸郭上で回転する**。こうして肩甲骨の位置と向きを変えることにより，上腕の可動域は大きくなる。

◆ **肩甲挙筋** levator scapulae と**大・小菱形筋** rhomboid major and minor は肩甲骨を内上方に引く。**僧帽筋** trapezius は幅広い起始を持つため，肩甲骨を内上方や内下方に引くことができる。**前鋸筋** serratus anterior は肩甲骨を外側に引き出す。前方には**鎖骨下筋** subclavius と**小胸筋** pectoralis minor があり，上肢帯を引き下げて前に出す。

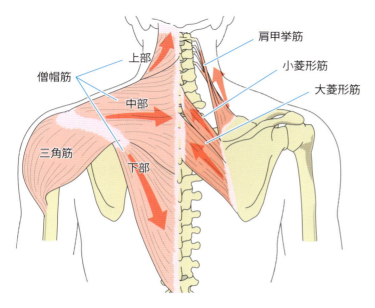

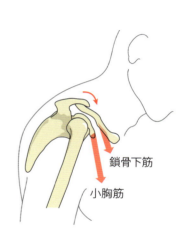

Q30 肩関節を動かす筋

- 肩関節の屈・伸，内・外転，内・外旋に分けて考える。
- 上肢帯筋＝三角筋，棘上筋，棘下筋，小円筋，大円筋，肩甲下筋。

◆ 肩関節は最も可動域が大きい。その運動には **6つの上肢帯筋**のみならず，**大胸筋** pectoralis major，**広背筋** latissimus dorsi，**上腕二頭筋** biceps brachii，**烏口腕筋** coracobrachialis および**上腕三頭筋長頭** long head of triceps brachii を含めた 11 の筋が関与する。

①**屈曲**：腕を前方に上げる運動。主動筋は**三角筋** deltoid 前部，大胸筋鎖骨部。補助動筋は上腕二頭筋短頭，烏口腕筋など。

②**伸展**：腕を後方に引く運動。三角筋後部，広背筋，大円筋，上腕三頭筋長頭など。

③**内転**：水平に上げた腕を体側につける運動。大胸筋，広背筋，**大円筋** teres major，烏口腕筋，上腕二頭筋短頭など。

④**外転**：腕を体側から横に上げる運動。主動筋は三角筋外側部，**棘上筋** supraspinatus。

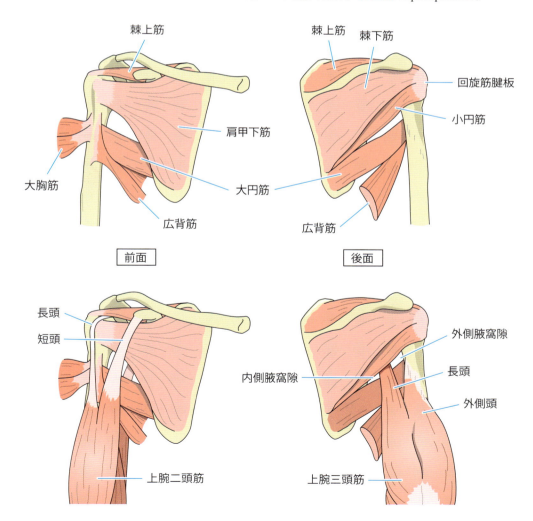

補助動筋は上腕二頭筋長頭など。
⑤**内旋**：腕を長軸のまわりで内側に回す運動。肩甲下筋 subscapularis，大円筋。補助動筋は三角筋前部，大胸筋，広背筋など。
⑥**外旋**：腕を長軸のまわりで外側に回す運動。棘下筋 infraspinatus，小円筋 teres minor。補助動筋は三角筋後部。
⑦**水平屈曲（水平内転）**：外転90°から前方に内転する動き。三角筋，大胸筋，烏口腕筋，上腕二頭筋短頭，肩甲下筋。
⑧**水平伸展（水平外転）**：外転位から後方に伸展する動き。三角筋後部，棘下筋。補助動筋は三角筋外側部，広背筋，大円筋など。

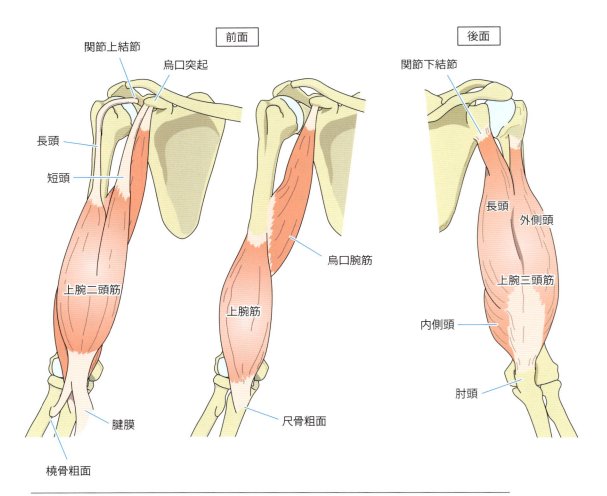

Rotator cuff（回旋筋腱板） 肩甲下筋，棘上筋，棘下筋および小円筋の腱からなる腱板で，肩関節包を補強し，関節の安定性に関与している。この腱板の損傷は painful arc syndrome や肩関節外転障害をきたす。

内側・外側腋窩隙 内側腋窩隙は肩甲骨外側縁，大円筋および上腕三頭筋長頭によって囲まれ，肩甲回旋動・静脈が通る。外側腋窩隙は肩甲骨外側縁，上腕骨，大円筋，上腕三頭筋長頭によって囲まれ，腋窩神経と後上腕回旋動・静脈が通る。

☞ Q107

Q31 肘関節を動かす筋

- ● 肘の屈曲・回外（ドアノブを回す動き）は主に上腕二頭筋の作用による。
- ● 上腕の筋だけでなく前腕の筋の一部も関与する。

◆ 肘関節の運動に関与する筋は上腕の筋のほか，前腕の筋のうち内側上顆・外側上顆から起始する筋も関与する。

① **肘関節の屈曲**：上腕二頭筋 biceps brachii，上腕筋 brachialis，円回内筋，橈側手根屈筋，長掌筋 palmaris longus，浅指屈筋 flexor digitorum superficialis の一部，腕橈骨筋 brachioradialis。

② **肘関節の伸展**：上腕三頭筋 triceps brachii，肘筋 anconeus，長・短橈側手根伸筋，総指伸筋，尺側手根伸筋の一部。

③ **前腕の回内**：円回内筋 pronator teres，方形回内筋 pronator quadratus，腕橈骨筋，橈側手根屈筋。

④ **前腕の回外**：回外筋 supinator，上腕二頭筋，腕橈骨筋，長・短橈側手根伸筋。

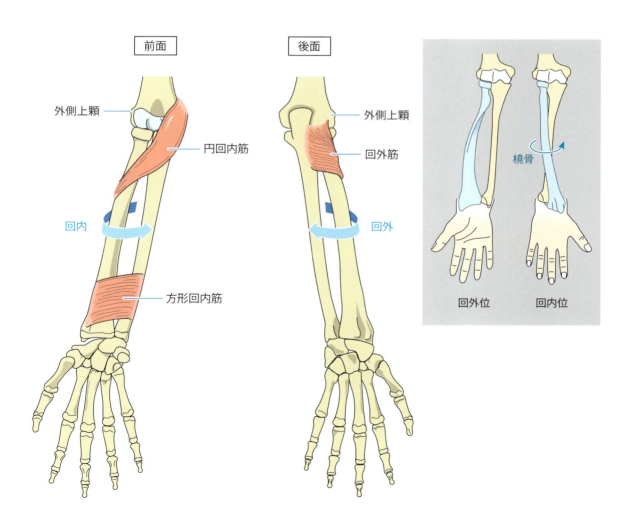

Q32 手首の関節を動かす筋

● 手は力強く屈曲（掌屈），伸展（背屈）するほか，器用に物をつかむことができる。

◆ 手首の関節のうち，手根間関節は靱帯で強く結ばれているため，動きが制限される。したがって，手首の運動は主に橈骨手根関節によって行われる。前腕の筋を橈骨手根関節の屈曲，伸展，橈屈，尺屈に関する筋群に分けると次のようになる。

①**屈曲**：橈側手根屈筋と尺側手根屈筋 flexor carpi radialis and ulnaris。
②**伸展**：長・短橈側手根伸筋 extensor carpi radialis longus and brevis，尺側手根伸筋 extensor carpi ulnaris。
③**橈屈**：橈側手根屈筋，長・短橈側手根伸筋，長母指外転筋。
④**尺屈**：尺側手根屈筋，尺側手根伸筋。

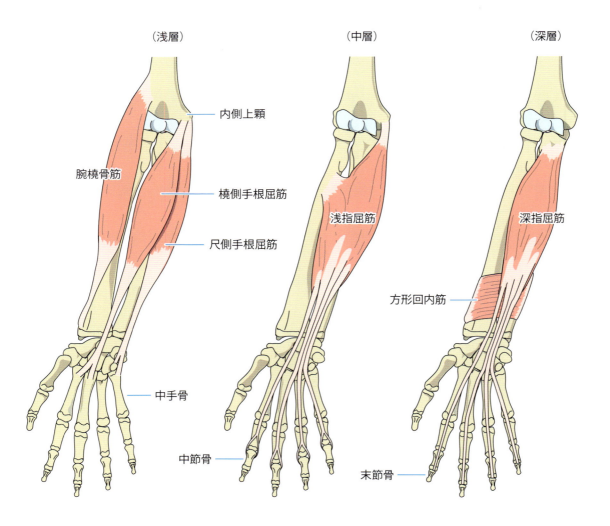

Q33 指を動かす筋

● 前腕の筋に加え，手掌から起こる筋の働きが指の繊細な運動を可能にする。

◆ 手の筋は特に母指においてよく発達しており，**母指球**という高まりをつくる。母指球筋は，物をつかむ際に働く（対立・内転運動）。

①**母指**　外転；**長母指外転筋**と**短母指外転筋** abductor pollicis longus and brevis
　　　　内転；**母指内転筋** adductor pollicis
　　　　屈曲；**長母指屈筋**と**短母指屈筋** flexor pollicis longus and brevis
　　　　伸展；**長母指伸筋**と**短母指伸筋** extensor pollicis longus and brevis
　　　　対立；**母指対立筋** opponens pollicis

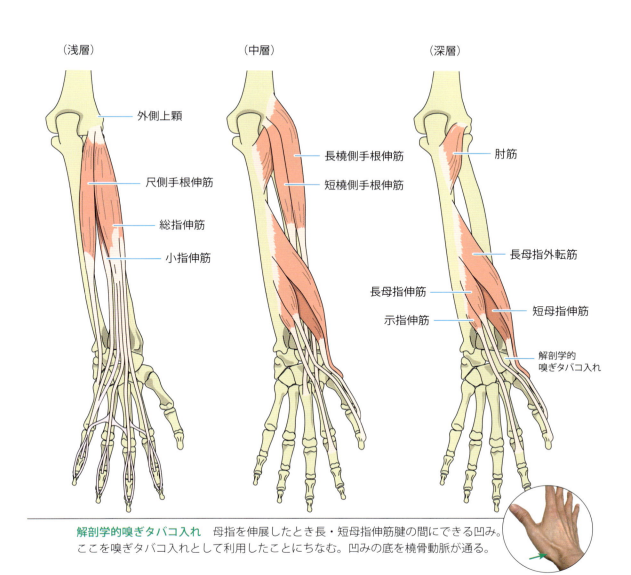

解剖学的嗅ぎタバコ入れ　母指を伸展したとき長・短母指伸筋腱の間にできる凹み。ここを嗅ぎタバコ入れとして利用したことにちなむ。凹みの底を橈骨動脈が通る。

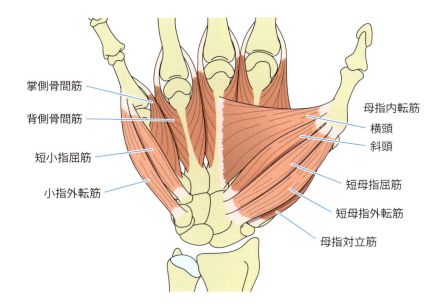

② 2〜5指　屈曲；**浅指屈筋** flexor digitorum superficialis
　　　　　　　　（中節骨より近位の関節を屈曲）
　　　　　　　深指屈筋 flexor digitorum profundus
　　　　　　　　（末節骨までのすべての関節を屈曲）
　　　　　伸展；**総指伸筋** extensor digitorum
　　　　　　　　示指伸筋 extensor indicis（示指のみ）
　　　　　指を伸ばしたまま中手指節関節を屈曲する；
　　　　　　　　虫様筋 lumbricals
　　　　　　　　掌側骨間筋と**背側骨間筋** palmar and dorsal interossei
③小指　　外転；**小指外転筋** abductor digiti minimi
　　　　　内転；（掌側骨間筋）
　　　　　屈曲；浅指屈筋，深指屈筋
　　　　　　　　短小指屈筋 flexor digiti minimi brevis
　　　　　伸展；**小指伸筋** extensor digiti minimi

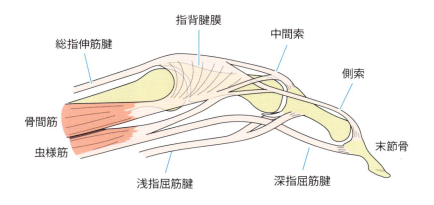

Q34 骨盤部の筋と起立

- ● 骨盤部の筋を寛骨内筋と寛骨外筋に分ける。
- ● 大殿筋は人類で最もよく発達し，起立にとって重要な筋である。

◆ 寛骨内筋とは**腸腰筋** iliopsoas（腸骨筋と大腰筋の総称），**小腰筋** psoas minor をさす。

◆ 寛骨外筋とは**大・中・小殿筋** gluteus maximus, medius and minimus, **大腿筋膜張筋** tensor fasciae latae, **梨状筋** piriformis, **上双子筋** gemellus superior, **内閉鎖筋** obturator internus, **下双子筋** gemellus inferior および**大腿方形筋** quadratus femoris をさす。

◆ これらの筋が股関節の屈伸，内・外転および内・外旋の運動を行う。そのほとんどは骨盤から起始し大腿骨に付き，強力である。歩くとき下肢を前に出すのは股関節の屈曲，後ろに蹴るのは伸展である。大殿筋は骨盤を起こし，ヒトが起立できるのはこの筋のおかげである。

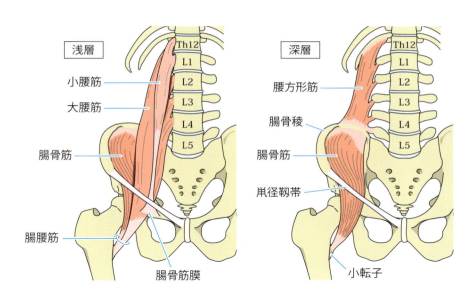

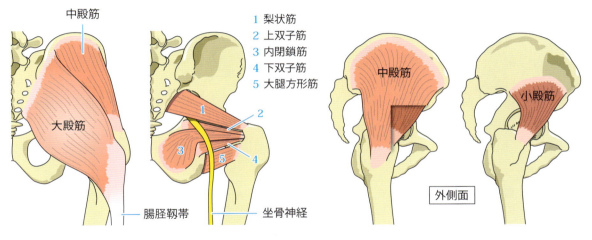

Q35 大坐骨孔，小坐骨孔の位置とそこを通るもの

● 梨状筋はしばしば総腓骨神経によって貫かれる。
● 梨状筋は大坐骨孔を上下に分ける。

◆ 骨盤下口の一部で下後腸骨棘から坐骨結節の間は大きく切れ込んでおり，坐骨棘を境に上方の大坐骨切痕と下方の小坐骨切痕に分ける。坐骨結節からは内側上後方に向かって，下後腸骨棘，仙骨，尾骨の外側縁に扇状に広がる仙結節靱帯 sacrotuberous ligament が張っている。坐骨棘からは仙棘靱帯 sacrospinous ligament が起こり，仙結節靱帯の前を交叉して後内方へ向かい，仙骨下部と尾骨外側縁に付く。

1) 小坐骨孔 lesser sciatic foramen：小坐骨切痕，仙結節靱帯，仙棘靱帯に囲まれた孔。ここを通って内閉鎖筋が骨盤外に向かい，陰部神経と内陰部動・静脈が骨盤内に入ってくる。

2) 大坐骨孔 greater sciatic foramen：大坐骨切痕，仙結節靱帯および仙棘靱帯によって囲まれた孔。梨状筋によって上下の孔に分ける。梨状筋は仙骨前面外側から起始し，大坐骨孔を通って骨盤後面に出て，大転子の先端後方に付着する。

① 梨状筋上孔 suprapiriform foramen：中殿筋との間の小さな隙間。上殿神経と上殿動・静脈が通る。

② 梨状筋下孔 infrapiriform foramen：上双子筋との間の隙間。坐骨神経，坐骨神経伴行動脈，下殿神経，下殿動・静脈，後大腿皮神経，陰部神経，内陰部動・静脈が通る。☞Q116, 156

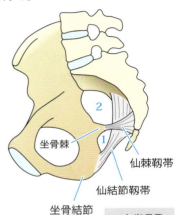

1 小坐骨孔
2 大坐骨孔

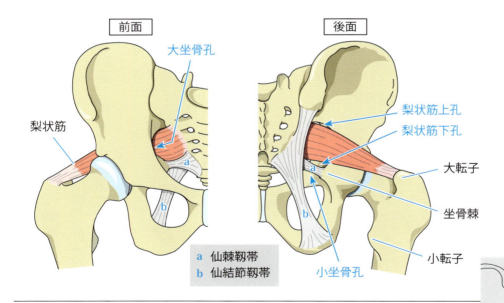

a 仙棘靱帯
b 仙結節靱帯

殿筋注射 坐骨神経および上殿神経を避けるために，殿部を4等分した外側上方の，さらに腸骨稜から1/3の部位に注射する（四分三分法）。

Q36 大腿の筋と膝の動き

- 脛骨粗面に付いて純粋に膝関節を伸展する筋は大腿四頭筋のみである。
- 薄筋以外の内転筋は膝の屈曲には関与しない。

◆ 大腿の筋は伸筋，内転筋および屈筋がある。大腿筋膜と大腿骨を結ぶ筋間中隔が，これら3群を隔てている。すなわち，内側大腿筋間中隔が伸筋と内転筋を分け，外側大腿筋間中隔が伸筋と屈筋を分けている。

① **大腿伸筋**：大腿四頭筋 quadriceps femoris は大腿直筋 rectus femoris とその深層の外側・中間・内側広筋 vastus lateralis, intermedius and medialis からなる。停止腱は1つであり，膝蓋骨を覆ったのち，膝蓋靱帯 patellar ligament となって脛骨粗面に停止する。大腿直筋は寛骨から起こるため，膝関節の伸展以外に，股関節の屈曲にも働く。中間広筋の一部は膝関節筋 articularis genus となり，膝を伸ばす際，膝関節包を上方に引き関節包がはさまれないようにする。縫工筋 sartorius は膝を屈曲するとともに，股関節を屈曲・外転・外旋させる（あぐらをかくときに働く）。

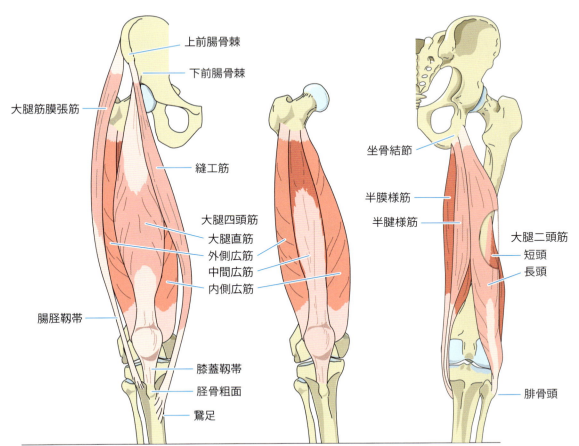

鵞足 縫工筋，薄筋および半腱様筋の腱は，脛骨粗面の内側で重なり合って停止する。この部はガチョウの足のような形をしている。

②**大腿内転筋**：**恥骨筋** pectineus, **長内転筋・短内転筋・大内転筋** adductor longus, brevis and magnus および**薄筋** gracilis がある。恥骨と坐骨の前面から起こり，大腿骨の後面に停止する（薄筋のみ脛骨に停止する）。**股関節の内転・屈曲（大内転筋下部は伸展）** に働く。

③**大腿屈筋**：**大腿二頭筋** biceps femoris, **半腱様筋** semitendinosus, **半膜様筋** semimembranosus があり，**股関節の伸展と膝関節の屈曲** に関与する。3筋の腱は膝窩の上内外で硬く触れ，**ハムストリングス** という。

◆縫工筋の深層で内側広筋，大内転筋，および両筋の間に張る広筋内転筋膜で囲まれたトンネル状の空間を**内転筋管** adductor canal という。管の下端は内転筋腱裂孔から膝窩に抜ける。**大腿動・静脈や伏在神経** などがここを通る。

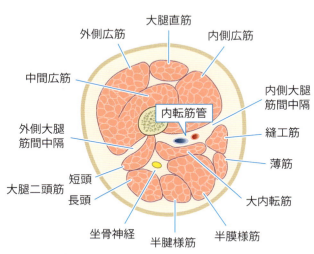

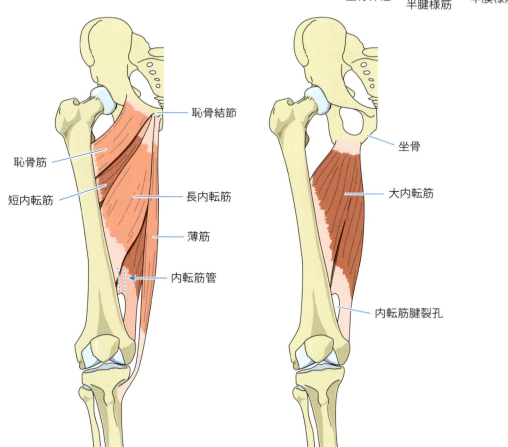

Jumper knee 膝蓋骨から脛骨粗面に付着する膝蓋腱の損傷。

Q37 大腿三角，大腿管の位置

- 鼠径靱帯中央，約2横指下に大腿動脈の拍動を触れる。
- 大腿輪から伏在裂孔に至る隙間を大腿管という。
- 大腿輪は大腿管の入口で，血管裂孔の内側にある。

◆ **大腿三角** femoral triangle は大腿前面上部にあり，上は鼠径靱帯，外側は縫工筋，内側は長内転筋によって囲まれた三角形である。別名**スカルパ三角** Scarpa's triangle ともいい，生体でも浅い凹みが確認できる。

◆ 大腿三角の深層には腸腰筋と恥骨筋があり，腸恥骨筋膜に覆われている。表層は大腿筋膜に覆われるが，内側上方には大伏在静脈を通すための**伏在裂孔** saphenous opening があいている。

◆ 鼠径靱帯は外腹斜筋の停止腱膜の腱弓が発達した靱帯で，上前腸骨棘と恥骨結節の間に張る。内側端の一部は分かれて恥骨櫛の内側に達し，**裂孔靱帯** lacunar inguinal ligament という。

◆ 鼠径靱帯の中央やや外側と寛骨との間に**腸恥筋膜弓** iliopectineal arch が張り，内側の**血管裂孔** vascular space と外側の**筋裂孔** muscular space を分ける。筋裂孔は腸腰筋と大腿神経の通路である。血管裂孔からは内側に大腿静脈，外側に大腿動脈が恥骨筋膜の表層を並列して下行し，大腿三角の先端に向かう。

◆ 大腿静脈と裂孔靱帯の間の狭い隙間を**大腿輪** femoral ring といい，腹壁の支えの弱いところである。さらに，大腿輪から大腿静脈の内側方を通って伏在裂孔に至る狭い隙間を**大腿管** femoral canal といい，少量の脂肪組織やリンパ節，リンパ管で埋まっている。これらは大腿ヘルニアの通路となり，伏在裂孔を経て皮下に達する。

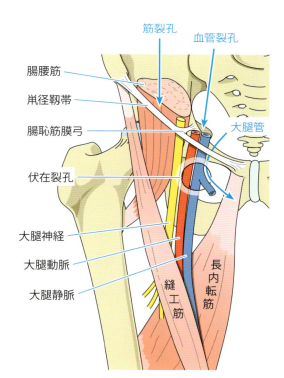

大腿ヘルニア 腹部臓器が腹膜に覆われて大腿管を通り，鼠径靱帯の直下に脱出するもの。高齢の女性に多く，嵌頓しやすいので注意を要する。

大腿動脈 大腿動脈は大腿三角の浅いところを走っているので，この部の外傷は大出血をきたすことがある。また，冠状動脈や腹大動脈の枝の血管造影の際には，この部の大腿動脈からカテーテルを入れる。

Q38 膝窩を囲むもの

◉ 上方の2辺をつくる腱をハムストリングスという。

◆ **膝窩** popliteal fossa は"ヒカガミ"とも呼ばれ、膝の後面にある菱形の凹みである。

◆ 上外側縁は大腿二頭筋、上内側縁は半腱様筋と半膜様筋、下外側縁と下内側縁はそれぞれ腓腹筋の外側頭と内側頭によって囲まれている。この部での大腿二頭筋、半腱様筋および半膜様筋は腱性部で硬く、ひも（ストリング string）のように触れることから、これら3筋を**ハムストリングス**という。

◆ 膝窩の上方で坐骨神経が脛骨神経と総腓骨神経に分かれ、脛骨神経は膝窩中央を下行し、総腓骨神経は大腿二頭筋の内側に沿って下行する。脛骨神経の前方に膝窩静脈、その前を膝窩動脈が並走する。

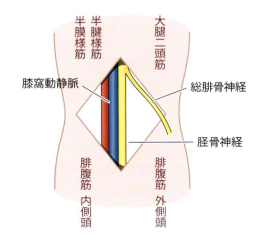

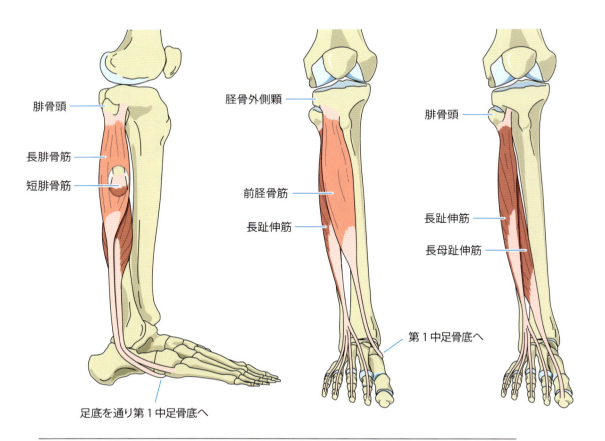

膝窩動脈の触診 膝を屈した状態で、膝窩の深部で膝窩動脈の拍動を触れる。

Q39 下腿の筋と足の動き

● 下腿には伸筋，腓側筋および屈筋の3群がある。

◆ 伸筋，腓側筋および屈筋があり，これら3群の間は仕切られている。内側前方では脛骨によって伸筋と屈筋は完全に分離している。外側前方では伸筋と腓側筋とを前下腿筋間中隔が分け，腓側筋と屈筋とを後下腿筋間中隔が分けている。

①**下腿伸筋**：前脛骨筋 tibialis anterior，長母趾伸筋 extensor hallucis longus，長趾伸筋 extensor digitorum longus（一部は独立して第5中足骨に付き第三腓骨筋 fibularis tertius と呼ぶ）。足の背屈・内反と足趾の伸展を行う。

②**下腿腓側筋**：長・短腓骨筋 fibularis longus and brevis。足の底屈と外反を行う。

③**下腿屈筋**：腓腹筋 gastrocnemius とヒラメ筋 soleus からなる下腿三頭筋，足底筋 plantaris，膝窩筋 popliteus，後脛骨筋 tibialis posterior，長趾屈筋 flexor digitorum longus および長母趾屈筋 flexor hallucis longus。足の底屈・内反と足趾の屈曲を行う。

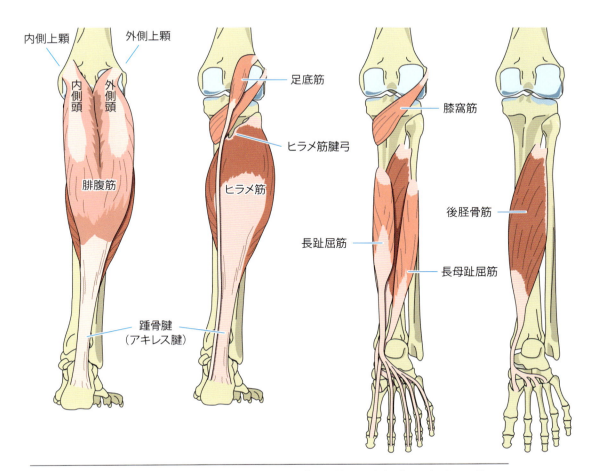

ヒラメ筋腱弓　ヒラメ筋の起始部は脛骨と腓骨の後面にまたがっており，両骨の間で腱弓を作る。ここを脛骨神経と膝窩動・静脈が通る。☞Q157

2 内臓系

Q40 口腔の区分と唾液腺の開口

- 口腔は口腔前庭と固有口腔に分けられる。
- 耳下腺は口腔前庭に，顎下腺および舌下腺は固有口腔に開口している。

◆ 口腔 oral cavity は，歯列弓と頬粘膜との間の狭い馬蹄形の空間である**口腔前庭** oral vestibule と，歯列弓の内部の広い空間である**固有口腔** oral cavity proper とに区分される。両者は大臼歯の後ろでつながっているので，顎間固定など開口不能状態でも固有口腔に達することができる。

◆ ヒトの歯には乳歯（全部生えそろうと 20 本）と永久歯（第 3 大臼歯まで全部生えそろうと 32 本）がある。乳歯は生後 6 ヵ月で生え始め，2 歳で生えそろう（小児の発達を診る上で重要）。

◆ 口腔底の中央には，舌の下面との間に舌小帯が張っており，その基部に**顎下腺** submandibular gland と大舌下腺管の開口部である**舌下小丘** sublingual caruncle があり，ここから後外側方に**舌下ヒダ** sublingual fold という高まりが続く。この高まりは粘膜下に**舌下腺** sublingual gland が存在するためで，多数の小舌下腺管が開口する。舌下腺の下層には舌骨上筋群がある。

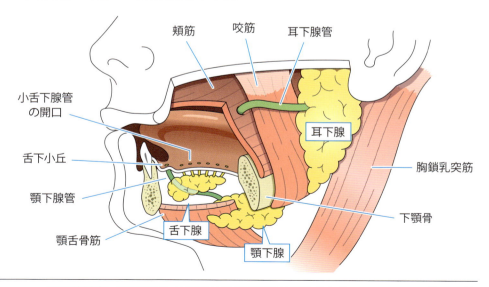

耳下腺腫瘍 耳下腺内には顔面神経の耳下腺神経叢が広がっている。耳下腺の悪性腫瘍ではときに顔面神経が圧迫麻痺に陥り，表情筋が動かなくなることがある。

- 耳下腺 parotid gland は最も大きい唾液腺で，外耳道の前方で頬骨弓から，下方は下顎角と胸鎖乳突筋の間にまで広がっている。耳下腺管は頬骨弓の1横指下方を前進し，咬筋の前縁をまわって頬筋を貫き，上顎第2大臼歯に面した頬粘膜に開口する。開口部は耳下腺乳頭という高まりを作る。耳下腺の分泌神経は舌咽神経であり，顎下腺，舌下腺のそれは顔面神経である。☞Q175

Q41 舌の構造と舌筋

● 舌は筋性の器官で，その運動は舌下神経が支配している。

- 舌 tongue は横紋筋とその表面を覆う重層扁平上皮からなる器官で，舌尖，舌体および舌根に区分される。舌の上面を舌背といい，正中には舌正中溝，舌体と舌根の境には分界溝と呼ばれる溝がある。分界溝の中央に舌盲孔 foramen cecum という盲管があるが，これは胎生期の甲状舌管の遺残である。
- 舌背の表面には粘膜の小突起が無数にあり，舌乳頭 papillae という。糸状乳頭，茸状乳頭，有郭乳頭（分界溝のすぐ前に一列に並んでいる。約8～12個），葉状乳頭（舌の側縁後方にある）の4種類がある。
- 舌根には粘膜に舌扁桃 lingual tonsil があるため，表面は凸凹している。
- 舌の主体をなす舌筋は，舌以外の部分から起こり舌に終わる外舌筋（オトガイ舌筋，舌骨舌筋，小角舌筋，茎突舌筋）と，舌の内部で起始・停止する内舌筋（上縦舌筋，下縦舌筋，横舌筋，垂直舌筋）とに分けられる。
- これら舌筋はすべて舌下神経の支配を受ける。一方，味覚は舌の前2/3は鼓索神経（顔面神経），後1/3は舌咽神経，舌根中央は迷走神経に入る。知覚は，舌の前2/3は舌神経（三叉神経第3枝の下顎神経），後1/3は舌咽神経に入る。☞Q171

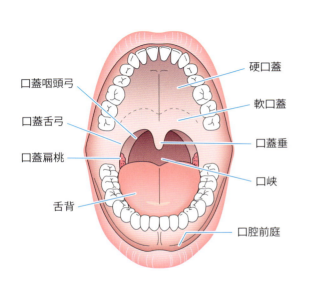
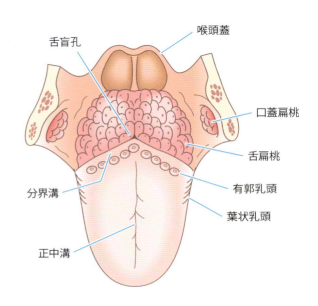

Q42 扁桃組織の区分

◉ 咽頭の入口を取り囲むように4つの扁桃が存在する。

◆ 扁桃 tonsil とは，上皮下に発達したリンパ組織のことである。咽頭の入口付近を取り囲むように4つの扁桃組織があり，Waldeyer の咽頭輪と呼ぶ。
① 口蓋扁桃：口峡側壁の口蓋舌弓と口蓋咽頭弓の間の扁桃窩に存在するもの。
② 舌扁桃：舌根の主体をなしている。
③ 咽頭扁桃：咽頭鼻部から口部にかけての後壁に存在する。
④ 耳管扁桃：咽頭鼻部の外側壁には下鼻道の後方に耳管咽頭口が開口している。この周囲にあるものを耳管扁桃という。

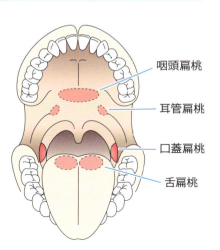

Q43 咽頭の構造

◉ 咽頭は鼻腔，口腔，喉頭と直接交通するほか，耳管を介して中耳腔とも交通する。

◆ 咽頭 pharynx は頭蓋底から第6頸椎の高さで，鼻腔，口腔，喉頭の後ろにあり，消化管と気道の両方の機能を併せ持つ。次の3部に分けられる。

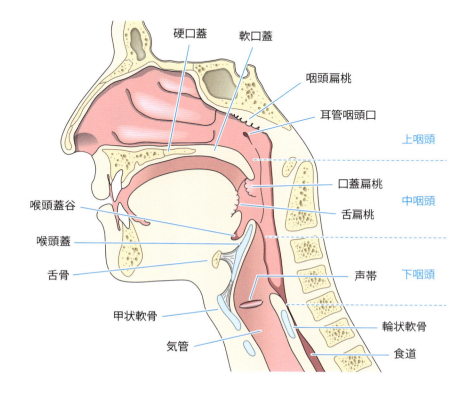

①咽頭鼻部（上咽頭）：後鼻孔で鼻腔とつながるばかりでなく，耳管を介して中耳ともつながっている。耳管の咽頭への開口部を耳管咽頭口といい，耳管隆起（耳管軟骨による粘膜の高まり）で囲まれ，下方には挙筋隆起（口蓋帆挙筋による高まり）がある。
②咽頭口部（中咽頭）：口峡を介して口腔に続く。
③咽頭喉頭部（下咽頭）：喉頭の入口である喉頭口が突出している。喉頭口は，喉頭蓋 epiglottis の上縁および側縁と披裂喉頭蓋ヒダ，楔状結節，小角結節，披裂間切痕よりなる。舌根と喉頭蓋との間には正中舌喉頭蓋ヒダおよび外側舌喉頭蓋ヒダがあり，この間のくぼみを喉頭蓋谷 epiglottic vallecula という。また，披裂喉頭蓋ヒダと甲状軟骨板との間のくぼみは梨状陥凹 piriform fossa と呼ばれる。

◆ 咽頭の筋は2つの筋群がある。
① 咽頭収縮筋：上・中・下咽頭収縮筋 superior, middle and inferior constrictors of pharynx。迷走神経，舌咽神経，交感神経咽頭枝からなる咽頭神経叢により支配される。☞Q172
② 咽頭挙筋：茎突咽頭筋 stylopharyngeus, 口蓋咽頭筋 palatopharyngeus, 耳管咽頭筋 salpingopharyngeus。舌咽神経により支配される。

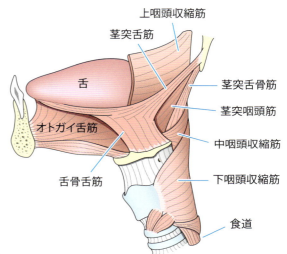

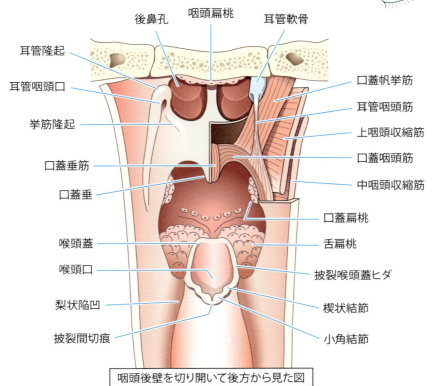

咽頭後壁を切り開いて後方から見た図

Q44 食道の区分と狭窄部位

● 食道には3つの生理的狭窄部があり，癌の好発部位となる。

- 食道 esophagus は脊椎の前に位置し，第6頸椎の高さで咽頭に続いて始まり，横隔膜の食道裂孔（第10胸椎の高さ）を通り，第11胸椎の前左方で胃の噴門に続く。頸部，胸部，腹部の3部に分けられる。
- 頸部食道は気管のすぐ後ろを走行し，気管と食道の間の溝を反回神経が上行する。また，両側には総頸動脈，内頸静脈，迷走神経が走行している。
- 胸部食道も気管のすぐ後ろにあるが，気管分岐部以下では左心房に隣接する（左心房の肥大は食道造影で診断できる）。また，胸大動脈との位置関係は，はじめは食道は胸大動脈の右側にあるが，次第に前方に移り，胸大動脈の前方で横隔膜の食道裂孔を通るようになる。
- 食道はその走行中3ヵ所の生理的狭窄部位がある。
- 第1狭窄：咽頭からの移行部（第6頸椎の高さ）。
- 第2狭窄：気管分岐部の高さ（第4胸椎下縁の高さ）。大動脈弓と左気管支が交叉するところ。これらによって食道が圧迫され，狭窄が生じるとされる。
- 第3狭窄：横隔膜食道裂孔を貫くところ（第10胸椎の高さ）。

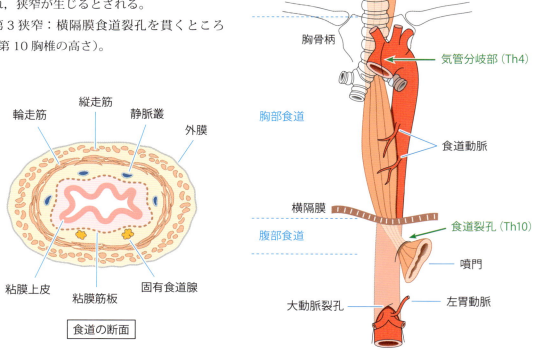

食道の断面

食道癌 腹部食道は腹膜によって包まれるが，頸部食道と胸部食道は外膜しかないので，この部の癌は腹部のものよりも周囲臓器に浸潤しやすい。

Q45 胃の区分

- 噴門，胃底，胃体，幽門部に分ける。
- 胃"底"というが，実は胃体の上部である。

- 胃 stomach は食道と十二指腸とをつなぐ袋状の消化管で，前壁，後壁，大弯 greater curvature，小弯 lesser curvature の名称がつけられている。小弯側にくびれがあり，角切痕 angular incisure という（これが胃体と幽門部の境になる）。

- 食道からの移行部を噴門 cardia，噴門から角切痕までを胃体 body of stomach，角切痕から十二指腸（十二指腸は腹膜後隙にある）までを幽門部 pyloric part に区分する。幽門部はさらに十二指腸側の幽門管と，胃体側でやや内腔の広い幽門洞とに分けられる。幽門 pylorus とは胃・十二指腸移行部をさす用語であるが，この部には輪状筋が発達しており幽門括約筋 pyloric sphincter という。また，胃体の上端で，横隔膜に接する部位を胃底 fundus of stomach という。

- 噴門は第11胸椎の高さで，第6および第7肋軟骨の間の胸骨左縁にあたり，幽門は第1腰椎の右側に位置する。

- 周囲臓器との関係：胃の前方には右側に肝臓の方形葉と左葉，左側に横隔膜肋骨部および前腹壁がある。胃の後方は網嚢を介して膵臓や横隔膜腰椎部がある。

- 胃は豊富な動脈供給を受けている（☞Q111）。また，胃には迷走神経と交感神経が分布しており，迷走神経刺激で胃の分泌と運動が亢進する。

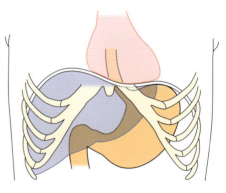

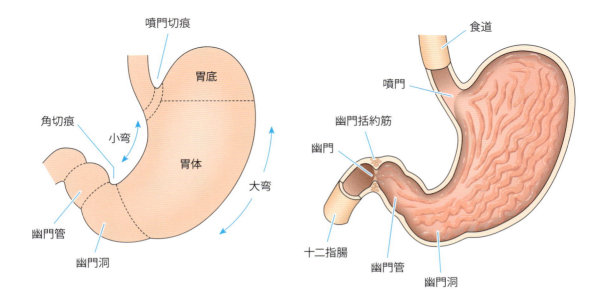

Q46 小腸，大腸の区分と形態上の違い

- 小腸は十二指腸と腸間膜小腸（空腸，回腸）に区分される。
- 大腸のうち盲腸，上行結腸，下行結腸は腸間膜を持たない。

◆ 胃から続く**十二指腸** duodenum は腹膜後隙をＣ字形に走行したのち，第２腰椎の左側で腹腔内に入り，**空腸** jejunum（主に左上腹部にある），次いで**回腸** ileum（主に右下腹部にある）となる。空腸と回腸は腸間膜で吊り下げられており，可動性がある。

◆ 右腸骨窩で回腸は**盲腸** cecum に入る。ここを回盲部といい，2枚の**回盲弁**（Bauhin弁）が逆流を防いでいる。盲腸の下端には**虫垂** appendix がある。盲腸とそれに続く**上行結腸** ascending colon は下行結腸同様，間膜を持たず後腹壁に固定されている。

◆ 上行結腸は肝臓下面の右結腸曲（肝弯曲）で間膜を持つ**横行結腸** transverse colon に続き，左結腸曲（脾弯曲）で**下行結腸** descending colon になる。下行結腸は左腸骨窩で間膜を持つ**S状結腸** sigmoid colon になり，仙骨前面で**直腸** rectum となる。

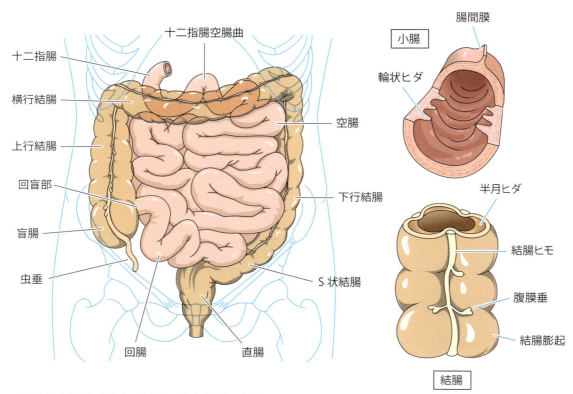

◆ 小腸と大腸は形態上，以下のような違いがある。

①大腸の表面には縦走筋が束状に走行するためにできた**結腸ヒモ** taenia coli がみられる。結腸ヒモは3本あり，それぞれ間膜ヒモ，大網ヒモ，自由ヒモと呼ばれる。3本の結腸ヒモは盲腸の下端で一点に集まり，ここに虫垂が存在する。

②大腸の外観は凸凹した感じがある。ふくれている部分を**結腸膨起** haustra（ハウストラ）という。くびれている部分は，内腔から見ると**結腸半月ヒダ** semilunar fold とし

て内腔に突出している。これに対し小腸の外観は平滑で，内腔には規則正しい円周状の輪状ヒダ circular fold（Kerckring ヒダ）がある。

③大腸の表面には腹膜垂 omental appendices と呼ばれる腹膜に包まれた脂肪が認められる。

④大腸へ行く動脈は大腸の辺縁に沿って辺縁動脈と呼ばれる吻合路（☞Q112）を形成するが，小腸ではこのような動脈はみられない。

Q47 十二指腸の各部と周囲臓器の関係

- 腹膜後器官であり，後腹壁に固定されている。
- 上部，下行部，水平部，上行部の4部に分ける。

◆ 十二指腸 duodenum は幽門の続きで，腹膜後隙をC字形に走行し，C字形の弯曲の中に膵頭部を入れている。図に示すように4部に区分される。

①上部 superior part：幽門に続く始まりの部分は膨大し，球部 duodenal bulb という。第1腰椎の右側を走り，胆嚢頸付近で上十二指腸曲をなして下行部に続く。

②下行部 descending part：上十二指腸曲から脊柱の右側を下行し，第3～4腰椎の高さで下十二指腸曲をなして水平部に続く。この部の粘膜には輪状ヒダ以外に，縦走する1条の十二指腸縦ヒダ longitudinal fold があり，このヒダの下端に総胆管および主膵管の開口部である大十二指腸乳頭 major duodenal papilla（Vater 乳頭）がある。十二指腸縦ヒダは内視鏡でファーター乳頭を探すときの目印になる重要な構造で，その下層に総胆管が走行しているためにできたヒダである。ファーター乳頭は切歯から75 cmの距離にある。

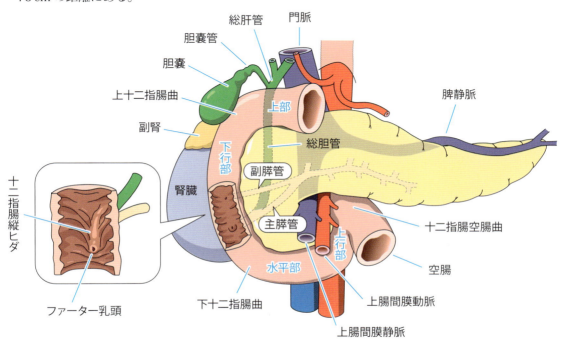

③ **水平部** horizontal part：第3腰椎の高さで下大静脈，腹大動脈の前を左方に横走し，上行部に移行する。

④ **上行部** ascending part：水平部に続き，左上方に向かって上行し，第2腰椎の左側で十二指腸空腸曲を経て腹腔内に入り，腸間膜小腸である空腸に移行する。

◆ **周囲臓器との関係**：十二指腸上部の前方には肝臓の方形葉および胆嚢，後方には総胆管，門脈，胃十二指腸動脈，下大静脈がある。下行部の前方には肝臓の右葉，横行結腸，後方には右腎の腎門および右尿管がある。水平部の前方には上腸間膜動・静脈，後方には下大静脈，腹大動脈がある。

Q48 虫垂の位置

- 虫垂は右の腸骨窩に位置する。
- 間膜を持ち，可動性がある。

◆ **虫垂** appendix は盲腸の後内側壁から突出する指状の腸管突起で，盲腸とともに右の腸骨窩で腸腰筋の前にある。虫垂は腹膜に包まれ**虫垂間膜** mesoappendix を持つため，可動性がある。通常は盲腸の後方に隠れていることが多い。外科的に虫垂を求める際には，結腸ヒモをたどり，虫垂に達する。

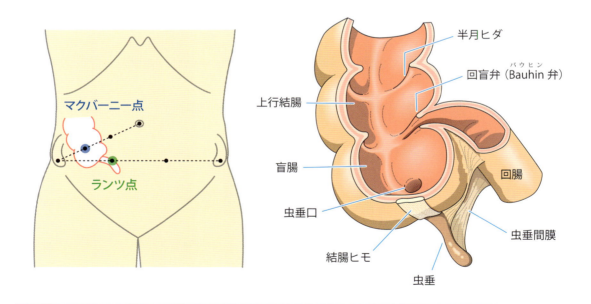

虫垂炎の圧痛点 McBurney（マクバーニー）点は臍と上前腸骨棘を結ぶ線上の外側1/3の点で，虫垂基部の体表への投影点といわれる。Lanz（ランツ）点は左右の上前腸骨棘を結ぶ線上の右側1/3の点で，虫垂先端部の体表への投影点といわれる。両点とも虫垂炎の圧痛点として知られている。虫垂炎の初期は内臓知覚線維を介して上腹部痛が現れ，炎症が体壁の腸骨筋に及ぶと下腹部の激痛として症状が発現する（圧痛点として確認できる）。

Q49 直腸の構造と周囲臓器との関係

- 直腸は仙骨の前面，ダグラス窩の後面に位置する。
- 直腸下部は腹膜を欠き，周囲臓器と直に接する。

◆ 直腸 rectum は大腸の終末部で骨盤内にあり，仙骨に沿って下行し（**仙骨曲** sacral flexure），次いで後方に屈曲し（**会陰曲** perineal flexure），肛門管に続く。直腸の上 2/3 は腹膜に覆われ，その前には **Douglas 窩**（ダグラス）（男性では直腸膀胱窩，女性では直腸子宮窩）がある。直腸の下 1/3 は腹膜を欠き，前方に，男性では膀胱・前立腺・精管・精嚢があり，女性では腟がある。

◆ 直腸の内腔は骨盤隔膜のすぐ上で膨隆し，**直腸膨大部** rectal ampulla という。その上方には内腔に突出する粘膜ヒダがあり，**直腸横ヒダ** transverse folds という。通常 3 条のヒダがあり，中央の最も大きいヒダを特に Kohlrausch ヒダ（弁）（コールラウシュ）と呼ぶ。

◆ **肛門管** anal canal は直腸の下端部で，骨盤隔膜から肛門 anus に開くまでをいう。内腔には**肛門柱**という縦走する粘膜ヒダとその間のくぼみの**肛門洞**がみられる。その下は粘膜部と皮膚部との境界で**肛門移行帯（痔帯）** anal transition zone という。

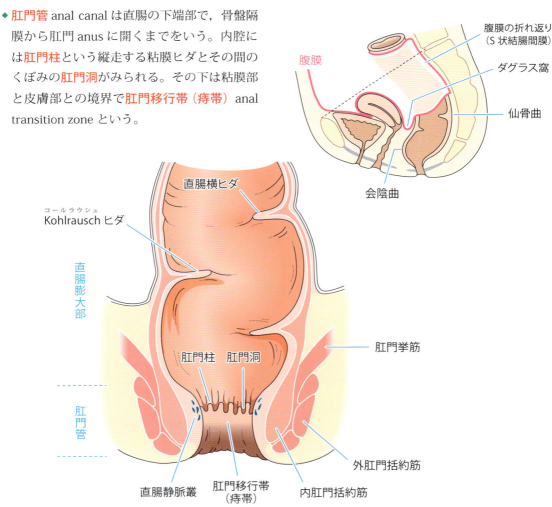

直腸指診 直腸に指を入れ，膀胱・前立腺などの状態を診断する方法。

Q50 肝臓の位置と外観

● 右上腹部にあり，横隔膜の下面に接する。
● 腹膜反転部を肝冠状間膜，腹膜欠損部を無漿膜野という。

◆ 肝臓 liver は腹腔の右上部を占める実質臓器で，横隔膜に接している。そのため横隔膜の収縮に伴って移動する（呼吸性移動）。

◆ 肝臓は発生学的に前胃間膜の中で発達した臓器である。そのため肝臓の大部分は腹膜によって覆われるが，横隔膜に接する部分では腹膜を欠く（無漿膜野 bare area）。腹膜の反転部は肝臓の上面を冠状に取り巻くため肝冠状間膜 coronary ligament of liver という。

◆ 肝冠状間膜は不整形で，それぞれの頂点に名称が付いている。肝冠状間膜の右側を右三角間膜 right triangular ligament，左側を左三角間膜 left triangular ligament という。前面にも肝冠状間膜に続く大きな腹膜ヒダ（肝鎌状間膜 falciform ligament of liver）があり，その自由縁には胎生期の臍静脈の名残である肝円索 round ligament of liver が通る。

◆ 下面には前胃間膜の名残の腹膜ヒダがあり，小網 lesser omentum という。小網は，胃に向かう肝胃間膜と，十二指腸に向かう肝十二指腸間膜からなっている。

◆ 肝臓の後面の無漿膜野に大静脈溝 groove for vena cava があり，下大静脈が収まる。

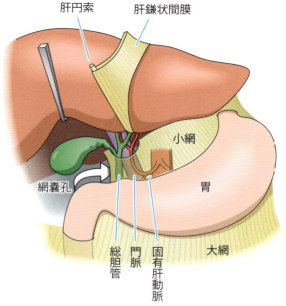

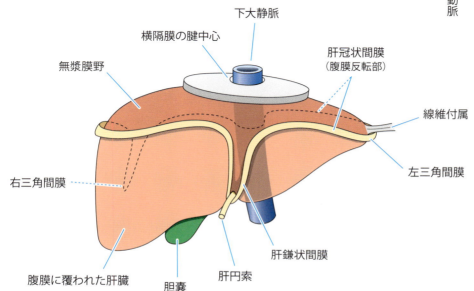

Q51 肝門の構造と臓側面の圧痕

◉ 肝臓の下面は多くの臓器と接している。
◉ 肝臓に出入りする血管などの通路を肝門という。

◆ 肝臓の下面を臓側面といい，いろいろな臓器と接し，それらに対応するくぼみ（圧痕 impression）がみられる。食道圧痕，胃圧痕，十二指腸圧痕，結腸圧痕，腎圧痕，副腎圧痕があり，それぞれ同名の臓器が接する。

◆ 臓側面の中央にはH字状の溝があり，Hの横棒部分を肝門 porta hepatis という。肝門には肝動脈，門脈，肝管などが出入りする。左の溝は静脈管索裂と肝円索裂，右の溝は大静脈溝と胆囊窩で，それぞれ同名の脈管（索）・臓器を容れる。

◆ H字状の溝により，肝臓は見た目上，左葉 left lobe，右葉 right lobe，方形葉 quadrate lobe，尾状葉 caudate lobe の4葉に分けられる。

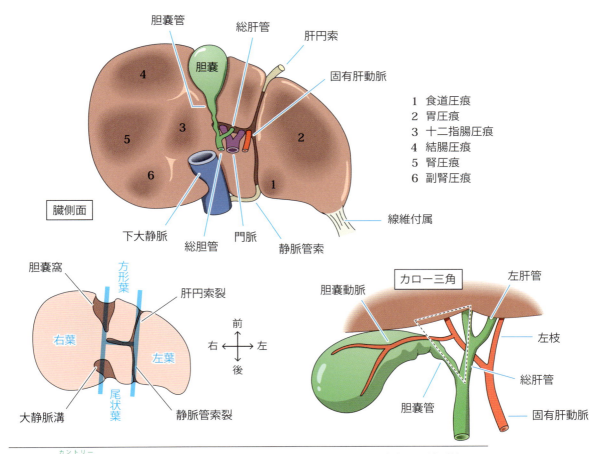

1 食道圧痕
2 胃圧痕
3 十二指腸圧痕
4 結腸圧痕
5 腎圧痕
6 副腎圧痕

Cantlie線　臨床的な右葉と左葉の仮想境界線で，大静脈溝と胆囊窩とを結ぶ線。この線を境に肝内血行は二分されるため，肝切除の際の指標となる。肝内血行の観点から，尾状葉・方形葉・左葉を合わせて機能的左葉という。

Calot三角　肝臓の下面・総肝管・胆囊管で囲まれた三角の部分。胆囊動脈はここを通過することが多いので，胆囊摘出術の際に指標となる。

Q52 胆汁の分泌経路

- ●胆汁は肝臓が生成・分泌し，胆嚢で濃縮される。
- ●胆汁の導管は大十二指腸乳頭に開口する。

◆ 胆汁は肝臓で生成・分泌され，肝内胆管を経て，左右の肝管 right and left hepatic ducts から総肝管 common hepatic duct に注ぐ。総肝管からいったん胆嚢管 cystic duct を通って胆嚢 gallbladder に運ばれ，ここで濃縮される。

◆ 胆嚢が収縮すると，胆汁は再び胆嚢管を通って総胆管 bile duct に入り，膵管とともに十二指腸内腔の大十二指腸乳頭（Vater 乳頭）に注ぐ。

◆ 総胆管開口部は Oddi 括約筋と呼ばれる平滑筋によって食間には閉じられている。一方，胆嚢管は内腔にラセンヒダという隔壁があるため閉じられることはない。そのため，肝臓で分泌された胆汁はスムーズに胆嚢に移行する。

◆ 食物が十二指腸に達すると，粘膜細胞からコレシストキニンが血中に放出される。コレシストキニンは胆嚢と肝管を収縮させ，Oddi 括約筋を弛緩させるため，胆汁は十二指腸に放出される。

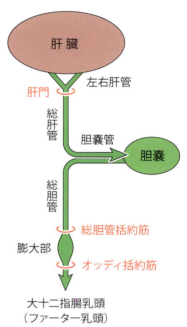

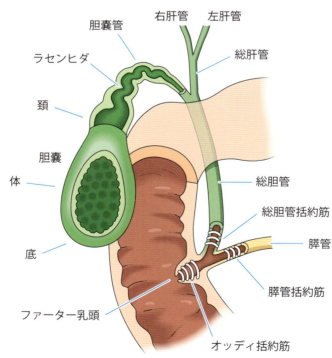

胆道疝痛 胆道は結石が起こりやすい（剖検例で5％前後）。胆石症に伴う発作性の激痛を胆道疝痛という。胆嚢頸あるいは Oddi 括約筋の攣縮により起こる。

Q53 膵臓の位置と外観

- ◉ 膵臓は腹膜後器官で後腹壁にある。
- ◉ 膵頭は十二指腸によって囲まれる。

◆ 膵臓 pancreas は**腹膜後器官**であり，第1〜2腰椎の高さで，前面を腹膜に覆われて網嚢の背側の後腹壁に位置する（膵臓後面の腹膜は，本来の後腹壁の腹膜と癒合している）。全体を右から左に向かって，膵頭・膵体・膵尾の3部に分ける。

◆ **膵頭** head of pancreas は右端の膨大部で十二指腸に囲まれる。膵頭下部は鈎状に曲がり，**鈎状突起** uncinate process という。鈎状の切れ込みの部分を**膵切痕** pancreatic notch といい，上腸間膜動・静脈が通る。中央部分を**膵体** body of pancreas といい，脊柱（第2腰椎）の前面を横切る。左端の細くなる部分を**膵尾** tail of pancreas といい，その先端は脾臓（脾門）に達する。

◆ 膵臓は外分泌腺として消化液（膵液）を分泌するほか，内分泌器官としてインスリンを分泌する。膵液は膵臓内部の導管（**主膵管** pancreatic duct と副膵管 accessory pancreatic duct）に集められ，十二指腸に導かれる。主膵管は総胆管とともに大十二指腸乳頭（**Vater 乳頭**）に開口し，副膵管は小十二指腸乳頭に開口する。

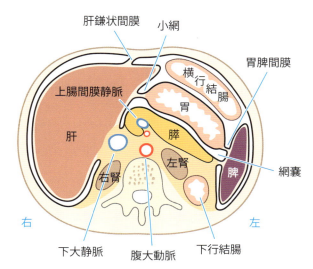

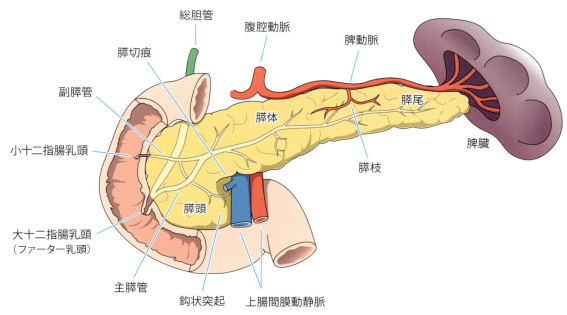

Q54 気道の区分

- ◉ 鼻〜咽頭を上気道，喉頭〜気管支を下気道という。
- ◉ 咽頭は気道と食道の交通整理をしている。

◆ 呼吸器系は発生学的には上部消化管と同じく前腸由来である。呼吸器系は気道と肺からなる。気道は図のように上・下に区分される。

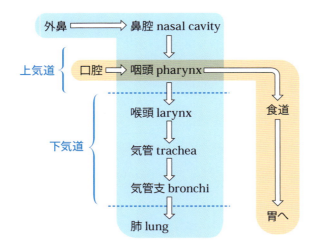

◆ 咽頭は気道と消化管の交差点としての機能を持つ。咽頭収縮筋（☞Q43）は口腔および喉頭と連携して，食物が気道に入らないように働いている。

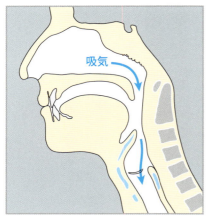

呼吸時の咽頭は，鼻腔・口腔と喉頭とを連絡している。

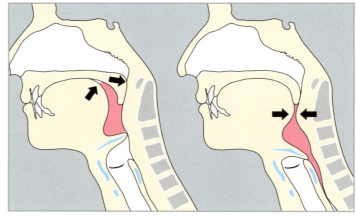

食物が咽頭に入ると，軟口蓋が挙上して咽頭後壁に密着し，鼻腔と咽頭との連絡が絶たれる。

咽頭収縮筋と舌根部の運動により食物は食道へ押し出される。このとき喉頭蓋が傾いて喉頭口をふさぎ，気道は閉鎖される。

嚥下性肺炎 唾液や食物を誤って気道に吸引することを誤嚥という。その際に口腔内の細菌も一緒に気道に入り，肺炎を起こすことがある。嘔吐物が胃液とともに咽頭から気道に入り，胃酸による肺組織破壊をきたすこともある。

Q55 鼻腔の構造

● 鼻腔の外側壁から 3 つの鼻甲介が突出して，上・中・下鼻道を形成する。

◆ 外鼻孔から後鼻孔までの空間を**鼻腔** nasal cavity という。鋤骨，篩骨垂直板および鼻中隔軟骨からなる**鼻中隔** nasal septum が，左右の鼻腔を隔てている。上壁は篩骨篩板からなり，前篩骨神経と嗅神経がここを貫く。後者は鼻腔の天井にある鼻粘膜嗅部に分布する。下壁は，上顎骨と口蓋骨からなる硬口蓋である。外側壁からは**上・中・下鼻甲介** superior, middle and inferior nasal concha が突出し，空気の通路である**上・中・下鼻道** superior, middle and inferior nasal meatus が形成される。

◆ 上鼻甲介の後上方には蝶形骨洞の開口部である**蝶篩陥凹** sphenoethmoidal recess がある。上・中鼻甲介の間の上鼻道には篩骨洞後部の開口部がある。中鼻道の初部には篩骨洞中部のふくらみのためにできた篩骨胞があり，そのすぐ下に半月裂孔が開口し，前頭洞，篩骨洞（前部），上顎洞の開口部となっている（☞**Q56**）。さらに，下鼻道の初部には鼻涙管が開口している（☞Q207）。

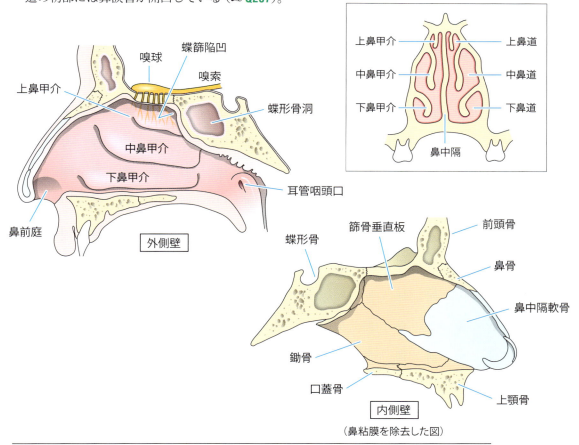

外側壁

内側壁
（鼻粘膜を除去した図）

鼻腔の炎症はどのように広がるか？ ①篩骨篩板から前頭蓋窩へ。②翼突筋静脈叢を介して経静脈性に頭蓋腔内へ。③鼻咽道から咽頭，咽頭後隙へ，さらに耳管咽頭口から中耳腔へ。④副鼻腔へ（篩骨洞後部は視神経に近いので，この部の炎症で視神経を侵すこともある）。⑤鼻涙管を介して眼窩へ。

Q56 副鼻腔の構造

- 副鼻腔は 4 つあり，多くは半月裂孔に開口する。
- 上顎洞の上壁は眼窩，内側壁は鼻腔，下壁は口腔を構成する骨である。

◆ **副鼻腔** paranasal sinuses とは，鼻腔周囲の含気骨の空洞で，鼻腔と交通があり，かつその内面が鼻粘膜の続きで裏打ちされているものをいう。新生児では痕跡的であるが，生後発達する構造である。次の 4 つの空洞からなる。

①**前頭洞** frontal sinus：前頭骨内にあり，**半月裂孔** semilunar hiatus に開口する。
②**上顎洞** maxillary sinus：上顎骨体内にあり，半月裂孔に開口する。
③**蝶形骨洞** sphenoidal sinus：蝶形骨体内にあり，蝶形陥凹に開口する。
④**篩骨洞** ethmoidal sinus：前部は半月裂孔から，中部は**篩骨胞** ethmoidal bulla の表面から中鼻道に開口する。後部は上鼻道に開口する。

◆ 上顎洞は最大の空洞で，容積は約 15 mℓ である。上壁は上顎骨眼窩面を介して眼窩と接し，下壁は上顎骨口蓋突起および歯槽突起からなり（通常，下壁は鼻腔底より低いことが多い），外方は頬骨突起に達している。内側壁は鼻腔との隔壁にあたり，半月裂孔を介して中鼻道に開口するが，この開口部はかなり高い位置にあるため，立位では上顎洞内の分泌物は排出しにくい。

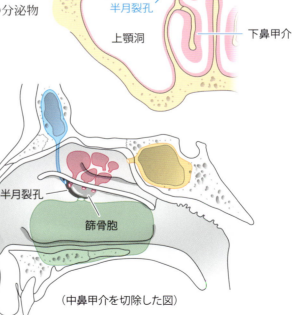

上顎癌の症状 上顎洞に発生した癌は，周囲構造の破壊に伴って種々の症状を呈する。①鼻症状（癌が内方に進展し鼻腔に突出する），②眼症状（上方に進展し眼窩に侵入する），③頬部症状（外方に進展し頬部腫脹がみられる），④歯症状（歯槽突起，硬口蓋へ進展し，口腔に侵入したり，上顎神経を圧迫し歯痛を訴える），⑤耳症状（耳管咽頭口付近まで進展すると耳管機能不全となる）。

Q57 喉頭を形成する軟骨と筋

- 声門の開閉に関与する筋は8つ。
- そのほとんどは反回神経が支配。

◆ 喉頭 larynx は第3〜6頸椎の高さにあり，6つの軟骨によって構成される。

無対	有対
甲状軟骨 thyroid cartilage	披裂軟骨 arytenoid cartilage
輪状軟骨 cricoid cartilage	楔状軟骨 cuneiform cartilage
喉頭蓋軟骨 epiglottic cartilage	小角軟骨 corniculate cartilage

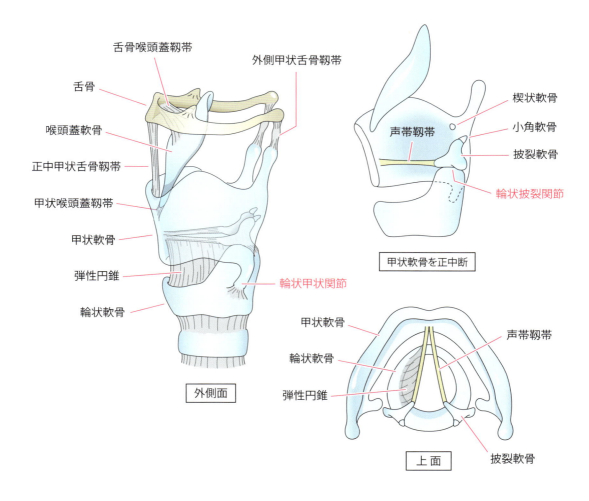

◆ これらの軟骨は図のように組み合わさって，2つの滑膜性の関節が形成される。
  輪状甲状関節 cricothyroid joint；輪状軟骨の外側面と甲状軟骨下角との間の関節。
  輪状披裂関節 cricoarytenoid joint；披裂軟骨底と輪状軟骨板の上外側との間の関節。
  この関節により左右の披裂軟骨が近づいたり，前後に動いたり，回旋したりする。

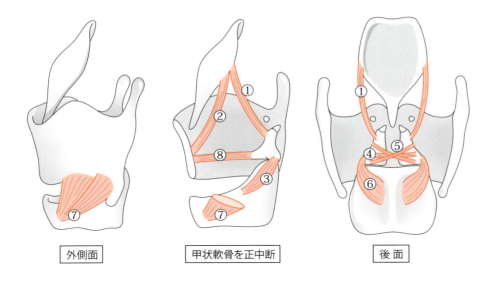

| 外側面 | 甲状軟骨を正中断 | 後面 |

◆ 声帯の長さや緊張度を変えたり，声門の形や大きさを変化させる筋を**内喉頭筋**といい，機能によって以下の5群に分類する。

1) 喉頭口を開閉する筋
   ①**披裂喉頭蓋筋** aryepiglottic：喉頭口の括約筋
   ②**甲状喉頭蓋筋** thyroepiglottic：喉頭口を開く筋
2) 声門を閉じる筋
   ③**外側輪状披裂筋** lateral cricoarytenoid
   ④**斜披裂筋** oblique arytenoid
   ⑤**横披裂筋** transverse arytenoid
3) 声門を開く筋
   ⑥**後輪状披裂筋** posterior cricoarytenoid
4) 声帯を緊張させる筋
   ⑦**輪状甲状筋** cricothyroid
5) 声帯を弛緩させる筋
   ⑧**甲状披裂筋** thyroarytenoid
   （別名　**声帯筋** vocalis）

◆ これらの筋は，輪状甲状筋が上喉頭神経（← 迷走神経）の支配を受けるほかは，すべて**下喉頭神経（← 反回神経 ← 迷走神経）の支配を受ける**。反回神経麻痺で嗄声（しゃがれ声）をきたすのはこのためである。

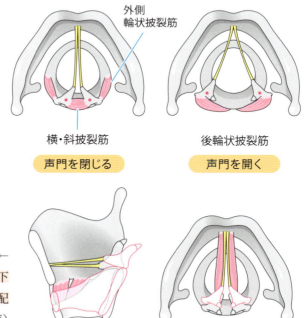

Q58 喉頭腔の区分

- ●喉頭腔は喉頭前庭，喉頭室，声門下腔に分けられる。
- ●各部でリンパの流れが異なる。

◆ 喉頭腔 laryngeal cavity とは，喉頭口から輪状軟骨下縁までの空間をいう。喉頭腔の中央には前後に走る2対のヒダがあり，上方のものを前庭ヒダ vestibular fold，下方のものを声帯ヒダ vocal fold という。左右の声帯ヒダの間の間隙を声門裂 rima glottidis という。喉頭腔はこれらのヒダによって3部に分けられる。

① 喉頭前庭 laryngeal vestibule（声門上腔）：喉頭口から前庭ヒダまでの部分。
② 喉頭室 laryngeal ventricle（声門部）：前庭ヒダと声帯ヒダの間の部分。
③ 声門下腔 infraglottic cavity：声帯ヒダより下方で，輪状軟骨下縁までの部分。

◆ 喉頭腔を3つに区分するのは，癌のリンパ行性転移の方向が異なるためである。声帯そのものはリンパ組織に乏しい。声門上部と下部ではリンパ流は二分され，声門上部からのリンパ管は上喉頭動・静脈に沿って上深頸リンパ節に注ぎ，声門下部のリンパ管は輪状甲状靱帯の間を通り前方に出て，喉頭前リンパ節に行き，気管周囲リンパ節および鎖骨上リンパ節（ウィルヒョウのリンパ節）に向かう。

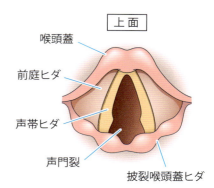

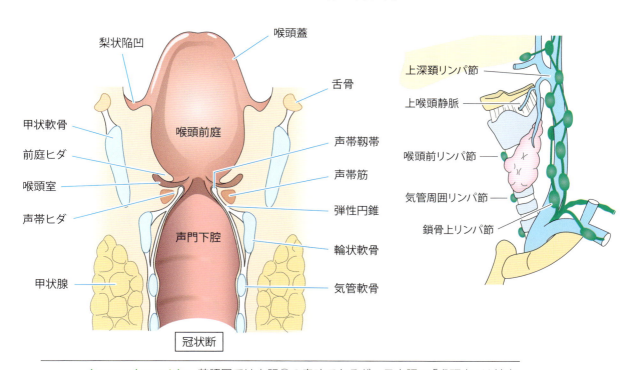

laryngeal ventricle　英語圏では上記②の意味であるが，日本語の「喉頭室」は前庭ヒダと声帯ヒダの間の粘膜の外側への陥凹部のことを指す。

Q59 気管の走行

◉ 気管分岐部は胸骨角平面の高さ。
◉ 気管支異物は右に入りやすい。

◆ 気管 trachea は輪状軟骨下縁（第6頸椎下縁の高さ）から始まり，食道の前を下行し，頸部から胸郭上口を経て上縦隔に入る。胸骨角平面（☞Q63）の高さで，左右の気管支 bronchi に分かれる。ここを気管分岐部という。

◆ 頸部では，気管の両側に総頸動脈，内頸静脈（頸部下部では腕頭静脈），気管の前面に甲状腺，その下方に頸静脈弓，下甲状腺静脈，ときに最下甲状腺動脈があり，後側面の気管食道溝には左右で走行の異なる反回神経が上行する。

◆ 気管分岐部の形状：成人では右気管支は気管の軸とは約25°と小さな角をなし，太く短い。一方，左気管支は約45°と角度も急で細く長い。したがって，気管支異物は右に入りやすい。

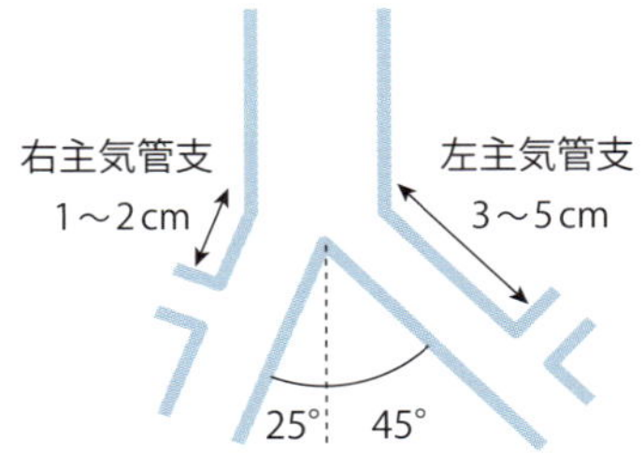

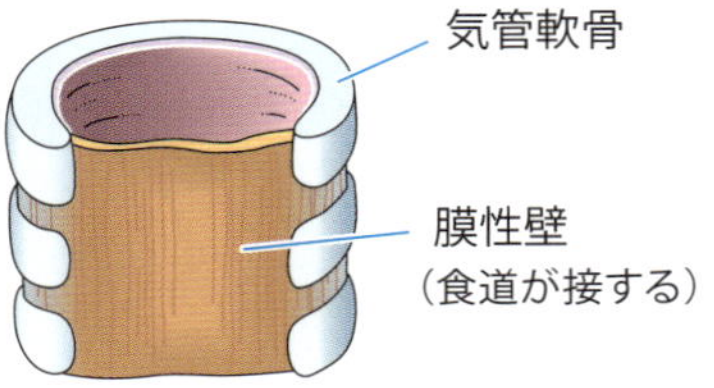

右主気管支 1〜2cm
左主気管支 3〜5cm
25°　45°

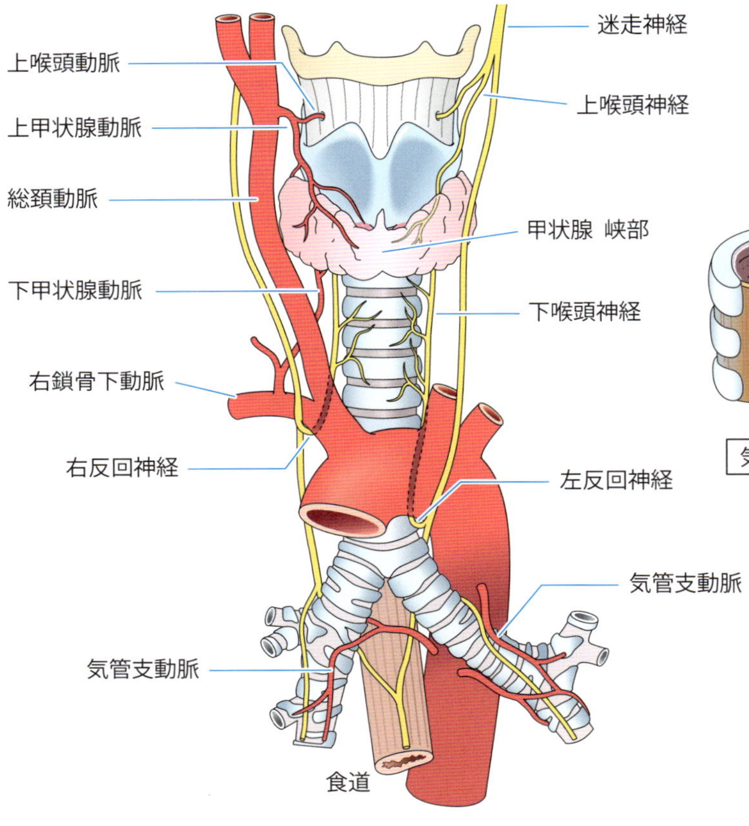

迷走神経
上喉頭動脈
上甲状腺動脈
上喉頭神経
総頸動脈
甲状腺 峡部
気管軟骨
下甲状腺動脈
下喉頭神経
膜性壁（食道が接する）
右鎖骨下動脈
右反回神経
左反回神経
気管の後面
気管支動脈
気管支動脈
食道

上気管切開術：頸正中部皮膚切開→前頸筋を左右に圧排→甲状腺峡部を下方に引き下げ，第2〜3気管軟骨を縦切開。
中気管切開術：甲状腺峡部を離断して左右に圧迫し，気管切開を行う。
下気管切開術：甲状腺峡部を気管前壁から剥離し，上方に圧排して気管を露出する。

Q60 肺の外観

- ● 右肺は3葉，左肺は2葉からなる。
- ● 肺尖は鎖骨より高位にある。

◆ 左右の肺 lungs は，胸郭内でそれぞれ独自の胸膜腔（☞Q62）に囲まれている。心臓が左方に偏っているので，右肺と左肺の容積比は約8：7である。

◆ 左肺は**斜裂** oblique fissure により**上葉** superior lobe と**下葉** inferior lobe に分けられ，右肺は斜裂と**水平裂** horizontal fissure により上・中・下葉に分けられる。

◆ **肺尖**（せん）apex of lung：肺の上端部。胸郭上口より上方で，鎖骨の2.5cm上方に達する。胸膜頂に覆われ，鎖骨下動・静脈に接している。

◆ **肺底** base of lung：横隔膜を介して右肺は肝臓，左肺は肝臓，胃，脾臓と接することから**横隔面** diaphragmatic surface ともいう。横隔膜のドームは右側が高いので，右肺底のほうが陥凹が強い。

◆ **肋骨面** costal surface：肋骨に面する広い凸面。

◆ **内側面** mediastinal surface：前部の縦隔部と，脊柱に接する椎骨部がある。縦隔部の心臓に面する部分は深く陥凹している。これを**心圧痕**（あっこん）cardiac impression といい，左肺で著しい。心圧痕の後上方には肺動・静脈と気管支が出入りする**肺門** hilum of lung があり，通常，気管支は後ろ，肺動脈は上方，肺静脈は下方に存在する。内側面には右肺では上大静脈，下大静脈，奇静脈，鎖骨下動脈，食道のための溝が，左肺では大動脈弓，胸大動脈，鎖骨下動脈，腕頭静脈のための溝がみられる。

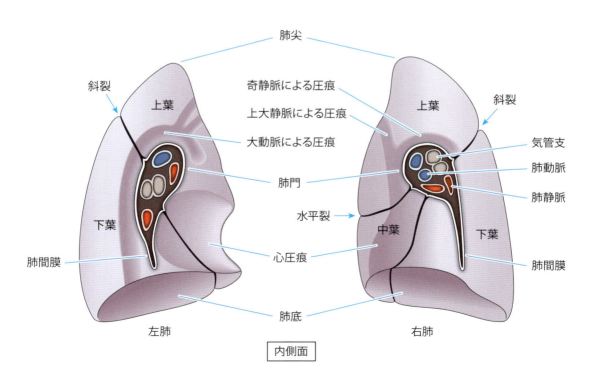

Q61 肺区域

● 気管支の分布に従って，10の肺区域に分ける。

◆ 気管支は各葉で数本の枝に分かれ，一定の領域に分布する。この枝を区域気管枝といい，その分布領域を肺区域という。

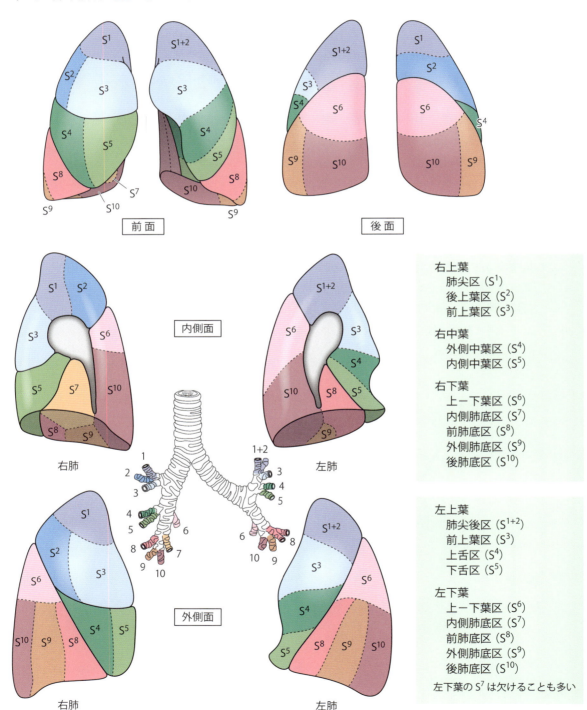

右上葉
　肺尖区（S^1）
　後上葉区（S^2）
　前上葉区（S^3）

右中葉
　外側中葉区（S^4）
　内側中葉区（S^5）

右下葉
　上－下葉区（S^6）
　内側肺底区（S^7）
　前肺底区（S^8）
　外側肺底区（S^9）
　後肺底区（S^{10}）

左上葉
　肺尖後区（S^{1+2}）
　前上葉区（S^3）
　上舌区（S^4）
　下舌区（S^5）

左下葉
　上－下葉区（S^6）
　内側肺底区（S^7）
　前肺底区（S^8）
　外側肺底区（S^9）
　後肺底区（S^{10}）

左下葉のS^7は欠けることも多い

Q62 胸膜の構造と区分

- ● 臓側胸膜と壁側胸膜はひとつながりの膜である。
- ● 壁側胸膜は部位により名称が異なる。

◆ **胸膜** pleura は，肺の表面を包む**臓側胸膜** visceral pleura（肺胸膜）が肺門部で折り返して胸郭内面を覆う**壁側胸膜** parietal pleura となるひとつながりの漿膜である。肺門部で翻転する際，臓側胸膜と壁側胸膜をつなげている膜を**肺間膜** pulmonary ligament といい，縦隔の間を下方まで張っている（☞Q60 図参照）。

◆ 臓側胸膜と壁側胸膜の間にわずかな隙間があり，**胸膜腔** pleural cavity という。ここには胸膜液を入れ，肺と胸郭内面で摩擦が起こらないようにしている。

◆ 壁側胸膜は部位により次のように名称が異なる。

① **縦隔胸膜** mediastinal pleura：縦隔の外側を覆う。左右の縦隔胸膜の間に心臓，気管，大動脈，食道などがある。

② **肋骨胸膜** costal pleura：壁側胸膜の大部分を占め，肋骨と肋間筋の内面を覆っている。

③ **横隔胸膜** diaphragmatic pleura：横隔膜の表面を覆う。

④ **胸膜頂** pleural cupula：肺尖部の胸壁を覆う。第1肋骨より 3〜4cm 上方にある。

◆ 胸膜腔のうち肺が入り込まない隙間を**胸膜洞** pleural recesses といい，次の2つの部位がそれである。この部位には深呼吸をしたときにも肺が入り込むことはない。

① **肋骨横隔洞** costodiaphragmatic recess：肋骨胸膜が横隔胸膜に移行する部位。横隔膜の外周にあり，楔状に下にとがっている。

② **肋骨縦隔洞** costomediastinal recess：肋骨胸膜が縦隔胸膜に移行する部位。内方に向かって楔状に突出している。

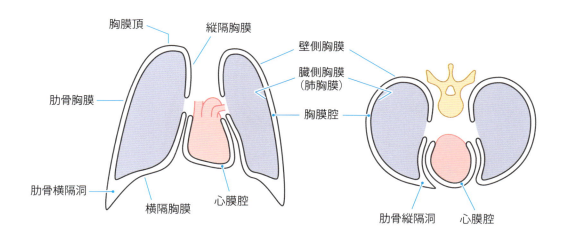

気胸・水胸 胸膜腔に空気が入ったり，液体が異常に貯留した状態。胸部X線の立位前後像では肋骨横隔膜角の鈍化として認められる。

Q63 縦隔に存在する臓器

● 左右の肺の間のスペースを縦隔といい，心臓，大血管，胸腺，食道，気管，神経を含む。

◆ 左右の縦隔胸膜にはさまれた空間を縦隔 mediastinum といい，内側から外側に向かって縦隔，縦隔胸膜，胸膜腔，臓側胸膜の順に並んでいる。縦隔の上方は胸郭上口を通って頸部に続く。下方は横隔膜，前方は胸骨と肋軟骨，後方は胸椎に囲まれている。

◆ 縦隔の中で胸骨角平面（胸骨角と第4胸椎下縁を含む平面）より上の部分を上縦隔 superior mediastinum，これより下で心臓および心膜のある部位を中縦隔 middle mediastinum という。また，心膜より前を前縦隔 anterior mediastinum，心膜後面より後ろを後縦隔 posterior mediastinum という。

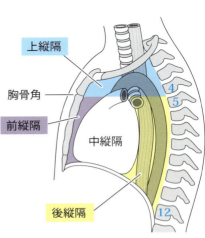

◆ 縦隔に存在する臓器は以下の通りである。

① **上縦隔**：胸腺，大動脈弓とその枝3本，上大静脈および左右の腕頭静脈，気管の一部，食道の一部，横隔神経，迷走神経。
② **前縦隔**：胸骨心膜靱帯，疎性結合組織。小児ではこの部まで胸腺が広がっている。
③ **中縦隔**：心臓，心膜および心膜腔，横隔神経，肺動・静脈。
④ **後縦隔**：胸大動脈，胸管，奇静脈および半奇静脈，食道，後肋間動・静脈，迷走神経，交感神経幹。

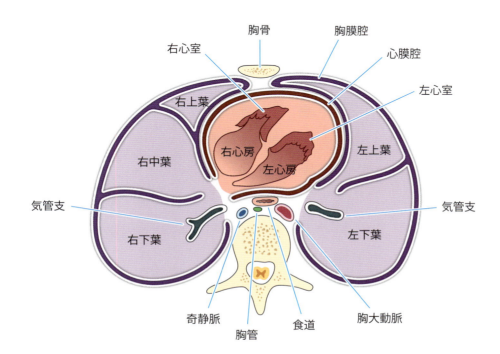

Q64 腎臓の位置とその被膜

- 腎臓は costovertebral angle 付近にある腹膜後器官。
- 線維性，脂肪性，結合組織性の被膜で覆われている。

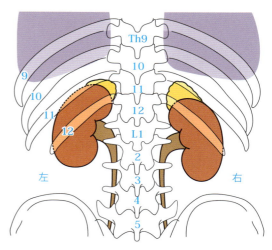

- 腎臓 kidney は，壁側腹膜より後方の腹膜後隙にある。長さ10cm，幅5cm，厚さ3cmで，第12胸椎から第3腰椎にかけて存在する。右腎は左腎に比べ半椎体低い位置にある（肝臓がその上にあるため）。また，横隔膜に接するため，深吸気時には両腎とも腸骨稜付近まで下降する（呼吸性運動）。

- 腎臓の上方内側には副腎 adrenal gland が乗っている。前方は右腎では右結腸曲・十二指腸，左腎では膵尾部・左結腸曲と漿膜なしに接している。後方には横隔膜，大腰筋，腰方形筋と一部の腰神経叢からの枝がある。

- 腎臓の表面は線維被膜 fibrous capsule で覆われ，その外側は腎周囲脂肪といわれる脂肪被膜 perirenal fat capsule で覆われている。さらにその外側には腎臓と副腎を腎周囲脂肪とともに包んでいる結合組織性の膜があり，これを Gerota 筋膜と呼んでいる。Gerota 筋膜の外側にも通常の腹膜後隙の脂肪がみられる。

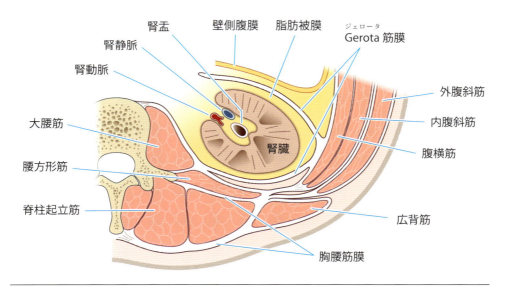

腎臓への腹膜外アプローチ 腰部皮膚切開し，胸腰筋膜に至る。腰三角（腸骨稜，広背筋，外腹斜筋でできる三角）で広背筋を分け開き，外腹斜筋を前方に引っ張ると，内腹斜筋および腹横筋の胸腰筋膜深葉の起始部が見える。外科的腰三角の腱膜床を切開すると，腰方形筋の外側縁と肋下神経，腸骨下腹神経，腸骨鼠径神経が見え，腰方形筋の外側に Gerota 筋膜が見える。この筋膜を切開し，腎臓に達する。

Q65 腎臓の割面と腎門の構造

● 腎臓の皮質と髄質は肉眼的にも区別される。
● 腎門には腎動・静脈と腎盂が出入りする。

◆ 腎臓の冠状断をみると，外側 1/3 は暗赤色で**皮質** cortex，深部の 2/3 は灰白色で**髄質** medulla と呼ばれる。髄質は十数個の**腎錐体** renal pyramids で構成され，その先端は**腎乳頭** renal papilla として**小腎杯** minor calices に突出している。2〜3個の小腎杯が合わさって**大腎杯** major calices となり，さらにこれが集まって**腎盂（腎盤）** renal pelvis となり，腎門を出て尿管に移行する。

◆ **腎門** hilum of kidney では前方から後方に向かって，腎静脈，腎動脈の前枝，腎盂（尿管），腎動脈の後枝の順に並ぶ（V. A. U. A.）。

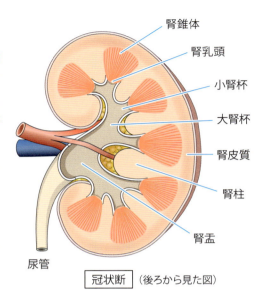

冠状断（後ろから見た図）

Q66 尿管の走行

● 3ヵ所の生理的狭窄部位があり，結石や癌の好発部位である。

◆ 尿管 ureter は腎臓からの尿を膀胱に導く全長約 25cm の管で，腹膜後隙中を走行する。

◆ 尿管は腎盂との移行部でややくびれ，腹部では大腰筋の前面を下行する。このとき尿管の前面では，上行結腸や下行結腸へ行く動脈が交叉する。骨盤上口部付近では**精巣動・静脈または卵巣動・静脈と併走**し，その後，**総腸骨動・静脈の上**をまたいで骨盤腔内に入る。

◆ 骨盤側壁では閉鎖動・静脈および閉鎖神経，臍動脈の前面を通り，女性では子宮傍組織内で**子宮動脈と交叉**（☞Q116）したのち，膀胱に入る。

◆ 上記の走行中，①**腎盂尿管移行部**，②**総腸骨動・静脈との交叉部位**，③**膀胱壁貫通部**の3ヵ所は生理的に狭窄しており，尿管結石や癌の好発部位である。

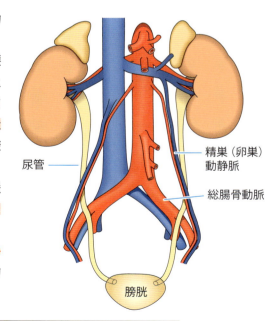

子宮手術の際，尿管は損傷を受けやすいので，その骨盤内での走行はきわめて重要である。

Q67 膀胱の位置と周囲臓器との関係

◉ 膀胱は恥骨結合の後ろ，直腸（男性），腟と子宮頸部（女性）の前に位置する。
◉ 尿管口は膀胱への入口，内尿道口は膀胱からの出口。

◆ 膀胱 urinary bladder は**骨盤腔の最前部にある**。膀胱と恥骨結合との間には，脂肪を多く含む疎性結合組織からなる **Retzius 腔**（レチウス）（恥骨後隙または膀胱前隙）がある。

◆ 膀胱の上面を覆う腹膜は前腹壁の壁側腹膜に続くが，**膀胱充満時には膀胱とともに腹膜も押し上げられる**ため，恥骨結合上縁の皮膚から腹膜を傷つけずに膀胱穿刺することが可能となる。

◆ 膀胱上面の腹膜は，後方では直腸膀胱窩（男性）または膀胱子宮窩（女性）に続く。男性では膀胱の後面に精嚢と精管膨大部があるが，これらと直腸との間，すなわち直腸膀胱窩の下端から**会陰腱中心**との間に **Denonvilliers 筋膜**（デノビエ）（直腸膀胱中隔 rectovesical septum）と呼ばれる結合組織が介在する。女性ではこの部には少量の疎性結合組織からなる膀胱腟中隔があるのみである。

◆ 膀胱の内面には不規則なヒダがみられるが，左右の**尿管口** ureteric orifice と**内尿道口** internal urethral orifice とによって形づくられる**膀胱三角** trigone of bladder の部分では粘膜面は平滑である（平滑筋が発達しているため）。ここが**膀胱底** fundus of bladder にあたる。膀胱の前端を**膀胱尖** apex of bladder といい，ここから上方に臍に向かって**正中臍索** median umbilical ligament が続く。膀胱が尿道に移行する部分はくびれており**膀胱頸** neck of bladder，その他の部分を**膀胱体** body of blader と呼ぶ。膀胱頸は女性では肛門挙筋の上に直接乗っているが，男性では前立腺が介在する。

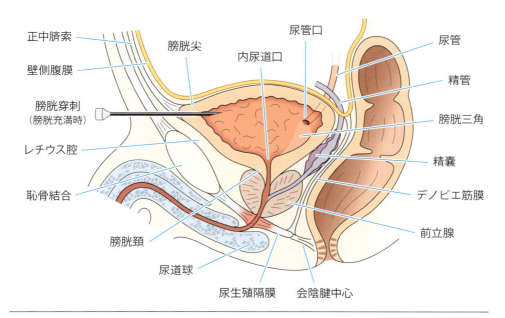

膀胱の両側には肛門挙筋があり，その収縮により膀胱は持ち上げられる。この運動は排尿と関連があるといわれている。

Q68 精巣，精巣上体の位置と外観

● 精巣と精巣上体は同一の被膜に覆われ，陰嚢内にある。

◆ **精巣** testis は，厚い線維性被膜である **白膜** tunica albuginea に包まれ，**陰嚢** scrotum 内にある。大きさは 4×3×2.5cm で卵円形である。右側に比べ左側がやや低位で，これは外表からも確認できる。もし右精巣が低位であったら，精巣腫瘍などを疑ってみる必要がある。

◆ **精巣上体** epididymis はコンマ状の外形を呈し，精巣の上端から後縁やや外側にかけて巻きつくように位置している。陰嚢を触診すると，硬い精巣と軟らかい精巣上体を確認できる。精巣上体は，①精巣からの **精巣輸出管** efferent ductules を受ける精巣上体頭，②精巣の後縁に沿う精巣上体体，③精管へと続く精巣上体尾の3部に区別される。

◆ 陰嚢の皮下組織は脂肪を含まず，平滑筋の膜状組織になっている。これを **肉様膜** dartos fascia と呼び，陰嚢の皮膚にシワを作ることで放熱効果を高め，精子形成に都合のよい温度（体温より低い）を維持している。肉様膜は陰嚢の浅筋膜で，前方は前腹壁の浅筋膜である **Scarpa筋膜** に，後方は会陰の浅筋膜である **Colles筋膜** に直接続いている。

◆ 精巣は横隔膜の高さの腹腔内で発生するが，胎生期に下降し陰嚢内に到達する。停留睾丸（精巣下降が途中で障害された状態）では，精巣が常時体温にさらされ，精子形成が障害される。

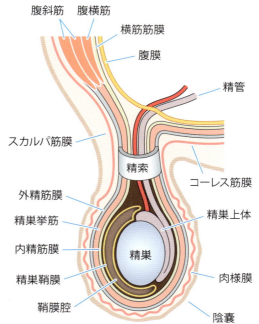

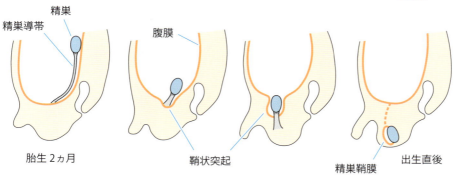

精巣，精巣上体にみられる胎生期の遺残物 精巣垂（精巣の上端にみられ，ミュラー管の遺残）。精巣上体垂（精巣上体頭にあり，ウォルフ管の遺残）。精巣垂や精巣上体垂は捻転を起こすこともある。精巣傍体（精巣の下端近くにあり，中腎管の遺残）。迷小管（精巣輸出管に付く盲管で，原腎細管の遺残）。

Q69 精巣，精巣上体の被膜

● 精巣は胎生期に腹部から陰嚢内へ下降するため，腹壁および腹膜の遺残をその被膜として持つ。

◆ 精巣および精巣上体は，陰嚢内で4重の被膜に包まれている。外側から，
①**外精筋膜** external spermatic fascia（外腹斜筋腱膜の続き）
②**精巣挙筋** cremaster と**精巣挙筋膜** cremasteric fascia（内腹斜筋の続き）
③**内精筋膜** internal spermatic fascia（横筋筋膜の続き）
④**精巣鞘膜** tunica vaginalis testis（腹膜の鞘状突起由来）

◆ 精巣鞘膜は，精巣および精巣上体を直接覆う臓側板と，これが反転して内精筋膜に接する壁側板がある。臓側板と壁側板の間の閉鎖腔を**鞘膜腔**という。

◆ 精巣上体から離れた**精管**は，血管，神経および上記の被膜とともに索状物を形成する。これを**精索** spermatic cord と呼び，浅鼡径輪を経て深鼡径輪に至る（☞Q28）。精索中に含まれるものは以下の通りである。
①精管
②動脈：精巣動脈（← 腹大動脈），精管動脈（← 臍動脈 ← 内腸骨動脈）
　　　　精巣挙筋動脈（← 下腹壁動脈 ← 外腸骨動脈）
③静脈：蔓状静脈叢（右精巣静脈 → 下大静脈，左精巣静脈 → 左腎静脈）
④神経：陰部大腿神経陰部枝，精管神経叢
⑤リンパ管：精巣からのリンパ管（→ 腰リンパ節）

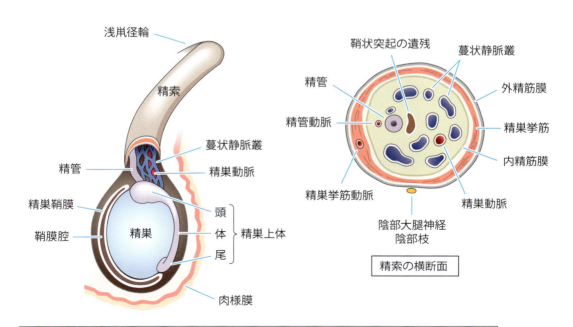

精索捻転，陰嚢水腫 精索捻転により精巣動脈が閉塞すると，精巣は虚血壊死に陥る。陰嚢水腫は，鞘膜腔に滲出液が貯留した状態である。

Q70 精液の通路

- ◉ 精管は膀胱後面で精嚢の導管と合流し，射精管となる。
- ◉ 射精管は前立腺を貫き，尿道に開口する。

◆ 精巣上体尾を出た**精管** ductus deferens は精索中を上行し，浅鼠径輪から鼠径管（☞Q28）に入り，深鼠径輪を通って小骨盤に入る。ここで精管は外腸骨動脈と交叉する。次いで骨盤側壁の腹膜下を走行し，膀胱の後外側角で尿管と交叉したのち，膀胱の後面，精嚢の内側で**精管膨大部** ampulla of ductus deferens となる。精管膨大部の先端と**精嚢** seminal gland の導管が合流して**射精管** ejaculatory duct となる。射精管は前立腺を貫き，尿道前立腺部に開口する。この部より外尿道口までの尿路は精路としても機能する。

◆ 精管は強い平滑筋層を持つため，触れるとコリコリした感じがある。また，精管には下下腹神経叢から精管神経叢が来ている。精液の尿道への射出は，精管の平滑筋が交感神経刺激により収縮することによって起こる。

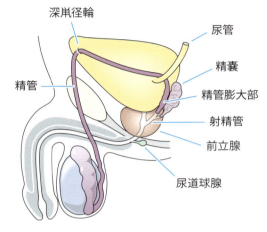

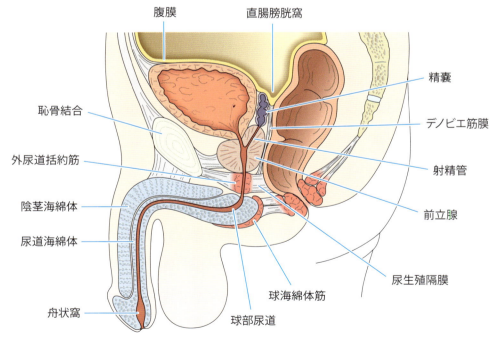

尿路感染と精巣上体炎 男性生殖器は尿道と連結があるため，尿路に感染した細菌が上行性に波及して，前立腺炎や精巣上体炎を起こすことがある。

Q71 男性尿道

◉ 男性尿道は精路としても機能する。

◆ 男の尿道 urethra は，膀胱の内尿道口から亀頭先端の外尿道口までをいい，全長約18cmである（女性は3〜4cmと短い）。尿道は2ヵ所で弯曲している。膀胱直下の恥骨後曲（後下方に凸）と，それに続く恥骨下曲（前方に凸）である。

◆ 男の尿道は次の3部に区分される。

①前立腺部 prostatic urethra：前立腺を貫く部分。この部の尿道は後壁正中部に高まりがあり，尿道稜 urethral crest という。尿道稜の中央部に紡錘状の肥厚部である精丘 seminal colliculus がある。精丘の中央には前立腺小室 prostatic utricle という小さな盲管があり，その両側に左右の射精管の開口部がある。

②隔膜部 membranous urethra：尿生殖隔膜（☞Q81）を貫く部分。

③海綿体部 spongy urethra：陰茎の尿道海綿体および亀頭の中を走行する部分。この部の初めに尿道球腺 bulbourethral gland（Cowper腺）の導管が開口する。亀頭内で尿道は拡張しており，これを舟状窩 navicular fossa という。

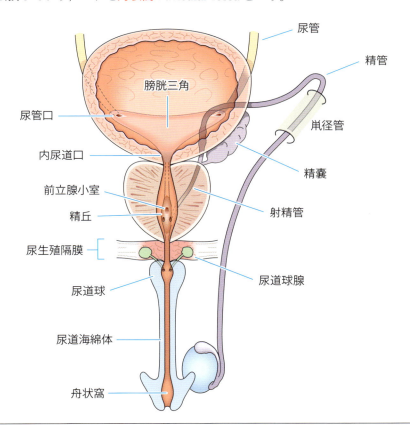

尿道カテーテル 上記の弯曲を考慮してカテーテルを挿入しないと，尿道を損傷する恐れがある。また，尿道舟状窩の上壁には舟状窩弁と呼ばれる粘膜ヒダや尿道凹窩という陥凹があり，カテーテル挿入時に損傷しやすいので注意が必要である。

Q72 前立腺の位置と区分

◉恥骨結合の後ろ，直腸の前，膀胱の下，尿生殖隔膜の上にあり，左右は肛門挙筋に接している。

◆前立腺 prostate は膀胱の下面に接し，男性尿道を取り囲むクルミ大の器官である。膀胱頸に接する部分を前立腺の底 base of prostate，尿生殖隔膜に接する部分を尖 apex of prostate という。前面は恥骨前立腺靱帯により恥骨結合に固定され，後面は直腸膀胱中隔（Denonvilliers 筋膜）を介して直腸に接する（82 ページ図参照）。

◆前立腺はそれ自身被膜を持つが，その外側を前立腺筋膜 fascial sheath of the prostate により包まれ，その間に前立腺静脈叢が発達している。この静脈叢は椎骨静脈叢とも強い交通がある。

◆前立腺組織は分泌腺と平滑筋からなり，射精時に平滑筋が収縮して前立腺液（栗の花の臭いがする）を排出する。

◆解剖学的には，右葉 right lobe と左葉 left lobe，中央部の峡部 isthmus of prostate に分けられる。

◆臨床的には，尿道と射精管にはさまれた部分を中葉と呼んでいる。膀胱内面からこの部をみると，内尿道口より後方に軽度の高まりがあり，これを膀胱垂 uvula of bladder という。前立腺肥大では中葉が著しく肥大し，膀胱垂が内尿道口の上方に伸長する結果，内尿道口を閉塞し尿閉をきたすと考えられる。

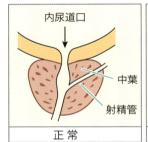
正常

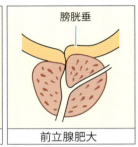
前立腺肥大

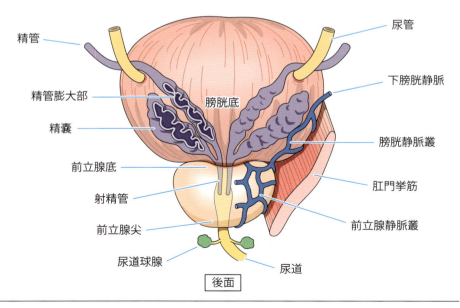
後面

直腸診 直腸の前壁から直腸膀胱中隔ごしに前立腺の後面を触診することができる。尿がたまっているときは前立腺は下方に下がり，触診しやすい。

Q73 陰茎の構造

● 陰茎は2個の陰茎海綿体と1個の尿道海綿体よりなる。

◆ 陰茎 penis は，恥骨結合の下面に付着する**陰茎根** root of penis，先端の膨大部である**陰茎亀頭** glans penis，両者の間の**陰茎体** body of penis に区分される。
◆ 陰茎は1対の**陰茎海綿体** corpus cavernosum penis と尿道を囲む**尿道海綿体** corpus spongiosum penis からなる。**白膜** tunica albuginea という厚い線維性被膜が3つの海綿体を個々に包んでいる。

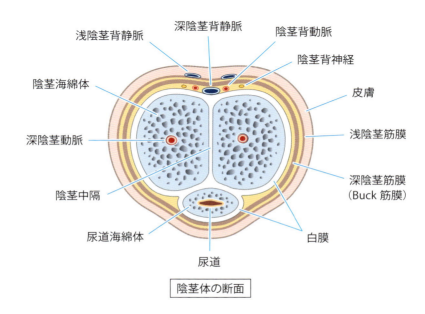

陰茎体の断面

Q74 男女の生殖器の違い

● 生殖腺の下降度，尿路と生殖管のつながり，腹膜腔と外界との交通に着目。

◆ 男性生殖器は生殖腺としての精巣，精路（精巣上体，精管，射精管），付属腺（精囊，前立腺，尿道球腺）からなる。女性生殖器は生殖腺としての卵巣，輸卵道としての卵管，受胎器としての子宮，軟産道としての腟・外陰部，付属腺としての大前庭腺からなる。
①胎生期の生殖腺原基は腹部に発生するが，男性では腹腔を出て陰嚢内にまで下降する（**精巣下降**）。女性では骨盤入口部まで下降し，腹腔内にとどまる。
②男性では生殖管である精路は尿道に開口する。女性では尿路と生殖管は交通しない。
③男性の腹膜腔は完全な閉鎖腔であるが，女性では生殖管を介して腹膜腔と外界とが交通する。したがって，子宮や卵管の炎症は腹膜炎にまで波及する可能性がある。

Q75 卵巣の位置と付属物

- 卵巣は骨盤側壁の卵巣窩に存在する腹腔内臓器である。
- 卵巣動脈は卵巣提索中を走る。

◆ 卵巣 ovary は性成熟期の女性では母指頭大の大きさで，子宮広間膜 broad ligament of uterus の後方にあり，卵巣間膜 mesovarium（☞Q78）で連結されている。卵巣と卵管とは，卵管采の部位で接している（つながっているのではない）。

◆ 骨盤側壁から卵巣に向かって，腹膜のヒダである卵巣提索 suspensory ligament of ovary が張っている。卵巣提索は卵巣動・静脈および卵巣からのリンパ管を入れる重要な構造物である。

◆ 固有卵巣索 ligament of ovary は卵巣と子宮底の間に張る索状物で，子宮広間膜中にある。これは本来，精巣導帯 gubernaculum の遺残物で，卵巣と子宮の間を固有卵巣索，子宮から大陰唇皮下までを子宮円索 round ligament of uterus と呼ぶ。

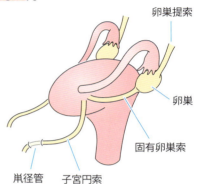

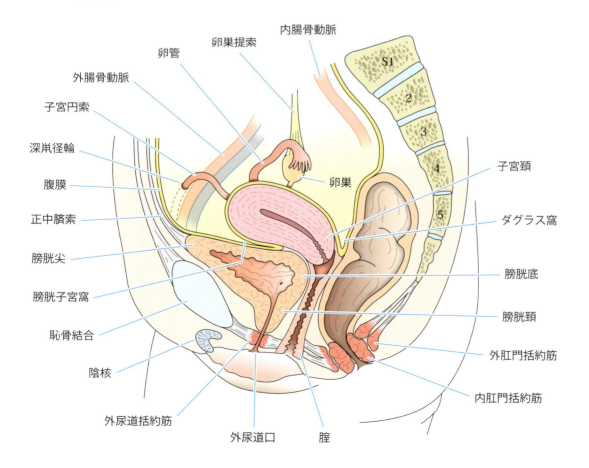

Q76 卵管の区分

- ◉ 卵管は子宮腔と腹膜腔の間をつないでいる。
- ◉ 受精は卵管膨大部で行われ，受精卵は子宮腔に運ばれる。

◆ 卵管 uterine tube は子宮広間膜の上縁にあり，**卵管間膜** mesosalpinx（☞Q78）で連結されている。卵管の内側端は**卵管子宮口**で子宮腔に，外側端は**卵管腹腔口**で腹膜腔に，それぞれ開口している。全長 10～12 cm で，4 部に区分される。

① **卵管漏斗** infundibulum of uterine tube：卵管腹腔口の部分。多数の指状の突起である**卵管采** fimbriae を持つ。卵管采のうちの 1 本は長く卵巣と接し，これを**卵巣采** ovarian fimbria という。

② **卵管膨大部** ampulla of uterine tube：卵管漏斗に続く部分で，やや太くなっている。卵管全体の 2/3 を占め，ここで受精が成立する。

③ **卵管峡部** isthmus of uterine tube：卵管膨大部から子宮まで。

④ **子宮部** intramural part：子宮壁を貫通する部分で，約 2 cm。

◆ 卵管への動脈供給は，①子宮動脈（← 内腸骨動脈）卵管枝と，②卵巣動脈（← 腹大動脈）枝の 2 系統から受けている。☞Q115

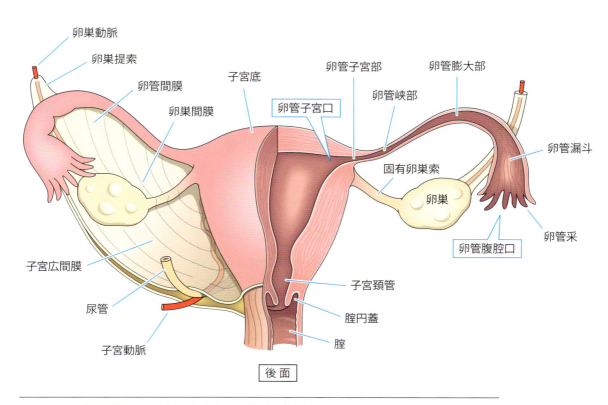

後面

> **子宮外妊娠** 子宮腔以外の場所に受精卵が着床した状態をいい，98% は卵管に起こる。妊卵により卵管が破裂すると大量の腹腔内出血が起こり，出血性ショックの状態となる。この際，ダグラス窩穿刺は腹腔内出血の診断に威力を発揮する。

Q77 子宮の位置と区分

● 子宮は前傾・前屈の姿勢で小骨盤腔に存在する。
● 子宮頸部の下半分は腟腔内に突出している。

◆ 子宮 uterus は小骨盤の中で膀胱の後ろ，直腸の前にあることから，子宮の前面は vesical surface，後面は intestinal surface と呼ばれる。

◆ 子宮は図に示すように 4 部に区分される。
①**子宮底** fundus of uterus：子宮の上部。両側に卵管がある。
②**子宮体** body of uterus：上 2/3 の部分。下方は子宮頸につながるが，その移行部はややくびれており**子宮峡部** isthmus of uterus という。
③**子宮頸** cervix of uterus：下 1/3 の円柱状の部分で，この部の内腔を**子宮頸管**という。子宮頸の上半分は腟より上方にあるという意味で**腟上部** supravaginal part，下半分は腟腔内に突出しており**腟部** vaginal part という。下端は**外子宮口** external os of uterus となり，腟腔につながっている。

◆ 子宮頸は腟の長軸に対し 70〜90°前傾し，子宮体は子宮頸の長軸に対して 90〜120°前屈している。

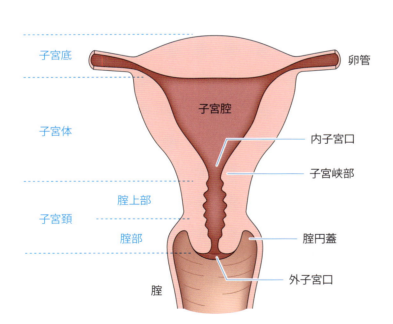

生体で外子宮口の高さは両側の坐骨棘と仙尾関節を結んだ平面にほぼ一致する。

◆ 子宮の位置を維持する構造として固有卵巣索，子宮円索，子宮広間膜，子宮頸横靱帯（基靱帯），仙骨子宮靱帯などがあげられるが，実質的に子宮を支持しているのは骨盤隔膜と尿生殖隔膜（☞Q80）である。

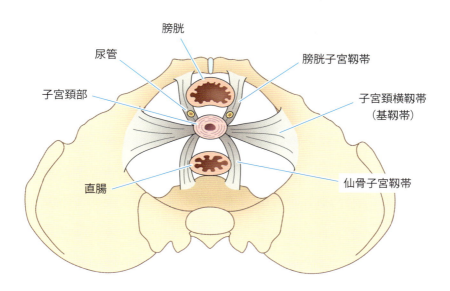

Q78 子宮傍組織とは

● 子宮広間膜の前葉と後葉の間の結合組織で，子宮頸部で特によく発達している。

◆ **子宮広間膜** broad ligament of uterus は子宮と卵管を覆い，卵巣に接するひとつながりの腹膜である。卵管を包む部分を**卵管間膜** mesosalpinx，卵巣に接する部分を**卵巣間膜** mesovarium という。

◆ 子宮広間膜の前葉と後葉の間には疎性結合組織があるが，子宮頸の左右両縁ではこの結合組織が特によく発達しており，**子宮傍組織** parametrium と呼ぶ。子宮傍組織は子宮の位置を保つ役割がある。

◆ 子宮傍組織中を子宮動・静脈が走行する（内診により，側腟円蓋のところで子宮傍組織中の子宮動脈の脈拍を触れる）。子宮頸の近くで，子宮動脈は尿管と交叉する。☞Q116

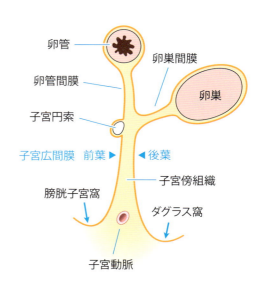

子宮傍組織には子宮からの炎症が波及しやすい（子宮傍組織炎）。また子宮頸癌もこの部に浸潤しやすい。

Q79 女性の外陰部

◉ 左右の大陰唇の間を陰裂，小陰唇の間を腟前庭という。

◆ 左右の**大陰唇** labium majus の間の裂隙を**陰裂** pudendal cleft といい，左右の**小陰唇** labium minus の間の裂隙を**腟前庭** vestibule of vagina という。腟前庭には外尿道口と腟口が開口している。

①**外尿道口** external urethral orifice：陰核 clitoris の2～3cm後方，腟口の直上に開口する。外尿道口の両側には尿道傍腺（Skene腺）が開口している。スキーン腺は淋菌の感染巣になりやすい。

②**腟口** vaginal orifice：腟口の開口状態は処女膜 hymen の残存状態により異なる。腟口の両側には**大前庭腺** greater vestibular gland（Bartholin腺）の導管が開口する。バルトリン腺は小陰唇と下部腟壁との間に存在し，性的興奮により粘液を分泌する。バルトリン腺は化膿性炎症（バルトリン腺膿瘍）を起こしやすい。

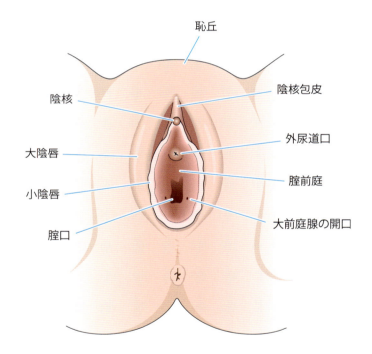

大陰唇，小陰唇は豊富な血流を受けているため，この部の外傷は思わぬ大出血をきたすことがある。また，処女膜が完全に腟口を閉鎖していると月経血が排出できないため，月経開始とともに毎月反復する陣痛様下腹部痛を訴える（処女膜閉鎖）。

Q80 会陰の区分と骨盤底の構造

- 筋性の隔膜が骨盤下口をふさぎ骨盤内臓器を支えている。
- この部は膀胱・直腸機能とも関連するので重要。

◆ 恥骨結合下縁，左右の坐骨結節，尾骨先端を結ぶ菱形の領域を**会陰**(えいん) perineum という。会陰は**尿生殖三角**（恥骨結合と左右の坐骨結節を結ぶ三角）と，**肛門三角**（左右の坐骨結節と尾骨先端を結ぶ三角）に区分される。前者には尿生殖隔膜が，後者には骨盤隔膜があり，これらの隔膜が骨盤下口をふさいでいる。

◆ **尿生殖隔膜** urogenital diaphragm は左右の坐骨枝，恥骨下枝の間に張る筋性の構造物で，**深会陰横筋** deep transverse perineal muscle と**外尿道括約筋** external urethral sphincter およびその上下の筋膜とからなる。男性では尿道（尿道隔膜部），女性では尿道と腟がこの膜を貫通する。

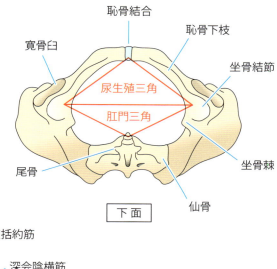

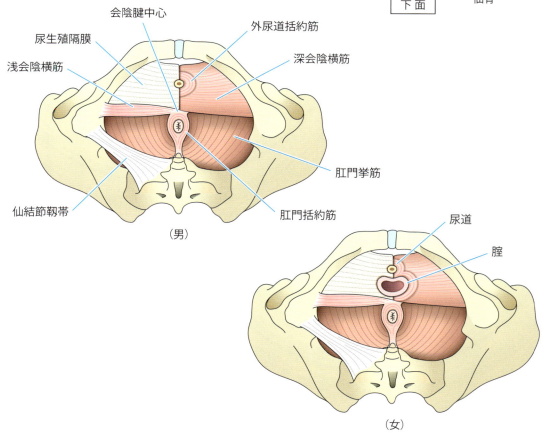

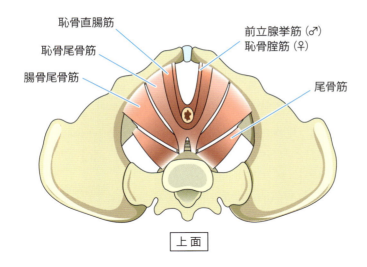

上面

- ◆ **骨盤隔膜** pelvic diaphragm は，肛門三角の部分を漏斗状にふさいでいる。**肛門挙筋** levator ani と **尾骨筋** coccygeus およびその上下を覆う筋膜とからなる。**肛門管が貫通する**。骨盤腔は骨盤隔膜により，骨盤内臓器を入れる上部と，**坐骨直腸窩** ischiorectal fossa である下部とに分けられる。
- ◆ 肛門挙筋は上図に示す4つの筋からなる。①**前立腺挙筋**または**恥骨腟筋**（恥骨から発し，前立腺または腟をループ状に巻いて恥骨に戻る。別名 腟閉鎖筋），②**恥骨直腸筋**（恥骨から発し，直腸・肛門移行部をU字状に取り囲み，恥骨に戻る。**外肛門括約筋に連続し，排便に関与する**），③**恥骨尾骨筋**（恥骨から尾骨の側縁に付く），④**腸骨尾骨筋**（腸骨の内面すなわち肛門挙筋腱弓から発し，肛門尾骨靱帯に付く）。
- ◆ 肛門挙筋は骨盤下口をふさぐ主力筋であり，その上に膀胱，腟と子宮，直腸が乗っている。したがって，肛門挙筋は排便や排尿に関わるだけでなく，骨盤内臓器を下から支える機能も持っている。

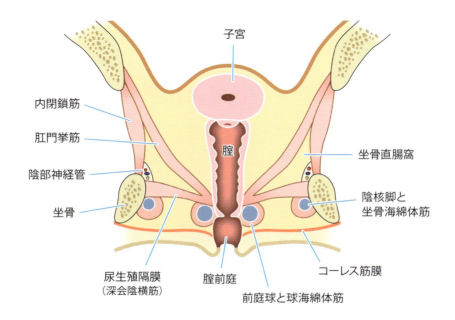

Q81 会陰の筋膜と浅・深会陰隙

- ◉ 浅筋膜と深筋膜の間を浅会陰隙という。
- ◉ 深筋膜である上下尿生殖隔膜筋膜の間を深会陰隙という。

◆ **浅筋膜** superficial fascia とは皮下結合組織中の膜様構造物をいう。通常の筋膜は英米系解剖学では**深筋膜** deep fascia と呼ぶ。会陰部では浅筋膜，深筋膜の構造が臨床的に重要である。

◆ 浅筋膜＝**Colles 筋膜**（コーレス）は，前方は肉様膜，浅陰茎筋膜を介して前腹壁の浅筋膜である **Scarpa 筋膜**（スカルパ）につながり，側方は坐骨枝，恥骨下枝に付着する。後方は尿生殖隔膜の後縁で深筋膜である下尿生殖隔膜筋膜と癒合する。

◆ Colles 筋膜と下尿生殖隔膜筋膜の間の空間を**浅会陰隙**といい，前方は陰嚢（肉様膜と下尿生殖隔膜筋膜の間），陰茎（浅・深陰茎筋膜の間），前腹壁（Scarpa 筋膜と浅腹筋膜の間）のそれぞれの空間とつながっている。ここには男性では陰茎根，球海綿体筋，坐骨海綿体筋，浅会陰横筋，尿道海綿体部，陰部神経および内陰部動・静脈がある。女性では上記に加えて尿道，腟，大前庭腺，前庭球がある。

◆ 深筋膜＝**上・下尿生殖隔膜筋膜**は尿生殖隔膜の上下面を覆う筋膜で，上下は尿生殖隔膜の前縁と後縁で癒合し，**深会陰隙**という閉鎖腔を形成する。ここには男性では深会陰横筋，尿道括約筋，尿道球腺，尿道隔膜部が入っている。女性では深会陰横筋と尿道括約筋のほか，尿道の一部，腟の一部も含まれる。

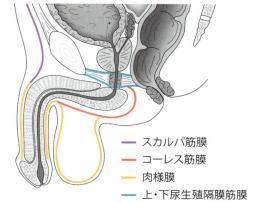

- ━ スカルパ筋膜
- ━ コーレス筋膜
- ━ 肉様膜
- ━ 上・下尿生殖隔膜筋膜

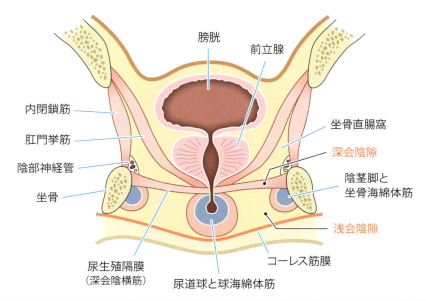

会陰の筋膜間隙は，炎症や尿道損傷時に尿の溢流の起こる場所を規定している。たとえば尿道損傷が海綿体部で起これば，尿の溢流は浅会陰隙から前腹壁にまで及ぶ。

Q82 腹膜の構造と区分

- 胸膜と同様ひとつながりの膜で，臓器を覆っている。
- 腹膜に包まれた中を腹膜腔という。
- 腹膜後器官は，後腹壁の壁側腹膜より後方にある。

◆ 腹膜 peritoneum は，腹腔・骨盤腔の内面と，腹部内臓・骨盤内臓の表面を覆い，全体として閉じた袋を形成する漿膜である。

① 壁側腹膜 parietal peritoneum：腹腔と骨盤腔の内面および腹大動脈，下大静脈，腎臓，交感神経幹などの腹膜後器官 retroperitoneal organ を間接的に覆う。

② 臓側腹膜 visceral peritoneum：胃，空腸，回腸，横行結腸，肝臓の一部，卵巣，卵管，子宮の大部分，膀胱の後上部など内臓の大部分の表面を覆う。十二指腸，膵臓，上行結腸，下行結腸，直腸などは後腹壁に癒着するので，前面のみを覆う。

◆ 両腹膜は連続した膜で完全に閉鎖し，腹膜腔 peritoneal cavity を形成する。女性では卵管腹腔口で卵管，子宮を経て外界に通じている。臓器と臓器の間のわずかな隙間には漿液を入れ，臓器の摩擦を防いでいる。

◆ 臓器が腹壁から浮き上がっている場合には，臓器の表面を腹膜が包み，後方では合わさって間膜を作り腹壁に付いている。そのため，臓器は移動することができる。腸間膜 mesentery，横行結腸間膜 transverse mesocolon，S状結腸間膜 sigmoid mesocolon，虫垂間膜 mesoappendix，子宮間膜 mesometrium，卵管間膜 mesosalpinx，卵巣間膜 mesovarium などがそれである。

◆ 網嚢 omental bursa：肝門の下方で網嚢孔から胃の後ろ，膵臓の前に広がる腹膜腔の空洞。

◆ 小網 lesser omentum：肝門から胃の小弯と十二指腸初部の間に張る腹膜。肝胃間膜と肝十二指腸間膜からなる。

◆ 大網 greater omentum：4枚の漿膜が重なって胃の大弯から横行結腸，小腸の前を前垂れ状に覆う腹膜。

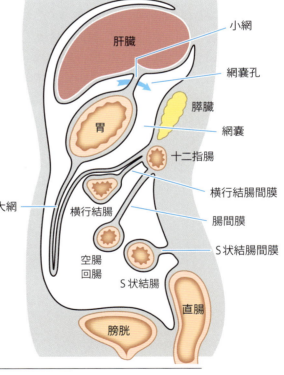

臓器間，腹壁との間のヒダや間膜　肝冠状間膜，肝鎌状間膜，肝胃間膜，肝十二指腸間膜，胃横隔間膜，胃脾間膜，胃結腸間膜，横隔結腸ヒダ，横隔脾ヒダ，肝腎ヒダ，上十二指腸ヒダ，下十二指腸ヒダ，回盲ヒダ，盲腸ヒダ，正中臍ヒダ，内側臍ヒダ，外側臍ヒダ，横膀胱ヒダ，直腸子宮ヒダ

腹腔壁，骨盤壁，臓器間のくぼみ　上・下十二指腸陥凹，S状結腸陥凹，上・下回盲陥凹，盲腸後陥凹，横隔下陥凹，肝下陥凹，肝腎陥凹，膀胱上窩，内側・外側鼠径窩，直腸子宮窩（Douglas窩），膀胱子宮窩，直腸膀胱窩

Q83 内分泌腺の位置

◉ 甲状腺，上皮小体，下垂体，松果体，胸腺，副腎の位置。

◆ 血中にホルモンを分泌する器官を内分泌腺という。外分泌腺（唾液腺，胃腺，膵外分泌腺など）と異なり，分泌液を排出するための導管をもたない。代わりに毛細血管が発達している。

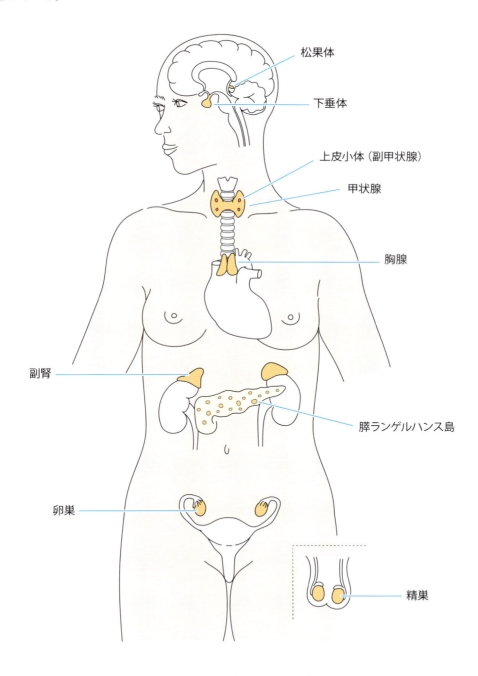

3 脈管系

Q84 血管の一般的構造

● すべての血管が外膜・中膜・内膜の3層からできているわけではない。

◆ 血管 blood vessel の壁は一般に次の3層からなる。
① **外膜** tunica externa：縦走する結合組織線維からなり，血管周囲の結合組織へと移行する。太い血管には血管自身を栄養する栄養血管 vasa vasorum がある。
② **中膜** tunica media：輪走する平滑筋とそれらの間隙を埋める結合組織からなる。
③ **内膜** tunica intima：内皮細胞とその外層にある少量の結合組織からなる。
太い動脈では3層の間に弾性線維からなる弾性板がある。

◆ このような3層構造は**動脈** artery，**静脈** vein および**細動脈** arteriole，**細静脈** venule までであって，**毛細血管** capillary は**内皮細胞と周皮細胞およびそれらを包む薄い基底膜**からなる。

◆ 消化管や気管も中空臓器であり，漿膜（または外膜），筋層，粘膜の3層からなる。血管のそれと対応させることはできるが，血管の外膜が周囲の組織と結び付いているのに対し，小腸などは漿膜で包まれ周囲と癒着せず自由な運動ができる点が異なる。

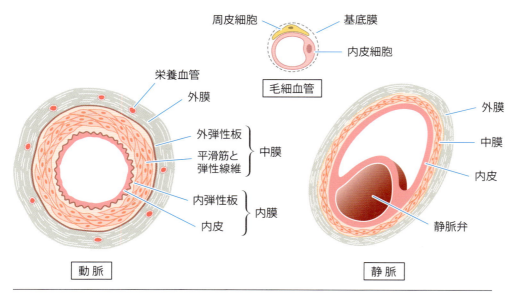

解離性大動脈瘤 内膜に亀裂が生じ，中膜が2層に分かれて解離腔を形成し，血管が長軸方向に広がった状態。

Q85 動脈と静脈の違い

◉ 心臓から血液を送り出す血管と送り返す血管がある。

◆ 動脈 artery は心臓から血液を身体各部に送り出す血管で，静脈 vein は逆に身体各部から血液を心臓に向かって送り返す血管である。そのため動脈には心臓の収縮と同じ脈拍があるが，静脈の血流は常にほぼ一定で脈拍を触れない。

◆ 動脈血は一般に酸素に富み鮮紅色をしており，静脈血は炭酸ガスが多く暗赤色である。ただし，動脈は必ずしも動脈血だけを運ぶものではない。たとえば，右心室から肺に血液を送り出す肺動脈の中には静脈血が流れているし，胎児の臍静脈の中には酸素に富んだ動脈血が流れている。

◆ 同じ部位の血管の断面を見ると，動脈はほぼ円形に近く，壁が厚いが太さはやや細いのに対して，静脈は不規則な形で径が太い。動脈には弁がないが静脈には弁があり，特に四肢では多くなっている。

◆ 太い動・静脈は経路や枝が一致しないことが多いが，末梢に向かい腋窩動・静脈くらいになると動脈1本に接して2～3本の静脈が併走するようになる。これを伴行静脈 vena comitans という。

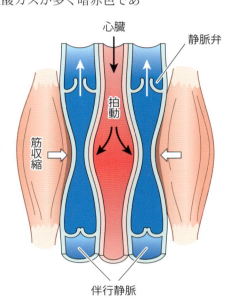

Q86 心臓の形

◉ 心臓は4つの部屋とそれを取り巻く筋でできている。

◆ 心臓 heart はその人のこぶし大で，重さは男性約300g，女性約250gである。大血管の出入りする後上方の広い部分を心底 base of heart，左前下方のとがった部分を心尖 apex of heart という。心臓は血液を循環させるポンプであり，4つの部屋からなる。各部屋の壁は心筋でできている。

◆ 右心房 right atrium：全身からの静脈血を受ける部屋。2層の心筋からなる。深層の心筋は縦走し，浅層の心筋は左右の心房を取り巻く。上大静脈，下大静脈，冠状静脈洞，最小静脈を受ける口があり，血流量を調節するための右心耳 right auricle がある。

◆ 右心室 right ventricle：肺に静脈血を送る部屋。3層の心筋からなり，3つの乳頭筋が室内に飛び出ている。前壁は円錐状に膨らみ，その頂点に肺動脈口がある。

◆ 左心房 left atrium：肺からの動脈血を受ける部屋。2層の心筋からなり，2対の肺静脈口がある。

- **左心室** left ventricle：全身に動脈血を送る部屋。4つの部屋のうち最も厚い3層の心筋からなる。内層の心筋は縦走し，その一部は室内に突出して前・後の乳頭筋となる。中層の心筋は横走し，内層とともに左心室だけを包む。外層の心筋は左右の心室を取り巻き，斜走して心尖で心渦を作る。動脈円錐の先端に大動脈口がある。
- 左右の心房の間を**心房中隔** interatrial septum という。胎生期には**卵円孔** foramen ovale という孔が開通しているが，生後は閉塞して**卵円窩** fossa ovalis となる。
- 左右の心室の間の筋層を**心室中隔** interventricular septum という。

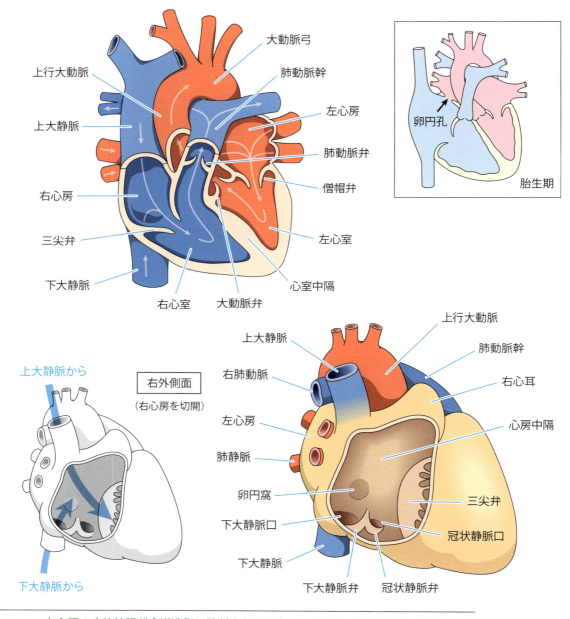

左心房の病的拡張が食道造影で診断される理由 左心房は心臓の後面に位置し，その拡大は後縦隔方向に向かって起こる。したがって，後縦隔の中央を上下に走行する食道は，拡張した左心房によって後方（背側方向）に圧迫される。

Q87 心臓の体表投影

- ● 胸部Ｘ線前後像で，心陰影は右第1～2弓，左第1～4弓で構成される。
- ● 心臓の先端（心尖）は左第5肋間，鎖骨中線上にある。

◆ 心臓の輪郭を体表（前胸壁）に投影すると，図のようになる。

①右縁：胸骨の右方約2cmのところを，右第3肋軟骨の高さから右第6肋軟骨の高さまで。

②左縁：左第2肋軟骨，胸骨の左方約2cmのところから，左第5肋間隙，鎖骨中線（心尖）に至るまで。

③上縁（心底）：右第3肋軟骨，胸骨の右方約2cmのところから，左第2肋軟骨，胸骨の左方約2cmのところまで。

④下縁：右第6肋軟骨，胸骨の右方約2cmのところから，左第5肋間隙，鎖骨中線（心尖）のところまで。

◆ 以上のように，心臓は右第3肋軟骨，胸骨の右方2cmのところ，右第6肋軟骨，胸骨の右方2cmのところ，左第2肋軟骨，胸骨の左方2cmのところ，左第5肋間隙，鎖骨中線のところを結ぶ部位に投影される。

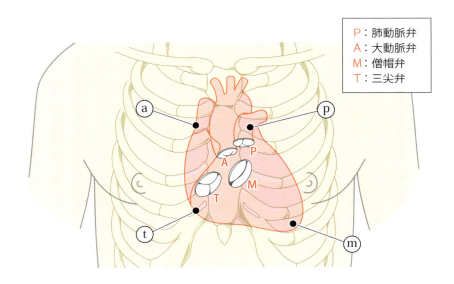

P：肺動脈弁
A：大動脈弁
M：僧帽弁
T：三尖弁

◆ 弁の位置は図のP, A, M, Tに示す通りである。

①**肺動脈弁 P**ulmonary valve：左第3肋軟骨，胸骨左縁。

②**大動脈弁 A**ortic valve：肺動脈弁の右下方で，第3肋軟骨の高さ，胸骨の後方。

③**左房室弁**（**僧帽弁 M**itral valve）：左第4肋軟骨，胸骨左縁。

④**右房室弁**（**三尖弁 T**ricuspid valve）：右第4～5肋軟骨，胸骨右縁。

◆ それぞれの弁から発する心音は図のp, a, m, tの方向に伝えられる（心音の聴診部位）。

- 胸部X線前後像では，心陰影は図のように見える。右は上大静脈，右心房，左は大動脈弓，肺動脈，左心耳，左心室の陰影が区別できる。ただし，左第3弓（左心耳の陰影）は明瞭でないことが多い。右心室は心臓の前面に，左心房の大部分は心臓の後面（食道のすぐ前）に位置しているので，前後像ではその陰影を見ることはできない。

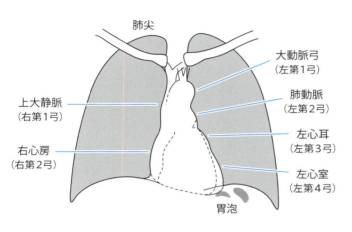
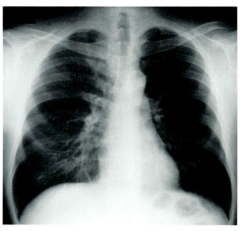

Q88 房室弁と大動脈弁の違い

◉ 血液の逆流を防ぐため，半月弁（大動脈弁，肺動脈弁）と房室弁（僧帽弁，三尖弁）がある。

1) **半月弁** semilunar valves
- 動脈が心臓から出るところにあり，半月形をしているため半月弁と呼ばれる。大動脈弁 aortic valve と肺動脈弁 pulmonary valve がある。それぞれ3つの半月形の弁からなり，心臓から動脈への駆出を許す方向に向かっている。各弁の自由縁の中央には結節状の半月弁結節 nodules of semilunar cusps がある。
- 大動脈と肺動脈は，発生の過程で1本の動脈幹が前後に分割してつくられる。そのため，大動脈弁には後半月弁，右半月弁，左半月弁が，肺動脈弁には前半月弁，右半月弁，左半月弁が形成される。

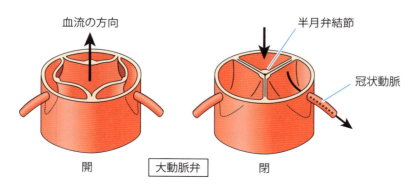

2）房室弁 atrioventricular valves

◆ 心房と心室の間にある弁。**右房室弁** right atrioventricular valve（**三尖弁** tricuspid valve）と**左房室弁** left atrioventricular valve（**僧帽弁** mitral valve）がある。三尖弁は前尖，後尖，中隔尖の 3 弁からなる。僧帽弁は前尖と後尖の 2 弁からなり，二尖弁 bicuspid valve ともいう。

◆ 房室弁の弁尖の自由縁には心室側に向かって腱性の線維束である**腱索** tendinous cord が付き，**乳頭筋** papillary muscle につながっている。心室が収縮すると乳頭筋も収縮し，弁尖は腱索によって心室側に引っ張られ，弁尖が心房側へ反転するのを防ぐ。

◆ 房室口は，比較的強い結合組織で 8 字形に取り囲まれている。これを**線維輪** fibrous ring と呼ぶ。大動脈口，肺動脈口も同様の線維輪に取り囲まれている。左右の房室口と大動脈口の間を特に**線維三角** fibrous trigone と呼ぶ。これら線維輪は弁の付着部として重要で，弁口が異常に広がるのを防いでいると考えられている。

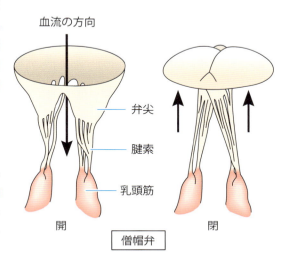

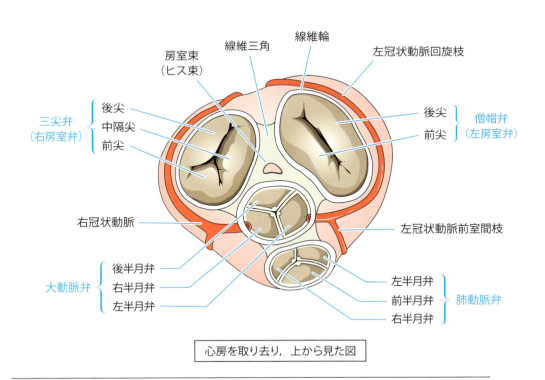

心房を取り去り，上から見た図

弁膜症 心臓の弁に機能障害が起こった状態で，閉鎖不全と狭窄とがある。房室弁は乳頭筋と腱索により心房側への弁尖の反転を防いでいるが，腱索が断裂したり，心筋梗塞で乳頭筋が壊死すると，弁閉鎖不全の状態となる。

Q89 刺激伝導系の構成

◉ 刺激伝導系は心拍のリズムを心臓全体に伝える。

◉ 洞房結節，房室結節，房室束，右脚と左脚，プルキンエ線維からなる。

◆ 刺激伝導系は，一般の心筋とは異なる性質を持つ**特殊心筋線維**で構成される。特殊心筋線維は興奮を伝導し，心房と心室を順序よく収縮させる。

◆ **洞房結節** sinuatrial node（**Keith-Flack 結節**）は，右心房の内面で，上大静脈の開口部のすぐ右側にある。洞房結節を構成する特殊心筋は自発的に活動電位を発生し，心臓のペースメーカーとして機能する。

◆ 洞房結節に発した興奮は心房壁全体に広がり，心房筋を収縮させる。この興奮は，右心房の内面で，冠状静脈洞の開口部の直前にある**房室結節** atrioventricular node（**田原結節**）に達し，**房室束** atrioventricular bundle（**His 束**）に伝えられる。

◆ 房室束は房室結節から始まり，線維三角を貫き，心室中隔膜性部の後縁に沿って下行する。この部分をヒス束幹という。

◆ 房室束は心室中隔筋性部の上端で**右脚** right bundle と**左脚** left bundle に分かれ，心室中隔の左右両側に沿って下行し，左右の心室の心内膜下で分岐して **Purkinje 線維**となり，心室を収縮させる。

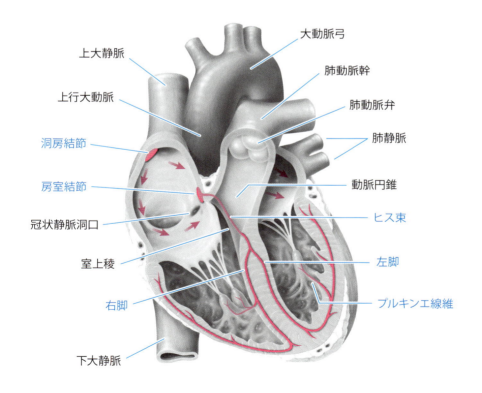

心臓の外科手術にあたり，刺激伝導系の走行は重要である。房室結節や房室束に外科的侵襲が及ぶと，房室ブロックが発生する危険がある。

Q90 心臓に出入りする血管

- 左心室から上行大動脈が，右心室から肺動脈幹が出る。
- 右心房には上大静脈，下大静脈および冠状静脈洞が，左心房には肺静脈が開口する。

◆ 左心室から**上行大動脈** ascending aorta が，右心室から**肺動脈幹** pulmonary trunk が出る。肺動脈幹が右心室から出る部分は心室前壁が円錐状に高まり（外表から見て），**動脈円錐** conus arteriosus という。内部では，動脈円錐と右房室口との間に**室上稜** supraventricular crest と呼ばれる筋層の高まりがある。

◆ 左心房の後壁には左右 2 本ずつ計 4 本の**肺静脈** pulmonary vein が開口する。右心房には**上大静脈** superior vena cava，**下大静脈** inferior vena cava および**冠状静脈洞** coronary sinus が開口する。下大静脈および冠状静脈の開口部には，痕跡的な弁である**下大静脈弁**および**冠状静脈弁**が認められる。

◆ 心臓を栄養する冠状動脈は上行大動脈の枝である（☞Q94）。

◆ 心臓の静脈の多くは冠状静脈洞を通り，右心房に流入する（大心臓静脈，中心臓静脈，小心臓静脈，左心房斜静脈，左心室後静脈）。一部の静脈は，右心房内面にあいた小孔を介して直接右心房に注ぐ（前心臓静脈，細小心臓静脈）。

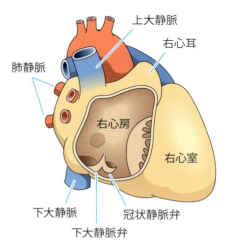

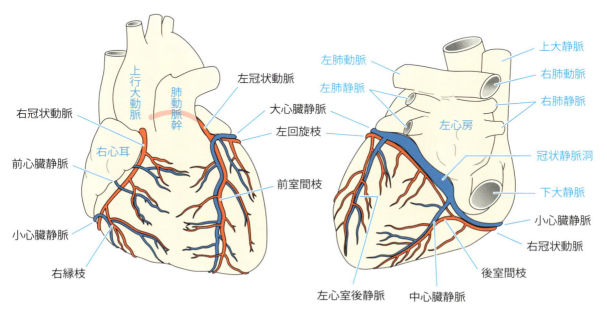

テベシウス静脈 心筋層から起こり，主に右心房（ときに右心室）に注ぐ小静脈。この静脈が左心房，左心室に開口することがあると報告されている。

Q91 心膜

- ◉ 心臓を包む心膜は，線維性心膜と漿膜性心膜からなる。
- ◉ 漿膜性心膜は摩擦を減らし，拍動を助ける。

◆ 心臓を包む**心膜** pericardium には，外層の**線維性心膜** fibrous pericardium と内層の**漿膜性心膜** serous pericardium がある。

◆ 線維性心膜はきわめて丈夫な膜で，下方は横隔膜の腱中心に，左右は縦隔胸膜に，後方は食道や胸大動脈に接している（☞**Q63**）。前方は胸骨後面に面しているが，ここには胸骨心膜靱帯がある。

◆ 漿膜性心膜はつるつるとした滑らかな膜で，線維性心膜の内面を覆う**壁側板**と，心臓壁を覆う**臓側板**（**心外膜** epicardium）からなる。両者の間の閉鎖腔が**心膜腔** pericardial cavity（心嚢）であり，少量の漿液（心嚢液）を入れている。

◆ 漿膜性心膜の臓側板は大血管の基部を包み，その後反転して壁側板となる。上行大動脈と肺動脈幹は共通の臓側板に包まれ（約3cm上方まで包まれる），各静脈の基部もそれぞれ漿膜性心膜に包まれるため，上行大動脈・肺動脈幹と上大静脈・左右上肺静脈・心房壁との間にトンネル状の**心膜横洞** transverse pericardial sinus，また左右肺静脈から下大静脈にかけて**心膜斜洞** oblique pericardial sinus という臓側板による間隙が形成される。

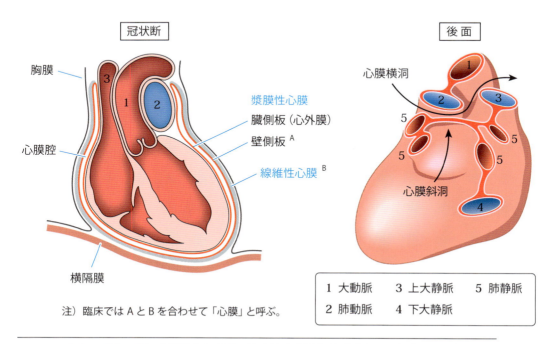

注）臨床ではAとBを合わせて「心膜」と呼ぶ。

| 1 大動脈 | 3 上大静脈 | 5 肺静脈 |
| 2 肺動脈 | 4 下大静脈 | |

心タンポナーデ 心膜腔内に多量の滲出液や血液などが貯留し，心臓の運動制限（拡張障害）を起こし，循環不全をきたした状態。線維性心膜は強靱なため，心膜腔内圧が上昇しても拡張しない。その結果さらに心膜腔内圧が上昇し，心臓を圧迫するために起こる。

Q92 肺循環

● 全身からの静脈血を右心房に集め，右心室から肺動脈を介して肺に送り，肺でガス交換を行った後，肺静脈を通じて左心房に導く血管系。

◆ **肺動脈幹** pulmonary trunk は右心室の動脈円錐から起こり，上行大動脈の前を左上方に向かい，大動脈弓の下で左右の肺動脈に分かれる。**右肺動脈** right pulmonary artery は左肺動脈よりも太くて長く，上行大動脈，上大静脈の後ろ，右気管支の前を通って右肺の肺門に至る。**左肺動脈** left pulmonary artery は胸大動脈の前，左気管支の上方を通って左肺の肺門に至る。肺動脈幹が左右の肺動脈に分かれる部位と大動脈弓の下壁との間には，**動脈管索** ligamentum arteriosum（胎生期の**動脈管** ductus arteriosus の遺残）がある。

◆ ガス交換後の動脈血を運ぶ肺静脈は，左右それぞれに**上肺静脈** superior pulmonary vein と**下肺静脈** inferior pulmonary vein があり，計 4 本が肺門からほぼ水平に走行して左心房の後壁に開口する。

◆ 肺動脈も肺静脈も気管支同様，肺区域に準じた名称がつけられているが，末梢では静脈は動脈や気管支とは並行せず，各区域間を走行している。

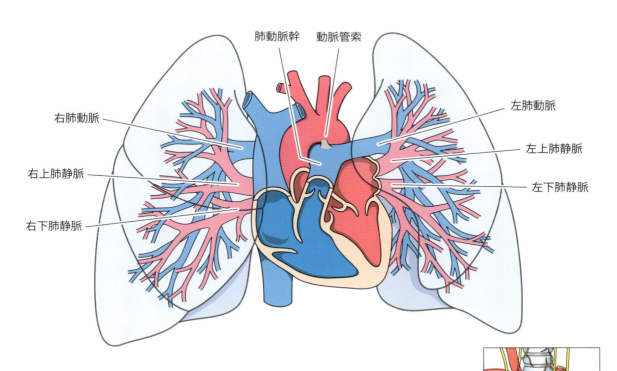

動脈管開存症 左反回神経は動脈管索の外側を，これに接しながら大動脈弓を下から後ろにまわる。動脈管開存症の場合，拡張した動脈管により左反回神経が圧迫麻痺をきたすことがある。

Q93 大動脈の走行と名称

◉ 左心室を出た大動脈は上縦隔，後縦隔を経て，横隔膜の大動脈裂孔を通って腹膜後隙に入り，第4腰椎の高さで左右の総腸骨動脈に分枝する。

◆ 大動脈は体循環の本幹である。上行大動脈 ascending aorta は左心室の大動脈口から始まり，初めは肺動脈幹の後ろにあるが，右前方に上行する。胸骨角平面で名称が変わり，大動脈弓 aortic arch となる。大動脈弓は上方に凸のカーブを描き，左後方に弯曲し，気管と食道の左側を走り，再び胸骨角平面に達して下行大動脈 descending aorta となる。

◆ 下行大動脈のうち第4胸椎下縁から第12胸椎（横隔膜の大動脈裂孔）までの部分を胸大動脈 thoracic aorta といい，後縦隔の中を初めは食道の左側，下行するにしたがって食道の後ろ，脊柱の前を走行する。腹大動脈 abdominal aorta は，脊柱の前やや左側の腹膜後隙中を下行し，第4腰椎下縁の高さで左右の総腸骨動脈 common iliac artery に分かれる。

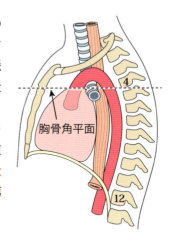

胸骨角平面

Q94 上行大動脈から出る枝

◉ 上行大動脈からは左右の冠状動脈が出る。

◆ 上行大動脈の起始部は肺動脈幹の起始部とともに心膜に包まれている。この部分は大動脈弁の直上で，外表から見てややふくれており，大動脈洞 aortic sinus （バルサルバ洞 Valsalva 洞）と呼ばれる。

◆ 左右の冠状動脈 coronary arteries は，バルサルバ洞から出て心臓に分布する。その走行は次の通りである。

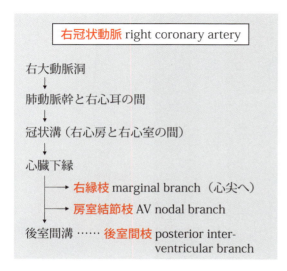

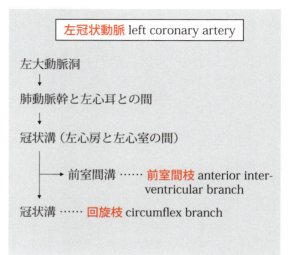

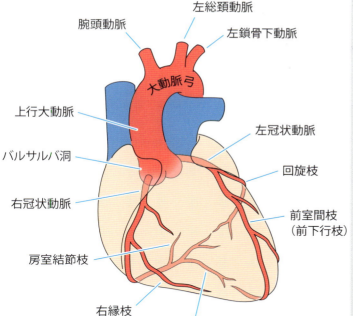

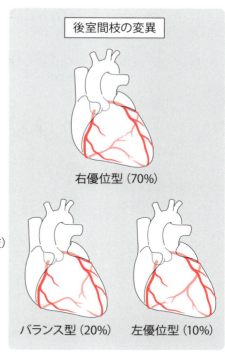

Q95 大動脈弓から出る枝

● 大動脈弓の凸側から上方に向かって，腕頭動脈，左総頚動脈，左鎖骨下動脈が分枝する。

◆ 大動脈弓の部位では次の枝が出る。

① **腕頭動脈** brachiocephalic trunk：大動脈弓から最初に出る枝で，右胸鎖関節の後ろで，**右総頚動脈** right common carotid artery と **右鎖骨下動脈** right subclavian artery に分かれる。

② **左総頚動脈** left common carotid artery：起始部では気管の前，次いでその左側に沿って頚部を上行する。

③ **左鎖骨下動脈** left subclavian artery：左総頚動脈のすぐ左側で起こり，気管の左側を上行し，胸郭上口を出る。

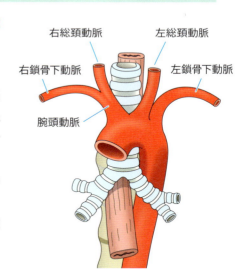

大動脈弓の形態異常

①右鎖骨下動脈起始異常（大動脈弓の最終枝として右鎖骨下動脈が出る）。
②重複大動脈弓（2本の大動脈弓が血管輪をつくる）。
いずれも食道が圧迫され，通過障害を起こす。

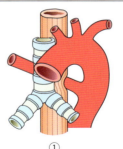

①

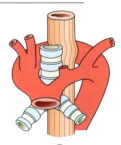

②

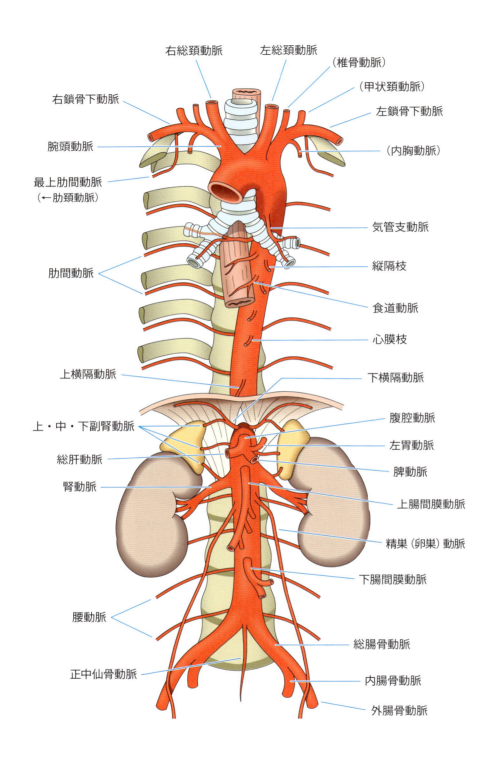

脊髄枝 壁側枝である肋間動脈と腰動脈からは脊髄枝が出て，椎間孔から脊柱管内に入り，脊髄を栄養している。手術中，不用意に下位肋間動脈や上位腰動脈をその基部で結紮すると，脊髄に阻血性障害を起こすことがある。

Q96 胸大動脈から出る枝

● 大動脈から出る枝を大きく壁側枝（体壁に分布する枝）と臓側枝（内臓に分布する枝）に分ける。胸大動脈では壁側枝が強い。

1）壁側枝
① 第3〜11 **肋間動脈** posterior intercostal arteries：肋間神経とともに肋間隙を走行し、胸壁および腹壁に分布する。第1，2肋間動脈は **最上肋間動脈** supreme intercostal artery（肋頸動脈の枝 ☞Q103）より分枝する。
② 肋下動脈 subcostal artery：第12肋骨下にあるもの。

2）臓側枝
① **気管支動脈** bronchial branches：気管支に沿って肺門から肺に入る。肺の栄養血管。
② **食道動脈** esophageal branches：食道壁に分布する。上部は下甲状腺動脈、下部は左胃動脈の食道枝と吻合する。
③ 心膜枝 pericardial branches
④ 縦隔枝 mediastinal branches
⑤ 上横隔動脈 superior phrenic arteries：胸膜および横隔膜上面に分布する小枝。

Q97 腹大動脈から出る枝

● 胸大動脈とは異なり、臓側枝のほうが強大である。
● 消化器への枝は無対、泌尿生殖器への枝は有対である。

1）壁側枝
① **下横隔動脈** inferior phrenic artery：横隔膜下面に分布する。枝として上副腎動脈 superior suprarenal arteries を出す。
② **腰動脈** lumbar arteries：4対が内腹斜筋と腹横筋の間を走行する（肋間動脈と相同）。
③ **正中仙骨動脈** median sacral artery：腹大動脈下端後面から起こり、仙骨前面中央を下行する小枝。

2）臓側枝：カッコ内は分枝する高さ
① **腹腔動脈** celiac trunk（Th_{12}） ☞Q110
② **上腸間膜動脈** superior mesenteric artery（L_1） ☞Q112
③ **下腸間膜動脈** inferior mesenteric artery（L_3） ☞Q112
④ **中副腎動脈** middle suprarenal artery（L_1） ☞Q114
⑤ **腎動脈** renal artery（L_2） ☞Q113
⑥ **精巣動脈** testicular artery，**卵巣動脈** ovarian artery（L_2） ☞Q115

腹大動脈瘤 腹大動脈は腹膜後隙中を走行しているため、腹大動脈瘤が破裂すると大量の出血が腹膜後隙中に起こる。

Q98 頚動脈洞と頚動脈小体

● 頚動脈洞は圧受容器，頚動脈小体は化学受容器。

◆ **総頚動脈** common carotid artery（右は腕頭動脈，左は大動脈弓から起こる）は胸郭上口から頚部に入り，気管および喉頭の外側を上行し，甲状軟骨上縁の高さ（C_6）で**内頚動脈** internal carotid artery と**外頚動脈** external carotid artery に分かれる。

◆ 内頚動脈の起始部に拡張した部分があり，**頚動脈洞** carotid sinus と呼ぶ。ここには舌咽神経の頚動脈洞枝が分布し，**血圧受容器**として機能している。

◆ 一方，内・外頚動脈の分岐部の血管壁には径 1～2 mm の**頚動脈小体** carotid body がある。頚動脈小体には舌咽神経，迷走神経，交感神経線維が分布し，**血液中の O_2 分圧，CO_2 分圧，pH** などを感受する化学受容器として機能している。

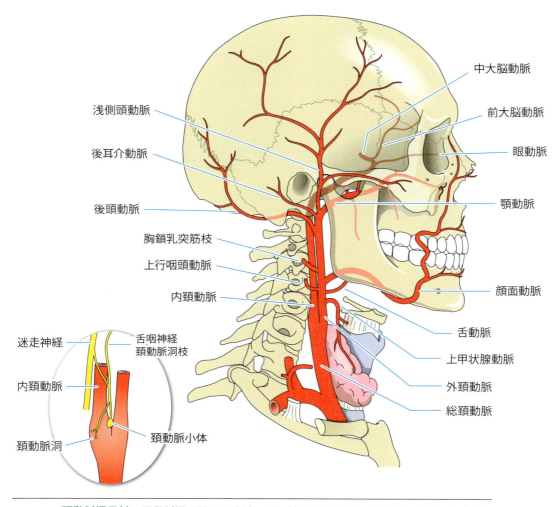

頚動脈洞反射　頚動脈洞は脳への血流の圧調節をしている。この部を過度に圧迫（柔道などの絞め技）すると迷走神経反射が起こり，徐脈，心拍出量低下，ひいては心停止を起こすことがある。

Q99 外頸動脈の枝

- 総頸動脈は甲状軟骨上縁の高さで内頸動脈と外頸動脈に分かれる。
- 外頸動脈は頸部の上部，頭蓋の外部（顔面，頭部表層など），および脳硬膜に血液を送っている。

◆ 外頸動脈 external carotid artery の枝は，2本の終枝（浅側頭動脈と顎動脈）以外は，多くが頸動脈三角 carotid triangle の部位で分枝している。

1) 前面から出る枝
① 上甲状腺動脈 superior thyroid artery：甲状腺上極に向かう。走行中，甲状舌骨膜を貫いて喉頭に分布する上喉頭動脈を出す。
② 舌動脈 lingual artery：舌骨舌筋の深側を前方に走って舌に入る。
③ 顔面動脈 facial artery：顎下腺上部を通り，下顎下縁を回り下・上唇動脈を分枝したのち内眼角へ向かい，眼角動脈となる。

頸動脈三角：(a)顎二腹筋，(b)胸鎖乳突筋，(c)肩甲舌骨筋で囲まれた三角形の領域。総頸動脈，内頸静脈，迷走神経が通る。

2) 内側面から出る枝
④ 上行咽頭動脈 ascending pharyngeal artery：小枝であるが重要で，咽頭，椎前筋，中耳（下鼓室動脈），脳硬膜（後硬膜動脈）に分布する。

3) 後面から出る枝
⑤ 胸鎖乳突筋枝 sternocleidomastoid branch
⑥ 後頭動脈 occipital artery：顎二腹筋後腹の下縁に沿って，側頭骨乳様突起部の後頭動脈溝を通り，後頭部に分布する。
⑦ 後耳介動脈 posterior auricular artery：耳介の後ろを上行する。

4) 終枝
⑧ 浅側頭動脈 superficial temporal artery：下顎頸の後ろで起こり，耳下腺を貫き，耳介の前を上行する。
⑨ 顎動脈 maxillary artery：下顎頸の後ろで起こり，下顎枝の内側を前方に進み，翼口蓋窩に入る。☞Q100

顔面動脈は左右間吻合が豊富なので，顔面部の出血は下顎下縁で一側の顔面動脈を圧迫しても止まらない。

Q100 顎動脈の走行と分布域

- 顎動脈は翼口蓋窩に入る。
- 顔面，脳硬膜，鼓室，咀嚼筋，上顎，下顎，歯，口蓋，鼻腔に広く分布する。

◆ 顎動脈 maxillary artery はその走行により次の3部に分けられる。

1) **下顎部**：下顎頚から蝶下顎靱帯まで。
①深耳介動脈 deep auricular artery
②前鼓室動脈 anterior tympanic artery
③中硬膜動脈 middle meningeal artery：棘孔（☞Q8）を通り，唯一頭蓋腔に入る。
④下歯槽動脈 inferior alveolar artery：下顎孔に入る。

2) **翼突部**：外側翼突筋下頭の表面またはその深部を通る。主に咀嚼筋に分布する枝を出す。
⑤咬筋動脈 masseteric artery
⑥深側頭動脈 deep temporal arteries
⑦翼突筋枝 pterygoid branches
⑧頰動脈 buccal artery

3) **翼口蓋部**：外側翼突筋の上下頭間，翼上顎裂を通り，翼口蓋窩（☞Q10）に入る。
⑨後上歯槽動脈 posterior superior alveolar artery：上顎骨歯槽管に入る。
⑩眼窩下動脈 infraorbital artery：下眼窩裂 → 眼窩下壁の眼窩下溝 → 眼窩下管 → 眼窩下孔 → 顔面上顎部に分布する。
⑪翼突管動脈 artery of pterygoid canal（⑪以降は翼口蓋窩内で分枝する）
⑫下行口蓋動脈 descending palatine artery：大口蓋管を通り，口蓋に分布する（大口蓋動脈，小口蓋動脈）。
⑬蝶口蓋動脈 sphenopalatine artery：蝶口蓋孔を通って鼻腔に達し，ここで外側後鼻枝および中隔後鼻枝となって終わる。

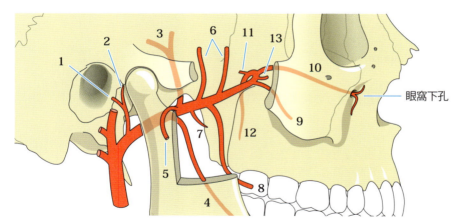

Q101 内頚動脈の走行

● 内頚動脈は海綿静脈洞内で多くの神経に取り囲まれる。

◆ 内頚動脈 internal carotid artery は総頚動脈から起こり，①咽頭の外側に沿って上行し，側頭骨の頚動脈管外口に達し（頚部），②次いで頚動脈管内を上行して中頭蓋窩に出（岩様部；錐体部），③海綿静脈洞内を前進し（海綿部），④視交叉の外側に達し（大脳部），⑤大脳動脈輪に参加する。

◆ 上記走行中，③と④の部分でU字形のヘアピンカーブを描く。これを頚動脈サイフォン carotid siphon という。

◆ 内頚動脈は①では枝を出さない（外頚動脈との鑑別点）が，②で頚動脈鼓室枝；頚鼓動脈 caroticotympanic arteries を鼓室に出す。③は蝶形骨頚動脈溝の上で海綿静脈洞の中を走行する部分であるが，このとき動脈は交感神経の内頚動脈神経叢に取り囲まれ，動眼神経，滑車神経，眼神経，外転神経が動脈のすぐ外側に位置している（☞Q126）。

◆ 内頚動脈は頚動脈サイフォンを形成しながら海綿静脈洞を出て，クモ膜下腔に入っていく。クモ膜下腔に入る近傍で前方に眼動脈 ophthalmic artery を出す。その後，大脳動脈輪（☞Q105）に参加し，前大脳動脈と中大脳動脈に分かれる。

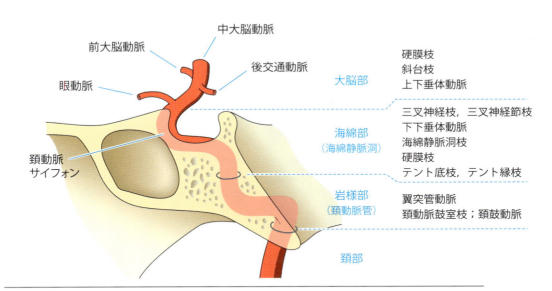

代表的な内頚動脈−外頚動脈吻合部
①顔面：眼角動脈（←顔面動脈）と鼻背動脈（←眼動脈）
②鼓室：前鼓室動脈（←顎動脈）と頚動脈鼓室枝（←内頚動脈）
③鼻腔：蝶口蓋動脈（←顎動脈）と前・後篩骨動脈（←眼動脈）
④頭蓋腔：中硬膜動脈（←顎動脈）と硬膜枝（←涙腺動脈）。
これらの吻合は内頚動脈の閉塞時に機能すると考えられ，臨床上重要である。

頚動脈−海綿静脈洞瘻 内頚動脈が海綿静脈洞内を走行中に損傷すると，拍動性眼球突出，外転神経麻痺，動眼神経麻痺，結膜の充血と浮腫をきたす。

Q102 眼動脈の走行と枝

● 眼動脈は内頚動脈から派出し，視神経とともに視神経管を通って眼窩に入る。
● 眼窩内ばかりでなく，眼窩外にも分布している。

1）主に眼窩内に分布する枝
① 網膜中心動脈 central retinal artery：眼球の後方1cmのところで視神経内に入り，網膜に分布する。機能的終動脈であり，血栓により網膜の壊死を引き起こす。☞Q206
② 涙腺動脈 lacrimal artery：涙腺に達するが，その走行中に上眼窩裂に向かって硬膜枝を出し，中硬膜動脈（← 顎動脈）と吻合する。
③ 短後毛様体動脈 short posterior ciliary arteries：眼球の脈絡膜に分布。
④ 長後毛様体動脈 long posterior ciliary arteries：脈絡膜に分布。
⑤ 前毛様体動脈 anterior ciliary arteries：脈絡膜に分布する複数の動脈。
⑥ 外側眼瞼動脈 lateral palpebral arteries：眼瞼に分布。
⑦ 内側眼瞼動脈 medial palpebral arteries：⑥とともに上・下眼瞼動脈弓を形成する。

2）主に眼窩外に分布し，外頚動脈の枝と吻合するもの
⑧ 眼窩上動脈 supraorbital artery：前頭部に分布。
⑨ 滑車上動脈 supratrochlear artery：前頭部内側に分布。
⑩ 鼻背動脈 dorsal nasal artery：内眼角で眼角動脈（← 顔面動脈）と吻合する。
⑪ 後篩骨動脈 posterior ethmoidal artery：後篩骨孔を通り篩骨蜂巣に分布する。
⑫ 前篩骨動脈 anterior ethmoidal artery：前篩骨孔を通り，頭蓋腔に入る。ここで前硬膜動脈を出したのち，篩骨篩板を通って鼻腔に分布する。

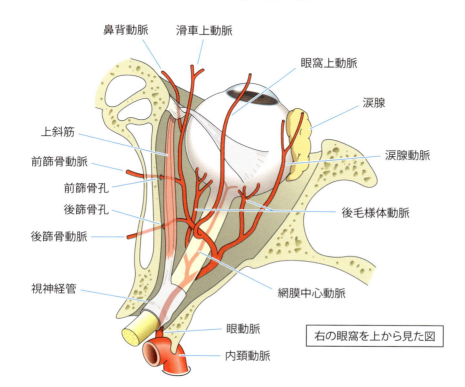

右の眼窩を上から見た図

Q103 鎖骨下動脈の枝

- 「ツ・ナ・コ・ロッケ」と覚える。
- 上肢への本幹であるばかりでなく，脊髄上部，脳幹，小脳，終脳の一部，前胸腹壁，頚部，肩甲部へ枝を出す。

① 椎骨動脈 vertebral artery "ツ"：第6頚椎から第1頚椎の横突孔を通り，大後頭孔から頭蓋腔に入る。橋の下縁で左右が合流し，脳底動脈 basilar artery となる。頚椎横突孔を走行中に硬膜枝を椎間孔に出す。脳底動脈は脳幹，小脳に枝を出し，再び左右に分かれ，後大脳動脈になる。☞ Q199

② 内胸動脈 internal thoracic artery "ナ"：胸骨の外側2cmのところを下行し，第6肋間隙の高さで筋横隔動脈と上腹壁動脈に分かれる。

③ 甲状頚動脈 thyrocervical trunk "コ"：次の3枝に分かれる。
  (a) 下甲状腺動脈 inferior thyroid artery：甲状腺下端に達し，甲状腺および上皮小体を栄養する。その走行中，上行頚動脈 ascending cervical artery (脊髄枝を出すので重要) や，気管，咽頭，食道にも枝を出す。
  (b) 頚横動脈 transverse cervical artery：前斜角筋を横切って，浅頚動脈（浅枝）と肩甲骨内側縁に沿って下行する肩甲背動脈（深枝）の2終枝となる。2枝が最初から別々に分枝することもある。
  (c) 肩甲上動脈 suprascapular artery：上肩甲横靱帯の上を越えて後面に向かい，棘上窩・棘下窩に入る。

④ 肋頚動脈 costocervical trunk "ロッケ"：鎖骨下動脈の後下方から出て，深頚動脈（後頚部の筋へ分布）と最上肋間動脈（第1，2肋間動脈となる）に分かれる。

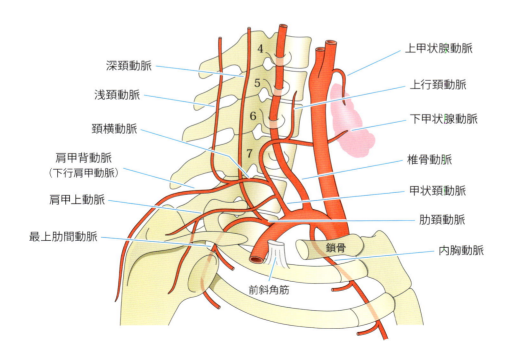

Q104 上肢へ行く動脈

- 鎖骨下動脈・腋窩動脈は胸郭上口，斜角筋隙，肋鎖間隙，小胸筋と胸壁の間を通って自由上肢へ向かう。

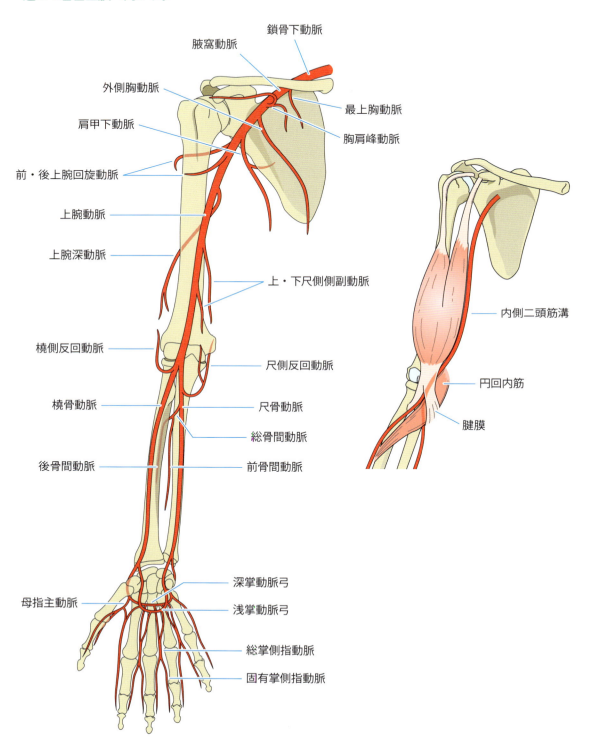

- 上肢への動脈の本幹である**鎖骨下動脈** subclavian artery は，**右は腕頭動脈，左は大動脈弓から出る**。起始部は胸鎖関節の高さに相当する。
- 鎖骨下動脈は，**胸郭上口から頸部に出て，斜角筋隙を通り，肋鎖間隙（第1肋骨と鎖骨の間）に至る**。鎖骨の下縁で名称を**腋窩動脈** axillary artery に変え，小胸筋と胸壁の間を通り，大円筋の下縁で**上腕動脈** brachial artery となる。上腕動脈は内側二頭筋溝を走り，肘窩で**橈骨動脈** radial artery と**尺骨動脈** ulnar artery に分かれる。
- 橈骨動脈は橈骨遠位端で橈側手根屈筋の外側（ここで脈を触れる），長・短母指伸筋腱の間（解剖学的嗅ぎタバコ入れ）を通り，母指主動脈を出したのち，深掌動脈弓になる。
- 尺骨動脈は肘窩から円回内筋の深部に向かい，深指屈筋の上を下行し，手根部では尺側手根屈筋腱の内側，屈筋支帯の下を通り，手掌腱膜の下で浅掌動脈弓になる。

Q105 椎骨動脈・脳底動脈と大脳動脈輪

◉ 脳は内頸動脈と椎骨・脳底動脈の2系統より血液を受け，これらは脳底部で吻合輪を形成する。

- **椎骨動脈** vertebral artery が頭蓋腔内で出す枝は次の3枝である。後脊髄動脈 posterior spinal artery，前脊髄動脈 anterior spinal artery，後下小脳動脈 posterior inferior cerebellar artery。☞ Q199
- **脳底動脈** basilar artery は，**左右の椎骨動脈の合流部（橋の下端）から，橋の上縁で左右の後大脳動脈に分かれるまで**をいう。その枝は，前下小脳動脈 anterior inferior cerebellar artery，迷路動脈 labyrinthine artery，橋動脈 pontine arteries，上小脳動脈 superior cerebellar artery である。☞ Q199
- 後大脳動脈は，内頸動脈とともに脳底部で**大脳動脈輪** cerebral arterial circle（**Willis動脈輪**）に参加する。この吻合輪を形成する動脈は，右図に示す①前交通動脈 anterior communicating artery，②前大脳動脈 anterior cerebral artery，③内頸動脈，④後交通動脈 posterior communicating artery，⑤後大脳動脈 posterior cerebral artery である。実際には前・後交通動脈は細く，一側の内頸動脈が閉塞したとき他側から血液を受けるには不十分な吻合である。☞ Q199

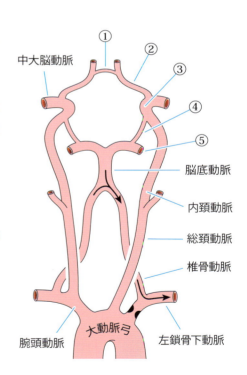

矢印は subclavian steal syndrome の血流方向

Subclavian steal syndrome 鎖骨下動脈の起始部に閉塞が起こると，患側の上肢の運動時に健側の椎骨動脈からの血流が患側に逆流し，一過性の脳虚血をきたすことがある。

Q106 腋窩動脈の枝

- ●「サ・キ・ガ・ケ・前・後」と覚える。
- ●腋窩動脈は鎖骨下縁から大円筋下縁までをいう。
- ●この動脈の外側に腕神経叢の外側神経束，内側に内側神経束，後方に後神経束が位置する。

◆腋窩動脈 axillary artery は，その走行中，小胸筋に覆われる。枝としては以下のものがある。

①肩甲下枝 subscapular branches：肩甲下筋に分布。
②最上胸動脈 superior thoracic artery "サ"：第1・2肋間に分布。
③胸肩峰動脈 thoracoacromial artery "キ"：大・小胸筋，肩峰に分布。
④外側胸動脈 lateral thoracic artery "ガ"：第3〜5肋間に分布。ここから出る外側乳腺枝は乳腺の栄養動脈として重要。
⑤肩甲下動脈 subscapular artery "ケ"：広背筋に分布する胸背動脈 thoracodorsal artery と，内側腋窩隙を通り肩甲骨周囲動脈網に参加する肩甲回旋動脈 circumflex scapular artery に分かれる。
⑥前上腕回旋動脈 anterior circumflex humeral artery "前"
⑦後上腕回旋動脈 posterior circumflex humeral artery "後"：⑥とともに上腕骨外科頚を前後から囲むように走行する。

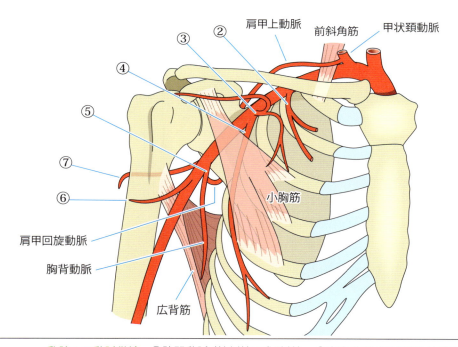

乳腺への動脈供給 ①肋間動脈（外側枝の乳腺枝），②内胸動脈（貫通枝の乳腺枝），③外側胸動脈（外側乳腺枝），④胸肩峰動脈（胸筋枝）など。乳房切除術の際に問題となる。

Q107 肩甲骨周囲動脈網の構成とその意義

● 肩甲骨周囲および肩甲骨に付く筋肉には豊富な動脈吻合があり，鎖骨下動脈，腋窩動脈の閉塞時に重要な側副路を形成する。

① 下行肩甲動脈；**肩甲背動脈** dorsal scapular artrery（← 頚横動脈 ← 甲状頚動脈 ← 鎖骨下動脈）
② **肩甲上動脈** suprascapular artery（← 甲状頚動脈 ← 鎖骨下動脈）
③ **肩甲回旋動脈** circumflex scapular artery（← 肩甲下動脈 ← 腋窩動脈）

◆ これらの動脈は肩甲骨の周辺で動脈吻合を形成している。この動脈吻合の存在により，鎖骨下動脈の甲状頚動脈分枝部から腋窩動脈の肩甲下動脈分枝部までの間の動脈本幹に閉塞が起こっても，自由上肢への血流を補える可能性がある。

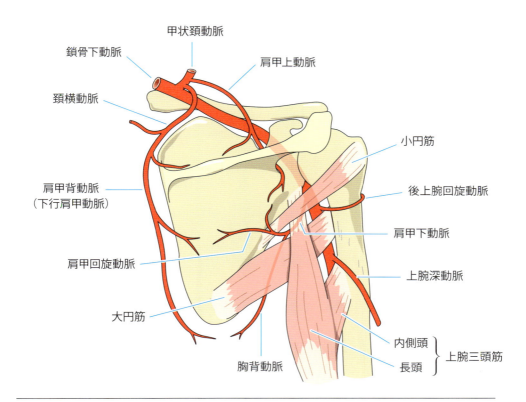

胸郭出口症候群 胸郭上口付近で鎖骨下動脈・腋窩動脈が腕神経叢とともに圧迫されて起こる，上肢の神経・血流障害。①頚肋は胸郭上口，②斜角筋症候群は斜角筋隙，③肋鎖症候群は肋鎖間隙，④過外転症候群は小胸筋と胸壁の間で圧迫が起こる。①②では頚を背屈し患側に回旋させ深呼吸すると，橈骨動脈の脈が触れなくなる（Adson test）。③では胸を張り肩を後下方に下げたとき，④では肩関節を外転・外旋したとき，橈骨動脈の脈が触れなくなる（Wright test）。

Blalock-Taussig 吻合術 先天性心疾患であるFallot（ファロー）四徴症に対する手術法の1つ。左鎖骨下動脈を左肺動脈につなげる術式であるが，このとき左上肢への血液供給は肩甲骨周囲動脈網による側副循環が担っている。

Q108 肘関節動脈網の構成

● 肘関節周囲には，上腕動脈の枝と，橈骨動脈や尺骨動脈からの反回枝とで動脈網が形成される。

① **中側副動脈** middle collateral artery（← 上腕深動脈 ← 上腕動脈）
② **橈側側副動脈** radial collateral artery（← 上腕深動脈 ← 上腕動脈）
③ **上尺側側副動脈** superior ulnar collateral artery（← 上腕動脈）
④ **下尺側側副動脈** inferior ulnar collateral artery（← 上腕動脈）
⑤ **橈側反回動脈** radial recurrent artery（← 橈骨動脈）
⑥ **尺側反回動脈** ulnar recurrent artery（前・後枝 ← 尺骨動脈）
⑦ **反回骨間動脈** recurrent interosseous artery（← 後骨間動脈 ← 総骨間動脈 ← 尺骨動脈）

◆ これらの動脈は，内側上顆および外側上顆付近で動脈吻合を形成している。この動脈吻合の存在により，下尺側側副動脈分枝部より遠位の上腕動脈の閉塞では，前腕，手の虚血は起こりにくい。

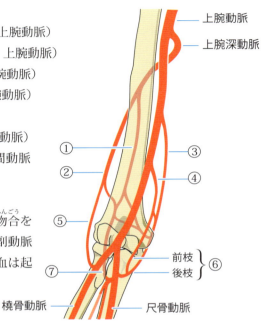

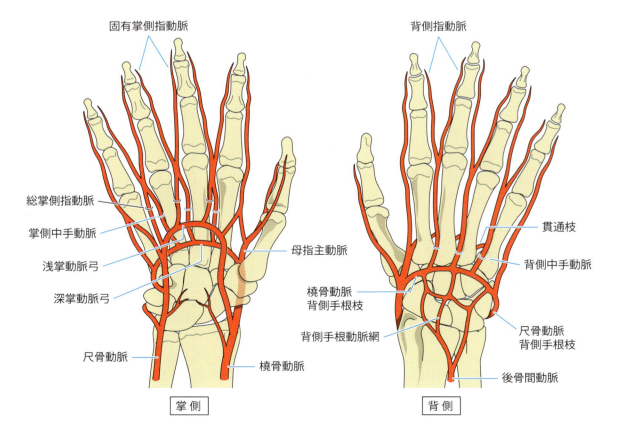

Q109 指に分布する動脈

◉指に分布する finger artery は，深掌動脈弓，浅掌動脈弓，母指主動脈および背側手根動脈網に由来する。

1) **背側手根動脈網** dorsal carpal arch
- 構成するもの：①橈骨動脈背側手根枝，②尺骨動脈背側手根枝，③後骨間動脈 posterior interosseous artery，④前骨間動脈 anterior interosseous artery（③④は尺骨動脈総骨間動脈の枝）。
- 派出するもの：**背側中手動脈** dorsal metacarpal arteries（第2〜4中手骨間隙を進む）→ **背側指動脈** dorsal digital arteries（第2〜5指対向縁の背側に分布する）。

2) **深掌動脈弓** deep palmar arch
- 構成するもの：①橈骨動脈深掌動脈弓，②尺骨動脈深掌枝。
- 派出するもの：①3本の**掌側中手動脈** palmar metacarpal arteries（浅掌動脈弓からの総掌側指動脈に合流する），②3本の**貫通枝** perforating branch（中手骨間隙を貫き，背側中手動脈に合流する）。

3) **浅掌動脈弓** superficial palmar arch
- 構成するもの：①尺骨動脈浅掌動脈弓，②橈骨動脈浅掌枝。
- 派出するもの：3本の**総掌側指動脈** common palmar digital arteries（第2〜4中手骨間隙を進む）→ **固有掌側指動脈** proper palmar digital arteries（第2〜5指の対向縁に分布する）。

4) **母指主動脈** princeps pollicis artery：橈骨動脈が深掌動脈弓になる直前に出す枝。母指球筋の下で3枝に分かれ，母指の掌側両側縁と示指の橈側縁（示指橈側動脈 radialis indicis artery）に分布する。

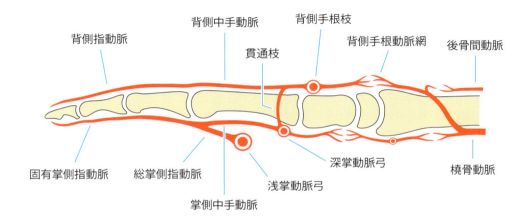

Q110 腹腔動脈の枝

● 直ちに3枝に分かれ，上腹部内臓（胃・十二指腸・肝・胆・膵・脾）に分布する。

◆ **腹腔動脈** celiac trunk は横隔膜直下（第12胸椎の高さ）で腹大動脈から起こる太い幹で，すぐに**左胃動脈** left gastric artery，**総肝動脈** common hepatic artery，**脾動脈** splenic artery の3枝に分かれる。

◆ 総肝動脈は**右胃動脈** right gastric artery，**胃十二指腸動脈** gastroduodenal artery を出した後，**固有肝動脈** hepatic artery proper となって肝門に至り，右枝と左枝に分かれて肝臓に入る。

◆ 脾動脈は膵臓の上縁に沿って走り，膵臓に枝を出した後，脾門に至る。☞ **Q53**

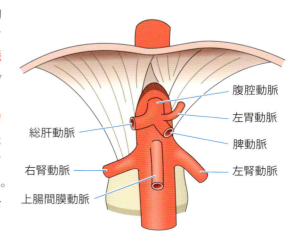

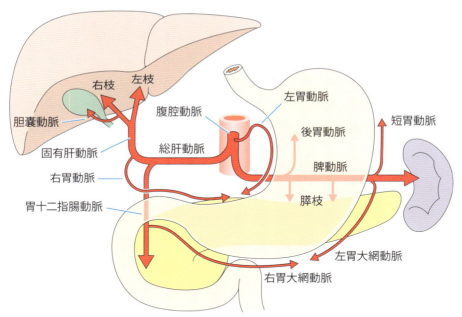

固有肝動脈の走行　固有肝動脈は門脈，総胆管とともに肝十二指腸間膜中を走行するので，胆嚢摘出時の胆嚢床からの出血は，肝十二指腸間膜を圧迫することで止めることができる。

外科的に問題となる変異　総肝動脈が上腸間膜動脈や腹大動脈から起こることがある。肝臓への動脈が門脈の後ろを通ることがあり，副肝動脈と呼ぶ。左胃動脈から左副肝動脈が出ることもある。固有肝動脈から副胃動脈が出ることがある。

膵頭部の動脈アーケード　上膵十二指腸動脈（←胃十二指腸動脈）と下膵十二指腸動脈（←上腸間膜動脈）はそれぞれ前枝，後枝を持ち，膵頭部の前面と後面で動脈吻合を形成する。

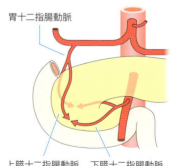

Q111 胃に分布する動脈

- 胃に分布する動脈は，腹腔動脈から来る。
- 左右が吻合して，小弯側と大弯側でそれぞれループをつくる。

①**左胃動脈**：腹腔動脈から起こり，左上方に向かって腹部食道に達し，ここから小弯側を下行する。

②**右胃動脈**：固有肝動脈から起こり，小弯に沿って走り，①と吻合する。

③**左胃大網動脈** left gastro-omental artery：脾動脈から起こり，大弯に沿って走行する。

④**右胃大網動脈** right gastro-omental artery：幽門下縁で胃十二指腸動脈から起こり，大弯に沿って走行し，③と吻合する。

⑤**短胃動脈** short gastric arteries：脾門で脾動脈から起こり，胃底部に分布する。通常2〜3本である。

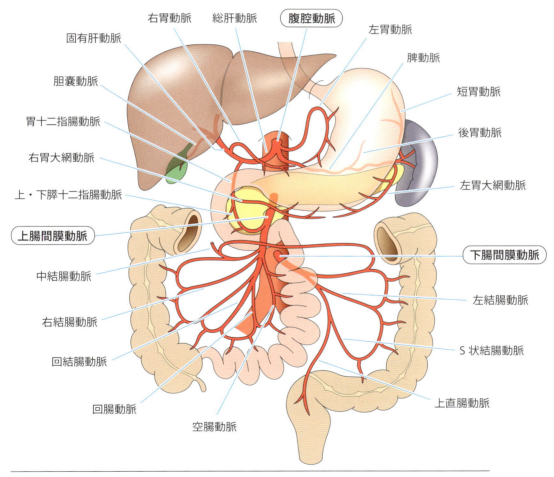

後胃動脈 脾動脈は腹膜のヒダである横隔脾ヒダ中を走行する。この走行中，脾動脈から後胃動脈が派出し，胃の後壁に分布することがある（出現率62％）。脾動脈中央部から後胃動脈が出ることもあり，胃摘出術では注意を要する。

Q112 上腸間膜動脈，下腸間膜動脈の枝

● 上腸間膜動脈は中腸に由来する臓器および消化管に，下腸間膜動脈は後腸に由来する消化管に分布する。

上下の腸間膜動脈は腹大動脈から起こり，腸間膜および腹膜の中を扇状に分枝しながら広がり，腸管に分布する（前ページ図参照）。

1) <u>上腸間膜動脈</u> superior mesenteric artery は第1腰椎の高さで腹大動脈から起こり，左腎静脈，膵臓の鉤状突起，十二指腸水平部の前を下行し，腸間膜に入る。
① <u>下膵十二指腸動脈</u> inferior pancreaticoduodenal artery
② <u>空腸動脈</u> jejunal arteries：腸間膜中を走行する。
③ <u>回腸動脈</u> ileal arteries：腸間膜中を走行する。
④ <u>回結腸動脈</u> ileocolic artery：腸間膜根を下行する。
⑤ <u>右結腸動脈</u> right colic artery：腹膜後隙を走行する。
⑥ <u>中結腸動脈</u> middle colic artery：横行結腸間膜中を走行する。

2) <u>下腸間膜動脈</u> inferior mesenteric artery は第3腰椎の高さで腹大動脈から起こる。
① <u>左結腸動脈</u> left colic artery：腹膜後隙を走行する。
② <u>S状結腸動脈</u> sigmoid arteries：S状結腸間膜を走行する。
③ <u>上直腸動脈</u> superior rectal artery：S状結腸間膜根下部を走行する。

◆ 枝の名称からもわかるように，<mark>上腸間膜動脈は膵臓の一部と十二指腸から横行結腸までの消化管に分布し，下腸間膜動脈は下行結腸から直腸上部</mark>に血液を供給する。ただし，結腸ではその全長にわたって<u>辺縁動脈</u> marginal artery と呼ばれる動脈吻合があるため，2動脈の分布域の境界は明瞭ではない。

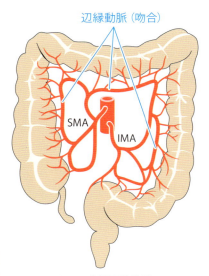

SMA：上腸間膜動脈
IMA：下腸間膜動脈

上腸間膜動脈による圧迫

十二指腸水平部は上腸間膜動脈と腹大動脈の間にはさまれており，前後から圧迫されて通過障害を起こすことがある（上腸間膜動脈症候群）。患者を腹臥位にすれば，閉塞は解除される。

また左腎静脈が圧迫されることにより，左腎の毛細血管が破綻して血尿を生じることがある（ナットクラッカー症候群）。

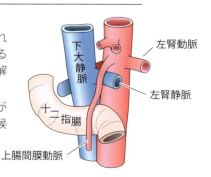

Q113 腎動脈の枝

◉ 腎動脈は腎門付近で5本の区域動脈に分かれ，それぞれの腎区域を栄養する。

◆ 腎動脈 renal artery は第2腰椎の高さで腹大動脈から左右に派出する。右は左よりやや高位で分枝する。
◆ 左腎動脈は左腎静脈，膵体部，脾静脈の後ろを走行し，右腎動脈は下大静脈，右腎静脈，膵頭部，十二指腸下行部の後ろを走行し，腎門に達する。

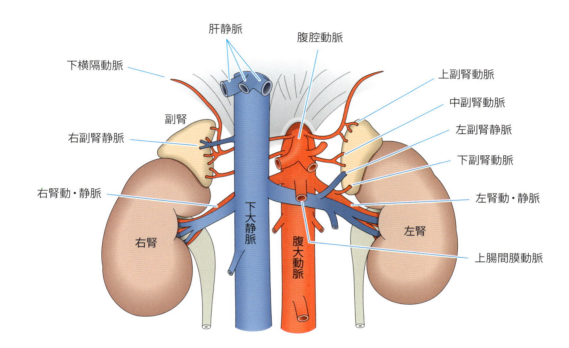

◆ 腎動脈は腎門付近で前枝（腎盤の前）と後枝（腎盤の後ろ）に分かれ，さらに右図のように5本の区域動脈 segmental artery に分かれ，それぞれの区域を栄養する。
◆ 区域動脈は，他の区域の血管とは吻合しない機能的終動脈である。そのため閉塞が起こると，その下流の区域は血液が供給されずに壊死に陥る（腎梗塞）。

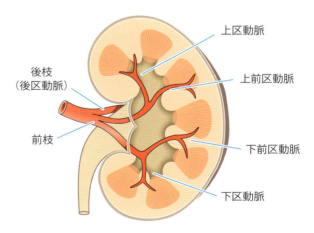

前から見た図

Q114 副腎に分布する動脈

◉ 上・中・下の副腎動脈は出どころが異なる。

◆ 副腎動脈は変異が多いが，基本的には次の3本である。
① **上副腎動脈** superior suprarenal arteries（← 下横隔動脈 ← 腹大動脈）
② **中副腎動脈** middle suprarenal artery（← 腹大動脈）
③ **下副腎動脈** inferior suprarenal artery（← 腎動脈 ← 腹大動脈）

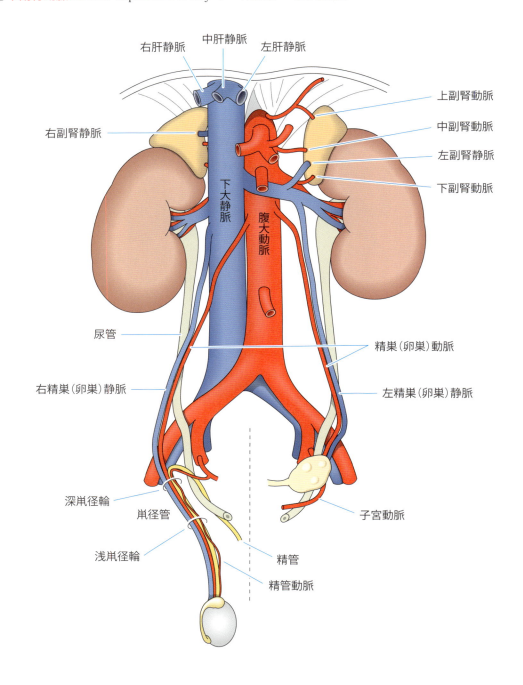

Q115 精巣動脈と卵巣動脈の走行

- ◉ 精巣（卵巣）動脈は，腹大動脈の直接枝である。
- ◉ 精巣（卵巣）静脈は，左右で流入する静脈が異なる。
- ◉ 生殖腺の下降に伴って，血管も下方に延長した。

◆ 精巣動脈および卵巣動脈の走行は，精巣下降および卵巣下降の経路に一致している。

◆ **精巣動脈** testicular artery：第 2 腰椎の高さで腹大動脈から分枝し（右精巣動脈は下大静脈の前面を横切り），骨盤上口に達する。深鼠径輪から鼠径管内に入り，浅鼠径輪を出て精索中を下行し，精巣に達する。ここで精管動脈（← 臍動脈 ← 内腸骨動脈）と吻合する。

◆ **卵巣動脈** ovarian artery：精巣動脈と同様，第 2 腰椎の高さで腹大動脈から起こり，骨盤上口で外腸骨動脈と交叉したのち，卵巣提索中を走行し，卵巣門に達する。卵巣は子宮動脈卵巣枝からも血液を受け，両者は強く吻合する。卵巣動脈からは卵管枝が出て，卵管の下縁に沿って走行し，子宮動脈卵管枝と吻合する。

◆ 精巣（卵巣）静脈は左右で行き先が異なり，右は下大静脈，左は左腎静脈に注ぐ。

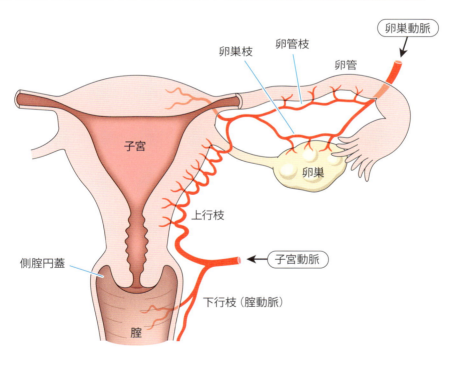

精索静脈瘤　精巣静脈の還流障害によって起こる。右精巣静脈は直接下大静脈に注ぐが，左精巣静脈は左腎静脈へほぼ 90°の角度で流入するため，静脈の還流障害は構造的に左側に起こりやすい。

卵巣の動脈供給　卵巣は卵巣動脈と子宮動脈により動脈供給を受ける。卵巣摘出手術の際，卵巣提索の部位で卵巣動脈を，さらに卵管のところで子宮動脈卵巣枝を結紮する必要がある。

Q116 内腸骨動脈の分布域

- 総腸骨動脈は，仙腸関節の前で内腸骨動脈と外腸骨動脈に分かれる。
- 内腸骨動脈は前枝と後枝に分かれ，生殖腺を除く骨盤内臓と骨盤壁および殿部を栄養する。

1) 内腸骨動脈の前枝からの枝

① **臍動脈** umbilical artery：胎生期はこの動脈によって静脈血を胎盤に送っている。成人では末梢部は線維化し，臍動脈索となって内側臍ヒダ中に存在する。臍動脈からは，(a) **上膀胱動脈** superior vesical arteries, (b) 男性では **精管動脈** artery to ductus deferens が出る（精管動脈の派出部位は一定ではない）。

② **閉鎖動脈** obturator artery：骨盤側壁に沿って走り尿管と交叉し，閉鎖筋膜内（閉鎖管）を通り，閉鎖孔を出て大腿骨頭靱帯に枝を与えたのち，大腿の筋（主に内転筋群）に分布する。骨盤腔内では恥骨枝を出し，下腹壁動脈（← 外腸骨動脈）の恥骨枝と吻合する。この吻合が強大な場合を **死冠** corona mordis と呼び，鼠径ヘルニア手術の際

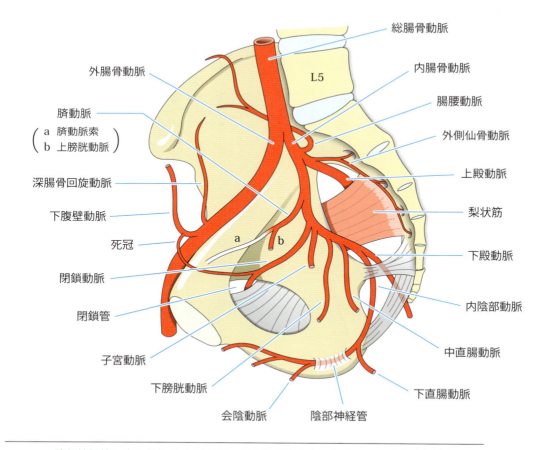

> **陰部神経管** 内閉鎖筋の内側に沿って走る筋膜のトンネル。この中を陰部神経および内陰部動・静脈が通る。

に注意が必要である。

③ **下膀胱動脈** inferior vesical artery：膀胱下部を前方に進み，精嚢，前立腺，膀胱下部に向かう。

④ **子宮動脈** uterine artery（女性）：骨盤側壁を下行し，子宮広間膜の根部に入り，側腟円蓋付近で尿管と交叉した後，太い上行枝と細い下行枝に分かれる。上行枝は子宮の側壁を蛇行しつつ上行し，**卵管枝** tubal branch，**卵巣枝** ovarian branch を出す（☞Q115）。下行枝は子宮頚部と腟に分布するので，**腟動脈** vaginal artery と呼ぶことがある。内診により側腟円蓋において子宮動脈の脈拍を触れることができる。

⑤ **中直腸動脈** middle rectal artery：必ずしも内腸骨動脈から直接派出するとは限らない。直腸壁で，上直腸動脈および下直腸動脈（←内陰部動脈）と吻合する。

⑥ **内陰部動脈** internal pudendal artery：梨状筋下孔からいったん骨盤外に出るが，小坐骨孔から再び骨盤内に入り，坐骨直腸窩で**陰部神経管**（Alcock管）を通り，直腸下部，肛門，会陰，外生殖器に分布する。枝として，**下直腸動脈** inferior rectal artery，**会陰動脈** perineal artery，尿道動脈，尿道球（腟前庭）動脈，陰茎（陰核）深動脈，陰茎（陰核）背動脈などを出す。

⑦ **下殿動脈** inferior gluteal artery：梨状筋下孔から出て，大殿筋および大腿の後面に向かい，内側大腿回旋動脈や大腿深動脈の第1貫通動脈などと吻合する。坐骨神経伴行動脈を分枝する。

2）内腸骨動脈の後枝からの枝

⑧ **上殿動脈** superior gluteal artery：梨状筋上孔から出て，殿筋および大腿筋膜張筋に分布する。内腸骨動脈の最大の枝である。

⑨ **腸腰動脈** iliolumbar artery：仙腸関節付近で分枝し，大腰筋の後ろを通り，腸骨窩に分布する。走行中に，第5腰椎と仙骨の間の椎間孔に入る脊髄枝を出す。

⑩ **外側仙骨動脈** lateral sacral arteries：仙骨神経叢の前を下行する。走行中に，前仙骨孔に入る脊髄枝を出す。

内腸骨動脈の枝には別の分類法もある。
1）**壁側枝**：腸腰動脈，外側仙骨動脈，閉鎖動脈，上殿動脈，下殿動脈。
2）**臓側枝**：臍動脈，下膀胱動脈，子宮動脈，中直腸動脈，内陰部動脈。

Q117 下肢へ行く動脈

◉ 外腸骨動脈は鼠径靱帯の下で大腿動脈となり，内転筋管を通って膝窩に入る。
◉ 膝窩動脈は前・後脛骨動脈に分かれ，下腿，足に血液を送る。

◆ **大腿動脈** femoral artery は，鼠径靱帯の中央から大腿三角（☞Q37）に入る。大腿三角の中で**大腿深動脈** deep artery of thigh，**内側・外側大腿回旋動脈** medial and lateral circumflex femoral artery などの重要な枝を出したのち，内転筋管（☞Q36）に入り，内転筋腱裂孔を通って膝窩に達し，**膝窩動脈** popliteal artery となる。

◆ 膝窩動脈は膝関節包と膝窩筋の後面に接して下行し，ヒラメ筋腱弓の下をくぐり，前後の脛骨動脈に分かれる。

◆ **前脛骨動脈** anterior tibial artery は下腿骨間膜を貫いて下腿の前方区画（伸筋群を入れる筋膜区画）に入り，長母趾伸筋と前脛骨筋の間を下行し，上伸筋支帯の下を通って，距腿関節の高さ，内・外果中央の部位で**足背動脈** dorsal artery of foot となる。

◆ **後脛骨動脈** posterior tibial artery は深後方区画（屈筋群を入れる筋膜区画）を下行し，膝窩筋下縁の下で**腓骨動脈** fibular artery を出す。後脛骨動脈はアキレス腱と内果の間を通り，内果の後面を回って足底に達し，内側足底動脈と外側足底動脈に分かれる。

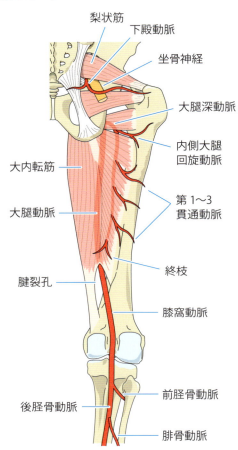

Q118 大腿後面の血液供給

◉ 大腿後面では大腿深動脈の枝が，下殿動脈や膝窩動脈の枝と吻合している。

◆ 下記の動脈は，大腿後面で動脈吻合を形成している。
① 下殿動脈
② 内側・外側大腿回旋動脈
③ 大腿深動脈の第1〜3**貫通動脈** perforating arteries
④ 大腿深動脈の終枝：ときに第4貫通動脈とも呼ぶ。
⑤ 膝窩動脈の筋枝

大腿動脈は，内転筋腱裂孔の部位で動脈硬化性の閉塞が起こりやすい。

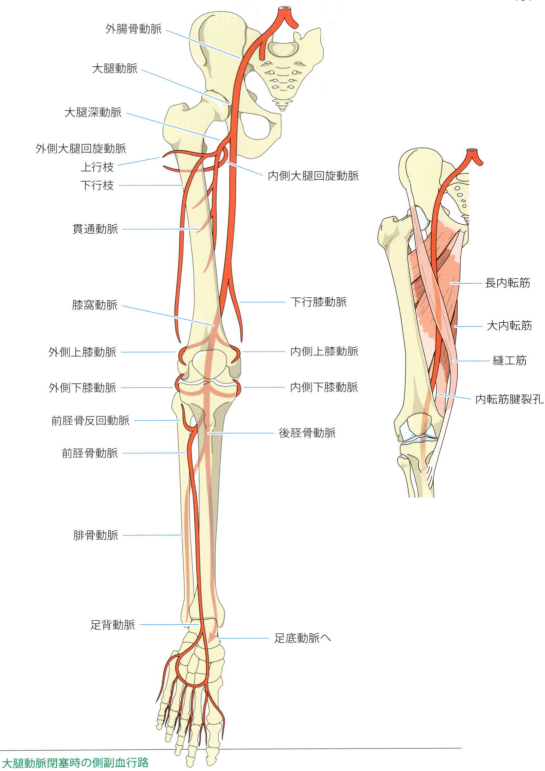

大腿動脈閉塞時の側副血行路
① 下殿動脈 → 内・外側大腿回旋動脈および第1貫通動脈
② 閉鎖動脈 → 内側大腿回旋動脈
③ 内陰部動脈 → 外陰部動脈
④ 深腸骨回旋動脈 → 外側大腿回旋動脈および浅腸骨回旋動脈

Q119 膝関節動脈網の構成

● 膝関節動脈網は，大腿動脈および膝窩動脈が閉塞したときの側副路となる。

◆ 下記の動脈は，膝関節の周囲で動脈吻合を形成している。
◆ 大腿動脈の枝
①外側大腿回旋動脈 lateral circumflex femoral artery 下行枝
②下行膝動脈 descending genicular artery
◆ 膝窩動脈の枝
③外側上膝動脈 superior lateral genicular artery
④内側上膝動脈 superior medial genicular artery
⑤中膝動脈 middle genicular artery
⑥腓腹動脈 sural arteries
⑦外側下膝動脈 inferior lateral genicular artery
⑧内側下膝動脈 inferior medial genicular artery
◆ 後脛骨動脈の枝
⑨腓骨回旋枝 circumflex fibular branch
◆ 前脛骨動脈の枝
⑩前脛骨反回動脈 anterior tibial recurrent artery
⑪後脛骨反回動脈 posterior tibial recurrent artery

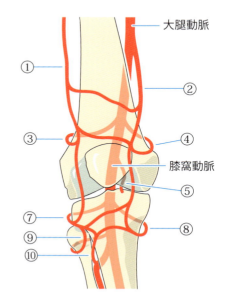

Q120 足底動脈弓

● 外側足底動脈は，足背動脈からの貫通枝（深足底枝）を受けて足底動脈弓を形成する。

◆ 後脛骨動脈の終枝の1つである①内側足底動脈 medial plantar artery は，内側縦足弓に沿って足の内側縁を栄養する。もう1つの終枝である②外側足底動脈 lateral plantar artery は足底を弓なりに横切り，足背動脈からの深足底枝を受けて③足底動脈弓 plantar arch を形成する。
◆ ここから④底側中足動脈 plantar metatarsal arteries が出て中足骨の間を進み，足趾の基部で⑤固有底側趾動脈 proper plantar digital arteries となって各趾の対向縁に分布する。手の finger artery（☞Q109）とは形態が異なることに注意。

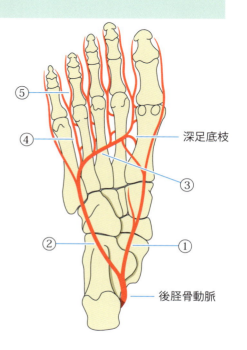

Q121 体表から触れる動脈の部位と名称

● 体表から触れる動脈は診断上重要である。

①耳前部：**浅側頭動脈** superficial temporal artery
②下顎骨下縁中央部：**顔面動脈** facial artery
③頸動脈三角：**総頸動脈** common carotid artery
④腋窩：腋窩動脈 axillary artery（通常は触れにくいが，上腕を外転すると上腕骨に圧して触れることがある）
⑤内側上腕二頭筋溝：**上腕動脈** brachial artery
⑥肘窩：浅上腕動脈 superficial brachial artery（上腕動脈が正中神経よりも浅在する変異）
⑦手根部，橈側手根屈筋腱の外側：**橈骨動脈** radial artery
⑧解剖学的嗅ぎタバコ入れ（☞Q33）：橈骨動脈
⑨大腿三角：**大腿動脈** femoral artery
⑩膝窩：膝窩動脈 popliteal artery（深部にあり触れにくい）
⑪足根部，舟状骨の上で長母趾伸筋腱の外側：**足背動脈** dorsal artery of foot
⑫第1中足骨間隙：第1背側中足動脈 first dorsal metatarsal artery
⑬アキレス腱と内果の間：**後脛骨動脈** posterior tibial artery
⑭側腟円蓋：子宮動脈 uterine artery（内診による）

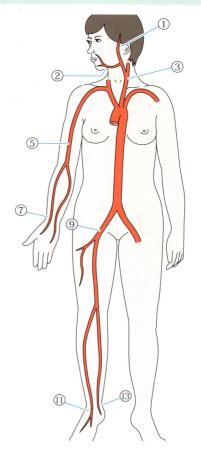

Q122 動脈と伴行しない静脈

● 中等度以下の太さの動・静脈は一般に並んで走行するが，皮静脈や頭部の静脈のように動脈とは関連なく走行するものがある。

①**皮静脈** cutaneous vein：皮下脂肪組織（浅筋膜 superficial fascia）内を走行する静脈。四肢については **Q132** を参照。**外頸静脈** external jugular vein（胸鎖乳突筋の表面を横切って走行する）もこの範疇に入る。
②硬膜静脈洞 dural venous sinuses：下記③④とともに **Q125** 参照
③**板間静脈** diploic veins：頭蓋骨の板間層（内板と外板の間）を走行する静脈。
④**導出静脈** emissary veins：頭蓋の内外を連絡する静脈（頭皮の化膿巣から起炎菌を頭蓋腔内に運んでしまうこともある）。
⑤肝静脈 hepatic veins：門脈や固有肝動脈を経て肝臓に来た血液を下大静脈に導く。
⑥奇静脈 azygos vein ☞**Q124**

Q123 上大静脈と下大静脈の根

- 上大静脈は横隔膜より上の血液を集める本幹。
- 下大静脈は横隔膜より下の血液を集めるが，消化管・脾臓・膵臓からの血液は門脈を介して流れ込む。

1) 上大静脈 superior vena cava：右第1肋軟骨の後方で左右の腕頭静脈が合流して始まり，右第3肋軟骨の高さで右心房に入るまで。
① [右・左] 腕頭静脈 brachiocephalic vein：左右とも胸鎖関節の後ろで内頸静脈 internal jugular vein と鎖骨下静脈 subclavian vein が合流して始まる。したがって，左のほうが右より長い。
② 奇静脈 azygos vein
2) 下大静脈 inferior vena cava：第5腰椎前面で左右の総腸骨静脈が合流して始まり，腹膜後隙中で腹大動脈の右側を上行し，横隔膜の大静脈孔を通って右心房に入る。
① 総腸骨静脈 common iliac vein
② 腰静脈 lumbar veins
③ 右精巣（卵巣）静脈 right testicular/ovarian vein：左は右と異なり，左腎静脈に注ぐ。
④ 右副腎静脈 right suprarenal vein：左は右と異なり，左腎静脈に注ぐ。☞Q113
⑤ 腎静脈 renal veins
⑥ 下横隔静脈 inferior phrenic veins
⑦ 肝静脈 hepatic veins：門脈を介して肝臓内に入った血液は，3本（右・中・左）の肝静脈に集められ，肝臓の後面で直接下大静脈に入る（126ページ図参照）。

Q124 奇静脈系

- 体壁の静脈を集めて上大静脈に注ぐ。
- 上大静脈−下大静脈間吻合の1つとして重要。

◆ 奇静脈 azygos vein は，腹部の右上行腰静脈（腰静脈を集める）の続きとして始まる。横隔膜を右脚の外側で貫いて胸部に入り，右肋間静脈 intercostal veins を受けつつ脊柱の右側を上行し，弓状に前方に曲がり，第3胸椎の高さで上大静脈に注ぐ。
◆ 半奇静脈 hemiazygos vein は左上行腰静脈の続きとして始まり，横隔膜左脚の外側を貫き，左肋間静脈を受けつつ脊柱の左側を上行し，第9胸椎の高さで食道・胸大動脈の後ろを横切り，奇静脈に合流する。
◆ 副半奇静脈 accessory hemiazygos vein は，半奇静脈よりも上位の左肋間静脈を集め，上方は左最上肋間静脈に，下方は脊柱を横切って奇静脈に続いている。
◆ これらを合わせて奇静脈系と呼ぶ。奇静脈系の根としては肋間静脈，椎骨静脈叢，縦隔静脈，食道静脈，気管支静脈などがある。

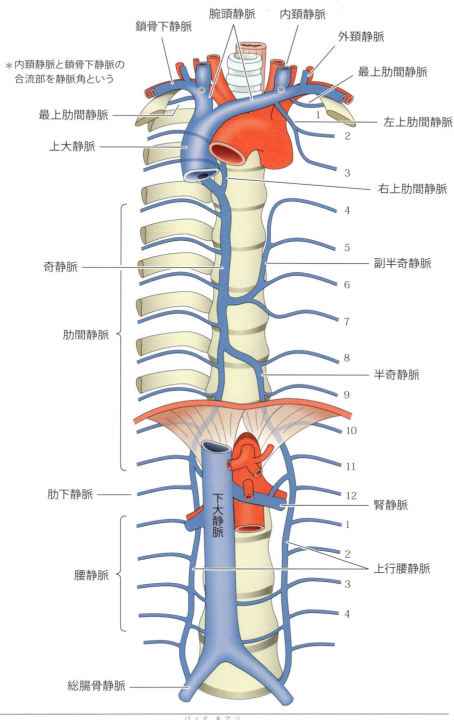

下大静脈閉塞時の側副血行路 Budd-Chiari症候群のように下大静脈が閉塞されると，以下のような側副血行路により下大静脈系の血液が上大静脈に還流する。

①下大静脈系→下腹壁静脈→上腹壁静脈→上大静脈，②下大静脈系→浅・深腸骨回旋静脈→胸腹壁静脈および外側胸静脈→上大静脈，③下大静脈系→奇静脈系→上大静脈，④下大静脈→椎骨静脈叢→上大静脈。このとき起こる腹壁の皮静脈の怒張は，門脈圧亢進症の場合とは異なり，下肢側から胸部に向かう血流となる。

Q125 硬膜静脈洞の構造

● 脳の静脈は硬膜静脈洞に集められ，内頸静脈に注ぐ。
● 導出静脈を通じて頭蓋外静脈と，また椎骨静脈叢とも交通がある。

◆ **硬膜静脈洞** dural venous sinuses は硬膜に包まれた静脈路で，次のようなものがある。
① **上矢状静脈洞** superior sagittal sinus：大脳鎌の上縁に沿う。
② **下矢状静脈洞** inferior sagittal sinus：大脳鎌の下縁（自由縁）中にある。
③ **直静脈洞** straight sinus：下矢状静脈洞と大大脳静脈（Galen大静脈 ☞Q202）の合流によってでき，大脳鎌と小脳テントの癒合縁に沿って後方に走る。
④ **横静脈洞** transverse sinus：小脳テントの後縁に沿い，S状静脈洞に続く。
⑤ **S状静脈洞** sigmoid sinus：横静脈洞から続き，頸静脈孔に達するS字状の弯曲をもった静脈洞。
⑥ **後頭静脈洞** occipital sinus：内後頭稜に沿い，静脈洞交会に注ぐ。大後頭孔のところでは椎骨静脈叢に続く。
⑦ **海綿静脈洞** cavernous sinus：蝶形骨体の両側にある。

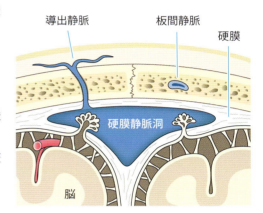

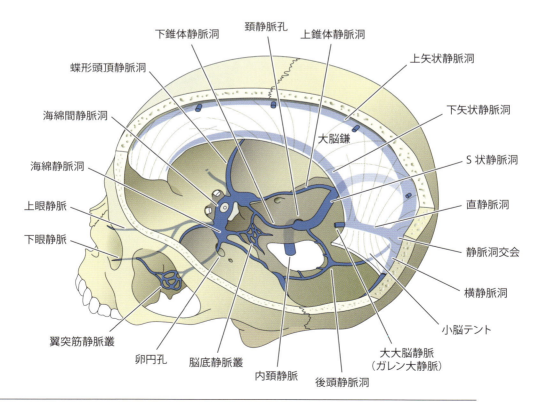

静脈洞交会 左右の横静脈洞，上矢状静脈洞，直静脈洞，後頭静脈洞が内後頭隆起のところで合流する部分。

⑧ 上錐体静脈洞 superior petrosal sinus：上錐体洞溝にある。
⑨ 下錐体静脈洞 inferior petrosal sinus：下錐体洞溝にある。
⑩ 蝶形［骨］頭頂静脈洞 sphenoparietal sinus：蝶形骨小翼の後縁の下側に沿ってみられる。

Q126 海綿静脈洞と他部位との交通

● 海綿静脈洞は頭蓋腔内に存在するが，眼窩，鼻腔，顔面，頭皮などの静脈と弁のない交通をもっている。

◆ 海綿静脈洞 cavernous sinus は，蝶形骨体の両側で，上眼窩裂から側頭骨錐体尖にわたって存在する硬膜静脈洞で，左右間は海綿間静脈洞 intercavernous sinus（トルコ鞍の前縁と後縁にある）により交通している。

◆ 海綿静脈洞の中を走行するもの：①内頸動脈とその周囲にある内頸動脈神経叢（交感神経線維からなる），②動眼神経（Ⅲ），③滑車神経（Ⅳ），④外転神経（Ⅵ），⑤眼神経（V₁）

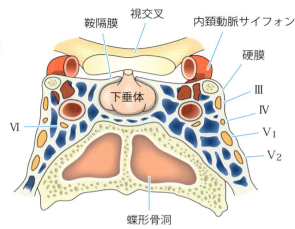

海綿静脈洞（前頭断）を後ろから見た図

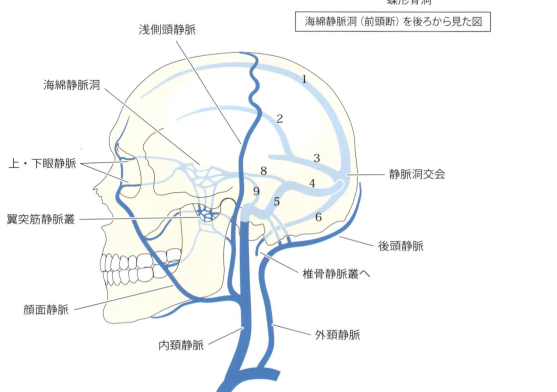

- **海綿静脈洞と交通するもの**：①上眼静脈（←眼窩），②下眼静脈（←眼窩），③中大脳静脈，④蝶形[骨]頭頂静脈洞，⑤網膜中心静脈，⑥導出静脈（卵円孔，破裂孔を介して翼突筋静脈叢と交通する）
- **翼突筋静脈叢**そう pterygoid plexusは，側頭筋と外側翼突筋の間，および内・外側翼突筋の間にある。右図のように，翼突筋静脈叢と海綿静脈洞を介して，顔面，口腔，鼻腔，眼窩，鼓室および頭蓋腔の静脈は弁のない交通があり，頭部・顔面部の病変の広がりを理解するのに重要である。

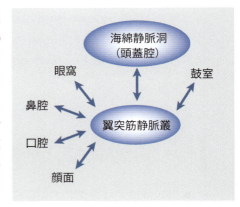

Q127 椎骨静脈叢

◉ 上は頭蓋腔の硬膜静脈洞，下は骨盤底の骨盤静脈叢と交通し，上大静脈−下大静脈間吻合路としても機能する。

- **椎骨静脈叢**そう vertebral venous plexus は脊柱の外面および脊柱管内に存在する。
① **外椎骨静脈叢**：脊柱の外面にある。
② **内椎骨静脈叢**：脊柱管内で，脊髄硬膜の内・外葉間にある。
③ **椎体静脈** basivertebral veins：椎体内で網状に存在し，①と②の間を交通している。
- 右図のように，==椎骨静脈叢は脊髄，頭蓋腔，体壁，骨盤部の静脈と弁のない交通をしている==。脊柱に沿って骨盤と頭蓋腔をつなぐ静脈路が存在することになり，さらに椎骨静脈叢は奇静脈とも交通するので，上大静脈−下大静脈間吻合路としても機能することになる。
- 胸腔，腹腔，骨盤内圧の上昇により，この系を介して頭蓋腔内に静脈血を逆流させることが可能である。

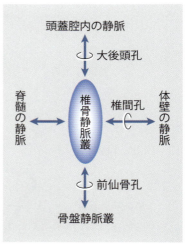

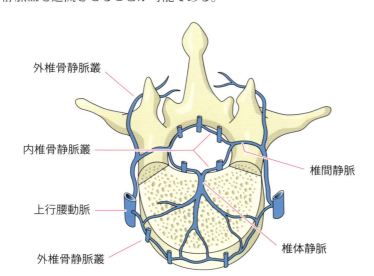

Q128 門脈の走行

- ●門脈は，腹部消化管，脾臓，胆嚢，膵臓からの静脈血を肝臓（肝門）に導く静脈路である。
- ●門脈血は，消化管で吸収された栄養素を高濃度に含んでいる。

◆ 門脈 portal vein は，膵臓の後ろで脾静脈 splenic vein，上腸間膜静脈 superior mesenteric vein および下腸間膜静脈 inferior mesenteric vein が合流して始まり，肝十二指腸間膜中を固有肝動脈，総胆管とともに走り，肝門に至り右枝と左枝に分岐して肝臓に入る。

◆ 門脈血は消化管で吸収された物質を含み，肝臓への血流の 70〜80％を占める。肝臓で処理された血液は，肝静脈から下大静脈に注ぐ。

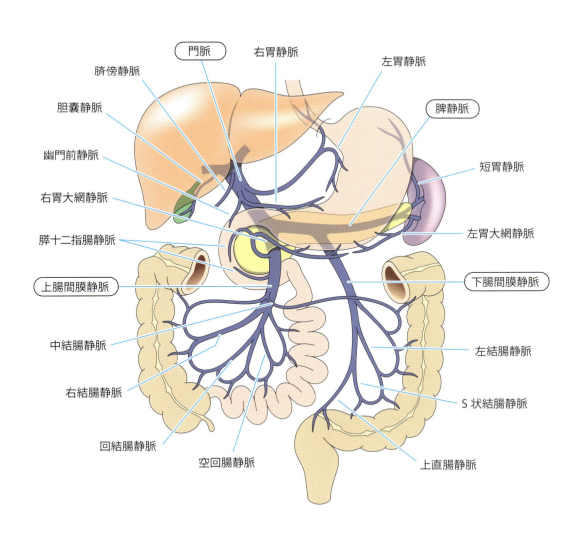

Q129 門脈系と体循環との連絡

● 門脈血流が阻害され，門脈圧亢進症になると，下記の側副血行路により門脈血は大静脈系に迂回する。

❶食道・胃の部位で

門脈 → 左胃静脈 → 食道静脈 → 奇静脈系 → 上大静脈

食道下部の粘膜下に静脈瘤が発生し（食道静脈瘤），これが破裂すると大出血をきたす。

❷直腸の部位で

門脈 → 下腸間膜静脈 → 上直腸静脈 →

→ 直腸静脈叢 ┬ 中直腸静脈 → 内腸骨静脈 → 下大静脈
　　　　　　 └ 下直腸静脈 → 内陰部静脈

❸臍の部位で

門脈 → 臍傍静脈 → 前腹壁の皮静脈（胸腹壁静脈，上腹壁静脈，浅腹壁静脈，下腹壁静脈）→

　┬ 腋窩静脈 → 上大静脈
　└ 外腸骨静脈・大腿静脈 → 下大静脈

門脈圧亢進症のときの前腹壁の皮静脈の怒張は，下大静脈閉塞時とは異なり，臍を中心に放射状に認められる（メデューサの頭）。

❹腹膜後隙で

門脈 ┬ 脾静脈，膵臓の静脈の根 → 左腎静脈 → 下大静脈
　　 └ 結腸の静脈 → 腰静脈 → 下大静脈

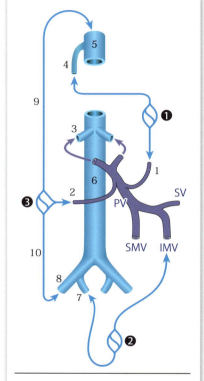

1 左胃静脈	6 下大静脈
2 臍傍静脈	7 内腸骨静脈
3 肝静脈	8 外腸骨静脈
4 奇静脈	9 胸部皮静脈
5 上大静脈	10 腹部皮静脈

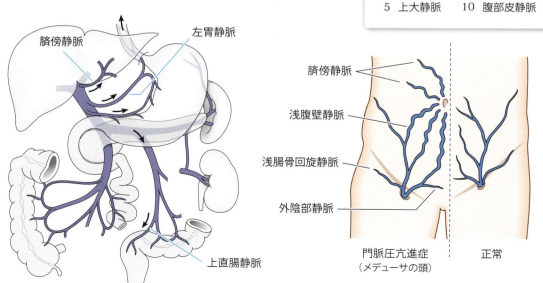

Q130 骨盤の静脈叢

● 骨盤底には豊富な静脈叢があり，内腸骨静脈ばかりでなく，椎骨静脈叢や門脈系とも交通する。

◆ 骨盤内臓の周囲には豊富な静脈叢があり，**骨盤静脈叢** pelvic venous plexus と総称される。**膀胱静脈叢** vesical venous plexus，**前立腺静脈叢** prostatic venous plexus，**子宮静脈叢** uterine venous plexus，**腟静脈叢** vaginal venous plexus，**直腸静脈叢** rectal venous plexus などがある。

◆ これらは本来は内腸骨静脈の根となっているが，その存在位置からもわかるように，前仙骨孔を介して椎骨静脈叢と弁のない交通をもつ。また，直腸静脈叢を介して門脈とも交通している。

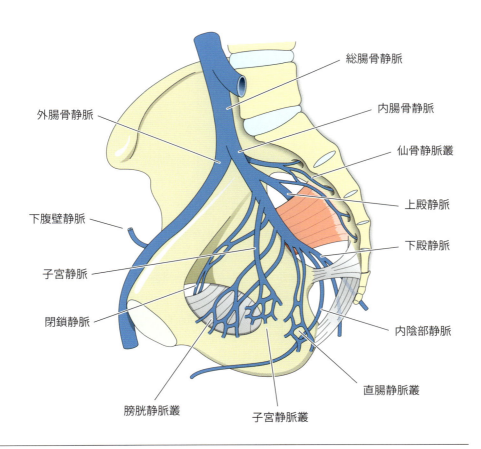

骨盤静脈叢の男女差　骨盤静脈叢からの血液還流には男女差がある。女性では骨盤底からの静脈血は，子宮静脈叢から子宮静脈を経て内腸骨静脈，また卵管・卵巣周囲の静脈叢を介し卵巣静脈を経て下大静脈に帰る本幹が存在する。男性にはこのような本幹が存在しないため，男性の骨盤底からの血液は，椎骨静脈叢を経てから体循環に戻るほうが優位となる。これが，前立腺癌など男性の骨盤底の癌が，骨へ血行転移しやすい解剖学的理由である。

Q131　皮静脈と深静脈の交通

● 皮静脈と深静脈は筋膜を貫く貫通静脈 perforating vein により交通している。

◆ 皮下組織内を走る皮静脈 cutaneous vein は，深部を走る伴行静脈である深静脈 deep vein と，筋膜を貫く貫通静脈 perforating vein により交通している。

◆ 貫通静脈には，皮静脈側から深静脈側への流れを許す弁が存在する。この弁が機能不全になると，深静脈から皮静脈へ血液の逆流が起こり，皮静脈が拡張し，静脈瘤を形成するようになる。静脈瘤が形成されると，その部に血流のうっ滞による血栓が形成される。この血栓が血流に乗って大静脈，右心房，右心室，肺動脈と移動し，肺動脈系に詰まり，肺梗塞を起こす危険がある。

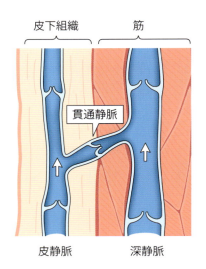

Q132　上肢・下肢の皮静脈

● 上肢・下肢の皮静脈は，静脈注射，点滴路の確保，自家移植血管として，臨床上その走行が重要である。

1）上肢の皮静脈
① 橈側皮静脈 cephalic vein：手背静脈網の橈側から発し，前腕の橈側を上行し，外側二頭筋溝，三角筋胸筋溝を走行し，腋窩静脈に注ぐ。
② 尺側皮静脈 basilic vein：手背静脈網の尺側から発し，前腕の尺側を上行し，内側二頭筋溝を走行し，ここで上腕静脈に入っていく。
③ 前腕正中皮静脈 median antebrachial vein：前腕の前面静脈網から発し，前腕正中を上行し，肘窩で①または②に入る。

2）下肢の皮静脈
① 大伏在静脈 great saphenous vein：足背静脈網および足底静脈網の内側から始まり，内果の前を通り，下腿，大腿の内側を上行し，伏在裂孔から大腿静脈に入る。
② 小伏在静脈 small saphenous vein：足背静脈網，足底静脈網の外側から始まり，外果の後ろを通り，下腿の後外側を上行し，膝窩で膝窩静脈に入る。

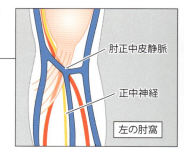

> **静脈注射**　肘正中皮静脈は静脈注射によく用いられる。この静脈は上腕二頭筋腱膜の表層を走行するが，薄い腱膜のすぐ下に上腕動脈や正中神経が走行しているので，注意が必要である。また，上腕動脈は通常，正中神経より深層を走行するが，ときに神経より浅い層を走行する変異がある（浅上腕動脈）。

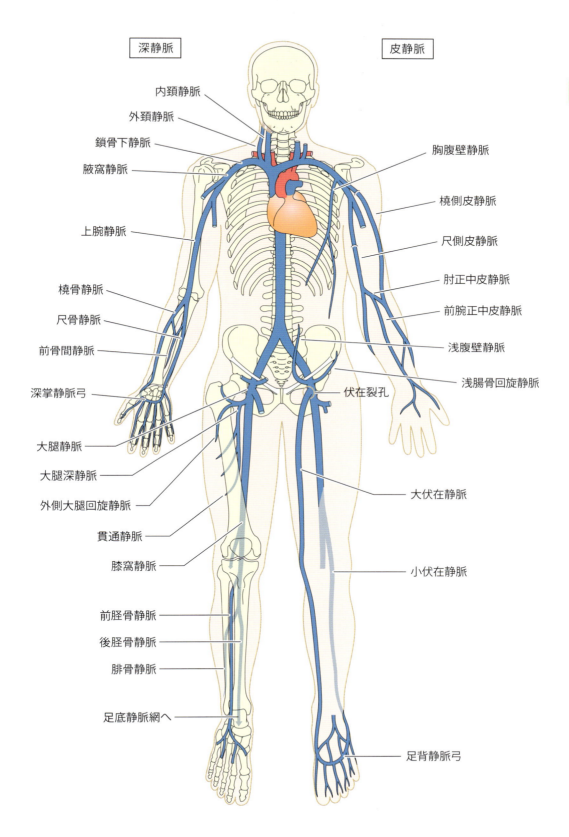

Q133 脾臓の位置と外観

● 左上腹部にある腹腔内臓器で，上縁に数個の切痕がある。
● 血液を濾過し，老化赤血球を破壊する働きがある。

- 脾臓 spleen は左下肋部で胃の後ろ，左腎と横隔膜の間にある。体表に投影すると，左第9肋骨から第11肋骨の高さで，その長軸は第10肋骨の走行に一致する。
- 横隔膜に接する横隔面と，胃，左腎，左結腸曲に接する臓側面を区別する。臓側面の中央に脾動静脈が出入りする脾門 hilum がある。上縁には数個の切痕がみられる。
- 脾臓は腹腔内臓器であり，脾門と胃の大弯との間には胃脾間膜，脾門と横隔膜との間には横隔脾ヒダ（脾腎ヒダ）がみられる。

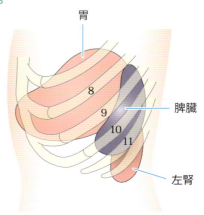

脾腫 左上腹部から右下方に腫大する腹部腫瘤で，上縁に切痕が触診できれば脾腫と診断できる。門脈圧亢進症などで脾臓に血液がうっ滞し，腫大することがある。

Q134 リンパ本幹とは

● 右上半身のリンパは右リンパ本幹に集まり，それ以外のリンパは胸管・左リンパ本幹に集まる。
● リンパ本幹は左右の静脈角（内頸静脈と鎖骨下静脈の合流部）に注ぐ。

- 毛細血管から漏出した血漿成分は，間質液として細胞間隙に存在する。間質液は，再び毛細血管に吸収されるものと，毛細リンパ管からリンパとして回収されるものとがある。全身のリンパはリンパ節を経由してリンパ本幹に集められ，静脈に戻る。

① 頸リンパ本幹 jugular trunk：左右あり，頭頸部のリンパを集める。大鎖骨上窩付近で多数のリンパ管が合流して形成される。

② 鎖骨下リンパ本幹 subclavian trunk：左右あり，上肢のリンパを集める。鎖骨下動・静脈に沿った多数のリンパ管が合流する。

③ 右気管支縦隔リンパ本幹 bronchomediastinal trunk：右の胸壁と胸部内臓からのリンパ管を集め，気管支，気管に沿って上行する。左側ではこれに相当するものは形成されず，左の胸壁と胸部内臓からのリンパ管はそれぞれ胸管に開口する。

④ 腸リンパ本幹 intestinal trunk：無対。胃，腸管（直腸を除く），膵臓，脾臓および肝臓の一部（他は③に入る）からのリンパ管が集まって形成され，胸管の中央の根をなしている。

⑤ 腰リンパ本幹 lumbar trunk：左右あり，下肢，骨盤壁，骨盤内臓からのリンパを集める。腹大動脈の両側を上行する。

◆ 右頸リンパ本幹，右鎖骨下リンパ本幹，右気管支縦隔リンパ本幹は，右胸鎖関節の後ろで合流し，**右リンパ本幹** right lymphatic duct となり，右静脈角に注ぐ。

Q135 胸管の走行

◉ 胸管は乳ビ槽から始まり，頸部まで上行して [左] 静脈角に開口する。

◆ 第1・2腰椎の前面で，左右の腰リンパ本幹と腸リンパ本幹が合流する。合流点の太い部分を**乳ビ槽** cisterna chyli という。**胸管** thoracic duct はここから始まり，腹大動脈の右後方に沿って上行し，横隔膜の大動脈裂孔を通って胸部に入る。胸部では後縦隔中を，胸大動脈と奇静脈との間を上行し，第4・5胸椎の高さで左方に偏り，食道の後ろを回りその左側に出て，第7頸椎の高さで前方に弓状に曲がり，左内頸静脈と左鎖骨下静脈の合流部である**静脈角** venous angle に注ぐ。

◆ 静脈角に開口する直前に，胸管は左頸リンパ本幹および左鎖骨下リンパ本幹を受けている。左側では通常，気管支縦隔リンパ本幹は形成されず，左の胸壁と胸部内臓からのリンパ管は個別に胸管に注ぐので，結局，胸管は両下半身と左上半身のリンパを集める本幹といえる。

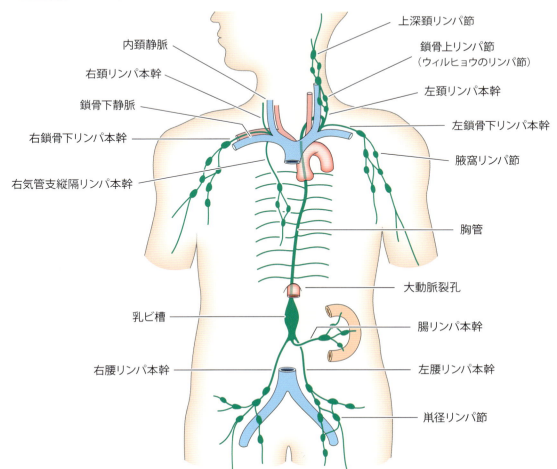

Q136 ウィルヒョウのリンパ節

● 左の鎖骨上リンパ節は，胸部，腹部，骨盤部の癌のリンパ行性転移により腫脹し，皮下に触れることがある。

◆ 頚部のリンパ節には以下のものがある。
①浅頚リンパ節 superficial cervical nodes：外頚静脈に沿う。
②上深頚リンパ節 superior deep cervical nodes：内頚静脈上部に沿う。なかでも頚動脈三角にあるものを頚静脈二腹筋リンパ節 jugulodigastric nodes と呼ぶ。
③下深頚リンパ節 inferior deep cervical nodes（鎖骨上リンパ節 supraclavicular nodes）：内頚静脈下部に沿い，鎖骨上窩の深部にある。
④咽頭後リンパ節 retropharyngeal nodes：咽頭後壁にある。

◆ これらのうち，左の下深頚リンパ節（鎖骨上リンパ節）は，胸腹部や骨盤内臓の癌が胸管から左頚リンパ本幹を通って逆行性に転移し，腫大することが多いため，触診上重要な部位であり，Virchow のリンパ節と呼ばれる。

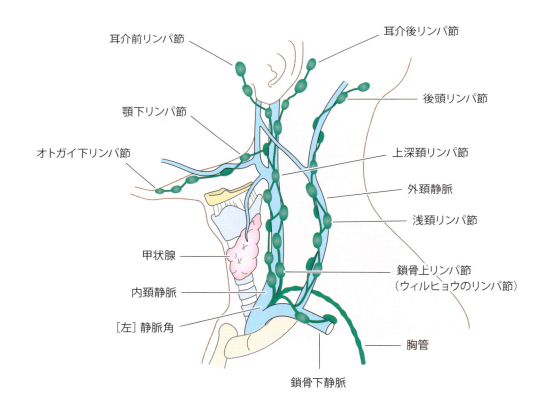

Q137 乳腺からのリンパ路

● 乳腺からのリンパ路は，腋窩リンパ節に向かうもの，大・小胸筋間を通り鎖骨下リンパ節に向かうもの，内胸動脈に沿う胸骨傍リンパ節に向かうもの，がある。

◆ 乳腺の所属リンパ節は，乳癌取扱い規約により下記のように分類されている。

1) **腋窩リンパ節** axillary nodes：腋窩の血管および神経幹に沿ってみられるもの。
   解剖学用語では，①上［腋窩］リンパ節（腋窩の上部で，鎖骨のすぐ後ろで鎖骨下動・静脈に沿う），②中心［腋窩］リンパ節（長胸神経に沿う），③外側［腋窩］リンパ節（腋窩静脈の後ろ側に沿う），④胸筋リンパ節（大胸筋の下縁および前鋸筋の上にある），⑤肩甲下リンパ節（肩甲下動・静脈に沿う），に分けている。
   乳癌取扱い規約では，上記③と⑤を外側群，上記②と④に胸筋下リンパ節を含めて内側群と呼ぶ。
2) **鎖骨下リンパ節**（解剖学用語にはない用語）：鎖骨と小胸筋上縁との間にある。
3) **胸骨傍リンパ節** parasternal nodes：内胸動脈に沿い，胸の外側方に位置する。
4) **鎖骨上リンパ節**（下深頸リンパ節に相当する）
5) 特殊リンパ節：
   (a) **Rotter リンパ節**（ロッター）（胸筋間リンパ節）：大・小胸筋間にある。
   (b) **Halsted リンパ節**（ハルステッド）：腋窩静脈が第1肋骨の上を通る部位のもの。
   (c) 腋窩血管上リンパ節：鎖骨上リンパ節のうち外側・深部のもの。
   (d) 胸骨柄後部リンパ節

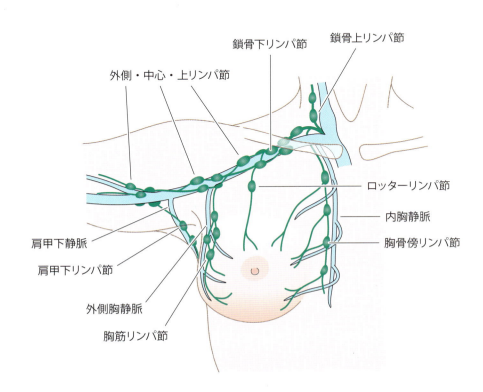

Q138 精巣からのリンパ路

● 精巣からのリンパ管は，直接，腹大動脈周囲の腰リンパ節に注ぐ。

◆ 精巣は発生学的に腹腔の後壁に発生し，発達とともに下降し，陰嚢内に達する。したがって，血管・リンパ管も腹部から来ている。

◆ 精巣および精巣上体からのリンパ管は精索中を上行し，精巣動・静脈に沿ってさらに腹膜後隙を上行し，腹大動脈の両側（腰椎の肋骨突起間）にある腰リンパ節 lumbar nodes に注ぐ。腰リンパ節は，腹大動脈の全長にわたってみられる大動脈リンパ節に直接続いている。

◆ 精巣を包む皮膚である陰嚢からのリンパが鼠径リンパ節 inguinal nodes に向かうのに対し，その中身である精巣からのリンパは直接，腹大動脈に向かっている。したがって陰嚢と精巣では，その病変の広がりも異なる。

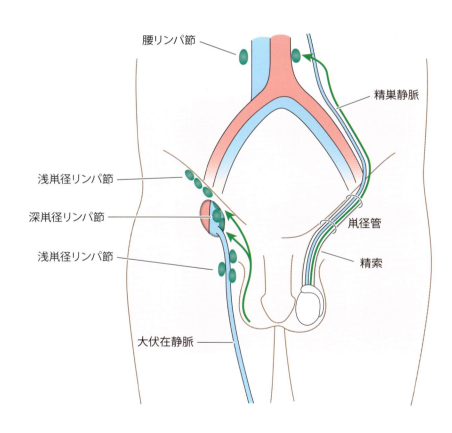

4 神経系

Q139 神経系の構成

● 中枢神経は脳と脊髄からなる。
● 末梢神経は体性神経と自律神経に分けられる。

◆ 神経組織は刺激を伝達する神経細胞（ニューロン）と，それを支持する細胞（グリア細胞，シュワン細胞）とからなる。刺激は軸索，シナプスを介して神経細胞間を一方向性に伝達される。神経伝達の流れを模式図にすると，下図のようになる。

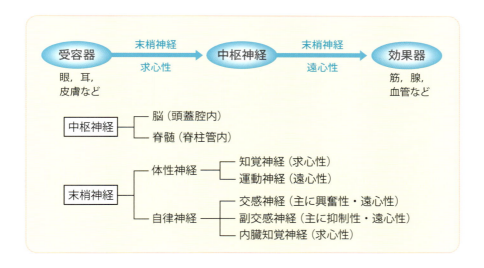

◆ 中枢神経は末梢からの刺激を受け取り，情報を処理して末梢に指令を送るコンピュータに相当する部分である。脳と脊髄からなり，頭蓋腔と脊柱管の中に収まっている。
◆ 末梢神経は配線に相当する部分である。自ら意識して行う運動に関わる末梢神経を体性神経 somatic nerve，無意識に行われる身体機能の調節に関わる末梢神経を自律神経 autonomic nerve という。
◆ 体性神経には中枢に向かう知覚（感覚）神経 sensory nerve と，末梢に向かう運動神経 motor nerve がある。自律神経のうち，交感神経 sympathetic nerve は交感神経幹として脊柱の前面を縦走する独立部分があるが，体肢へは体性神経と混在して末梢に至る。副交感神経 parasympathetic nerve は体性神経に混在して末梢に至る。肉眼で確認できる1本の神経にはこれらの神経線維が混在している。

Q140 脊髄の外形と脊髄神経

- 前根と後根が合わさり脊髄神経となって椎間孔を出る。
- 脳の発育速度と骨の発育速度は異なる。

◆ 脊髄 spinal cord は脊柱管の中にあり，長い円柱状を呈する（長さ40〜45cm，太さ約1cm）。上方は大後頭孔の位置で脳の延髄に連なり，下方は第1〜2腰椎の高さで筆先のように細くなり脊髄円錐 conus medullaris となって終わる。

◆ 脊髄には前面と後面の正中に1条ずつ，両側面に2条ずつ，計6条の縦走する溝がみられる。それぞれ前正中裂 anterior median fissure, 後正中溝 posterior median sulcus, 前外側溝 anterolateral sulcus と後外側溝 posterolateral sulcus という。前・後外側溝からは糸状の神経線維束が出ており，根糸 rootlets という。前外側溝からの根糸は集まって前根 anterior root を，後外側溝からの根糸は後根 posterior root をつくる。

◆ 脊髄神経は前根と後根が椎間孔の位置で合流してできる。後根にある膨らみを脊髄神経節 spinal ganglion といい，感覚ニューロンの細胞体が集合している。

◆ 脊髄神経は，硬膜枝 meningeal branch（脊髄硬膜に分布）と交通枝 ramus communicans（交感神経幹と連絡）を出したのち，前枝 anterior ramus と後枝 posterior ramus に分かれる。前枝

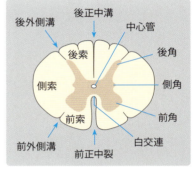

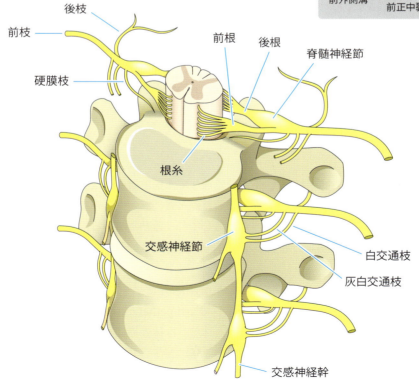

は体幹の外側部・腹側部および上・下肢に分布する。後枝は体幹の背部に分布する。
- 脊髄神経は31対あり，脊椎を出てくる位置により5つに区分される。
  ①頚神経 cervical nerves〔C_1〜C_8〕　※7個の頚椎に対し，頚神経は8対である。
  ②胸神経 thoracic nerves〔Th_1〜Th_{12}〕
  ③腰神経 lumbar nerves〔L_1〜L_5〕
  ④仙骨神経 sacral nerves〔S_1〜S_5〕
  ⑤尾骨神経 coccygeal nerve〔Co〕
- 頚髄の下半部と腰髄の上半部は，上肢と下肢に分布する神経が出るため太く膨らむ。それぞれ頚膨大 cervical enlargement，腰膨大 lumbar enlargement という。
- 脊髄は胎生初期には脊柱管のほぼ全長を満たしているが，神経の発育期が一段落したあとに骨の発育期が始まるため，成長するにつれて脊髄下端の位置は相対的に上昇し，第1〜2腰椎の高さとなる。
- 脊髄下端より下の脊柱管の中は，脊髄の上昇に伴って引き伸ばされた脊髄神経の前根・後根と，脊髄下端から移行した終糸 terminal filum とによってできる馬尾 cauda equina で満たされる。
- 頚膨大は対応する頚椎との間にそれほど位置差はないが，腰膨大は第9胸椎〜第1腰椎の位置にある。

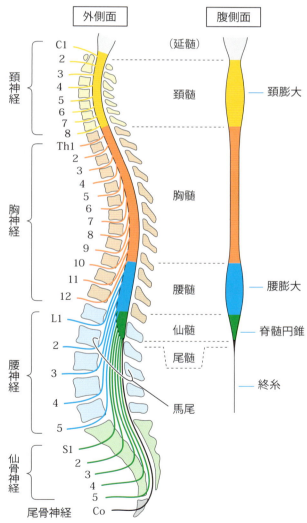

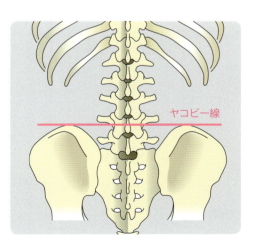

腰椎穿刺　通常，第3・4腰椎間で行われる。基準線として左右の腸骨稜の最高点を結んだJacoby（ヤコビー）線が用いられ，脊柱との交点は第4腰椎棘突起に一致する。この部分の脊柱管内は馬尾によって満たされるため，脊髄を傷つけることなく髄液を採取できる。

Q141 脊髄の断面でみられる構造

◉ 神経細胞のある灰白質と，縦走する線維群からなる白質が区別できる。
◉ 前角は運動ニューロン，後角は感覚ニューロンからなる。

◆ 脊髄は横断面でみると，中心に中心管 central canal があり，中心管を囲む H 字状の灰白質 grey matter とその外側の白質 white matter とに分けられる。

◆ H 字状の灰白質の前方の突出部分を前角 anterior horn，後方の突出部分を後角 posterior horn という。前角と後角は立体的にみると柱状になっているので，前柱 anterior column，後柱 posterior column ともいう。胸髄では前角と後角の間の灰白質が外側に発達し，側角 lateral horn をつくる。側角と後角の間の外側には灰白質と白質が混在する網様体という部分がある。

◆ 前角は大型の運動ニューロンを含む運動性の領域である。後角は主に脊髄内での連絡に関わる介在ニューロンや脳へ向かう感覚ニューロンからなる。側角には交感神経の節前ニューロンが含まれる。

◆ 白質は主として縦走する有髄線維からなり，前索・側索・後索 anterior, lateral and posterior funiculus の 3 部に大別される。白質では同じ機能を持つ線維は集まって束をつくる。このような線維束を神経路といい，中枢に向かう上行路と末梢に向かう下行路がある。

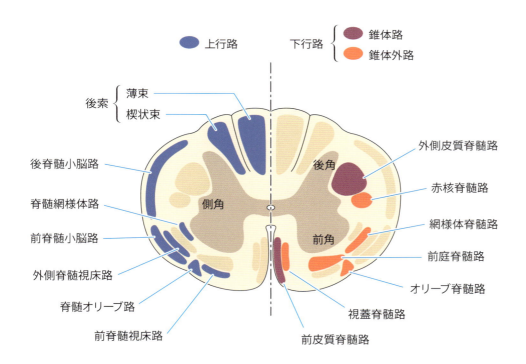

Q142 温・痛覚の伝導路

● 脊髄に入ったのち，その分節付近で交叉し，対側の外側脊髄視床路を上行する。

◆ 痛覚線維の末端は特別な装置を持たないことから自由神経終末と呼ばれるが，実際は侵害刺激（熱，機械的刺激，化学的刺激）に対する受容体を備えている。ここで受容された温・痛覚刺激は，脊髄神経節から後根，後角へと伝えられ，後角で二次ニューロンに接続する。二次ニューロンは白交連を通って対側に至り，側索の外側で外側脊髄視床路 lateral spinothalamic tract となって上行し，視床の後外側腹側核（VPL ☞Q189）に終わる。視床で三次ニューロンに接続し，内包の後脚を通って，大脳皮質の体性感覚野に達する。

◆ 胸腹部内臓に分布する痛覚線維も，自律神経とともに走行したのち後根に入り，同様の経路をとる。☞Q162

Q143 非識別型触・圧覚の伝導路

● 脊髄に入ったのち，その分節付近で交叉し，対側の前脊髄視床路を上行する。

◆ 非識別型の触・圧覚は原始的な感覚で，局在を明瞭に識別できない触覚である。
◆ 求心性線維は末梢から脊髄神経節，後根を経て後角に入り，二次ニューロンに接続する。二次ニューロンは対側に交叉して前索に達し，前脊髄視床路 anterior spinothalamic tract を上行する。視床の後外側腹側核で三次ニューロンに接続し，大脳皮質の体性感覚野に達する。

根性痛 root pain と帯状痛 girdle pain 脊椎圧迫骨折，椎間板ヘルニア，腫瘍などで脊髄神経後根が障害された場合，その根の高さに一致して激痛が起こる。これを根性痛といい，特に体幹ではデルマトームに一致して帯状の痛覚帯ができる。

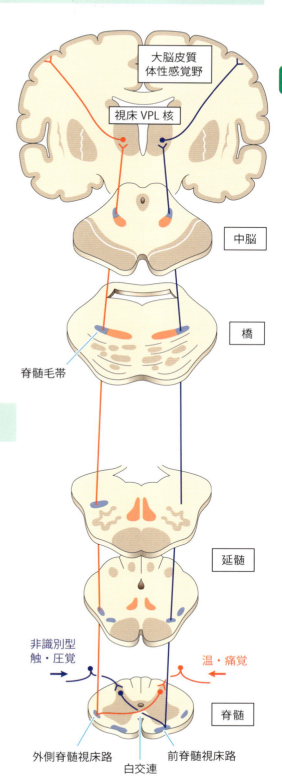

Q144 識別型触覚の伝導路

- 脊髄では後索（長後索路）を上行する。
- 延髄で交叉する（毛帯交叉）。

◆ 精細な識別力を持つ触覚は，末梢の神経終末装置から脊髄神経節，後根を経て脊髄に伝えられる。皮膚受容器は Meissner 小体や Pacini 小体と呼ばれる機械受容器で，手指などの敏感な部位に特に多く分布している。☞Q211

◆ 脊髄に入った線維は，直ちに**後索を上行し**（**長後索路**），延髄に向かう。長後索路の線維は層状に配列しており，下肢からの線維は後索の内側部（**薄束** gracile fasciculus）を，上肢からの線維は外側部（**楔状束** cuneate fasciculus）を通る。

◆ **二次ニューロンは延髄の後索核から起こり，対側に交叉し**（**毛帯交叉**），**内側毛帯** medial lemniscus をつくって延髄，橋背側部，中脳被蓋を上行し，視床の後外側腹側核に達する。ここで三次ニューロンに接続し，内包の後脚を通って体性感覚野に達する。

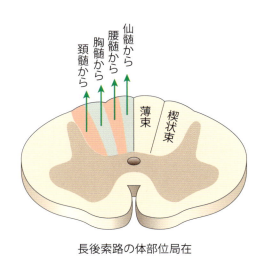

長後索路の体部位局在

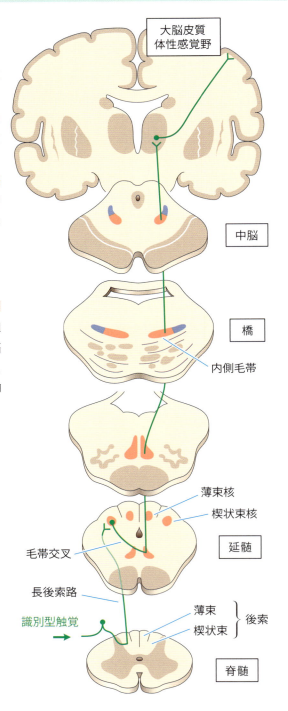

Brown-Séquard 症候群　脊椎骨折や脊髄血管障害によって，あたかも脊髄の半分が切断されたかのように，そこを通過する伝導路が障害されることがある。ある高さで脊髄の半側が障害されると，障害部位と同側の運動麻痺と深部感覚の消失，対側の温・痛覚の消失と触・圧覚の減退が起こる。

Q145 深部感覚の伝導路

- ◉ 筋，腱，関節などからの興奮を小脳に伝える（意識されない）。
- ◉ 脊髄に入り，そのまま同側を上行する。

◆ 深部感覚は反射的に身体の平衡を保つ系の求心路で，内耳からの平衡覚（＝絶対的位置覚）と，身体の相対的な位置覚を伝える四肢末梢からの深部感覚とがある。いずれも小脳に達し，小脳で全身の筋運動が調節される。

◆ 四肢末梢における深部感覚の受容器は，筋紡錘やゴルジ腱器官などである。その伝導路は3つあり，いずれも基本的には同側の脊髄中を上行する。

①後脊髄小脳路 posterior spinocerebellar tract：末梢受容器からの刺激が C_8〜Th_3 にある胸髄核（Clarke 核）に入り，この核から発した線維で構成される。同側の側索後方を上行し，下小脳脚から小脳皮質に投射する。

②前脊髄小脳路 anterior spinocerebellar tract：発達が悪く，一部は交叉して脊髄の両側を上行し，上小脳脚から小脳虫部に達する。

③長後索路：識別型触覚と同じ経路を上行し，体性感覚野に達する（意識される）。

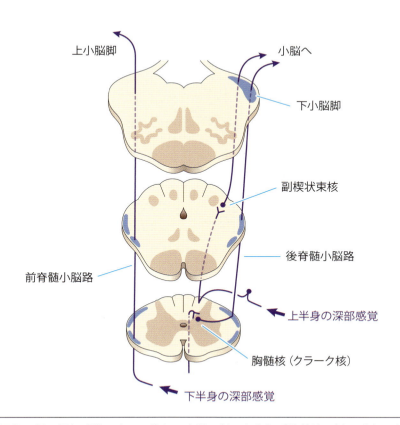

> **深部反射** 深部感覚によって生じる脊髄反射。たとえば膝蓋腱反射の受容器や求心路の一部は深部感覚と同じである。病的深部反射（バビンスキー反射など）では，脊髄に達した刺激が介在神経を介して近くの脊髄分節に投射される。

Q146 錐体路

- 運動野から起こり、骨格筋への刺激を伝える経路。
- 皮質脊髄路と皮質核路の2つの経路がある。

◆ **錐体路** pyramidal tract は哺乳類で初めて出現する系統発生学的に新しい神経路で、**骨格筋の精巧な随意運動に関わる**。①脊髄の前角に至る線維（皮質脊髄路）と、②脳神経の運動核に至る線維（皮質核路）とに分けられる。

◆ **皮質脊髄路** corticospinal tract は**体幹や四肢の筋に運動指令を伝える**。大脳の中心前回上部に発し、内包後脚、大脳脚中央部を通り、延髄の腹側でまとまって**錐体** pyramid を形成する。その後、大部分の線維は対側に交叉（**錐体交叉**）して**外側皮質脊髄路**となり、一部の線維は交叉せずに**前皮質脊髄路**となり、脊髄前角の運動ニューロンに至る。

◆ **皮質核路** corticonuclear tract は**頭頚部の筋に運動指令を伝える**。中心前回下部に発し、内包膝、大脳脚内側部を通り、脳幹で大部分が交叉して脳神経の運動核に至る。

◆ 大脳皮質から脳神経核あるいは脊髄前角に至るニューロンを**上位運動ニューロン**（一次運動ニューロン）、脳神経核・脊髄前角から起こるニューロンを**下位運動ニューロン**（二次運動ニューロン）という。上位運動ニューロン障害では中枢性の制御がなく、筋の緊張亢進を起こすため痙性麻痺 spastic paralysis となる。下位運動ニューロン障害では筋への刺激がなくなるため、筋は弛緩する。これを弛緩性麻痺 flaccid paralysis という。

錐体路は大脳新皮質が発達したため、その下行性伝導路が明瞭に区別されたものである。同様にヒトでは大脳新皮質間の交連路として脳梁が発達している。

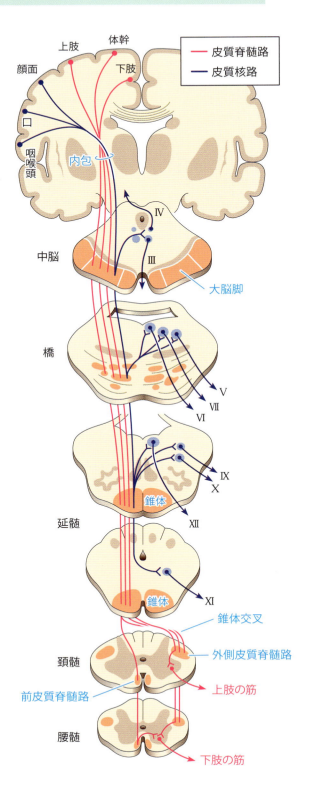

Q147 錐体外路

- ● 運動に関係する下行性神経路のうち錐体路以外のもの。
- ● 無意識的な運動制御に関与する。

◆ 運動に関係する下行性神経路で，錐体路以外の神経路を総称して錐体外路という。いわゆる随意運動のうち，起立位の保持，歩行などは無意識のうちに円滑に行われる。このような無意識的な運動の制御に錐体外路が関与する。

◆ 脳幹からは錐体外路の神経路が散在性に延髄，脊髄を下行する。次の神経路がある。
① 視蓋脊髄路 tectospinal tract：視覚刺激による姿勢反射
② 前庭脊髄路 vestibulospinal tract：平衡覚による姿勢反射
③ 赤核脊髄路 rubrospinal tract ⎫
④ 網様体脊髄路 reticulospinal tract ⎬ 小脳による運動制御
⑤ オリーブ脊髄路 olivospinal tract ⎭

Q148 脊髄反射の経路

- ● 骨格筋は引き伸ばされると元に戻ろうとする。
- ● 突然の傷害に対して逃避行動をとる。

◆ 骨格筋は受動的に引き伸ばされると，直ちに収縮して元の長さに戻ろうとする。これを伸張反射といい，筋の伸展を筋紡錘（ぼうすい）が受容し，興奮が脊髄前角に送られ，その筋を支配する運動ニューロンに直接シナプス連絡し，運動ニューロンの興奮によって筋が収縮する。

◆ 熱いものに触ったり，手や足に突然の傷害を受けたとき，反射的に手や足を屈曲させ，刺激から逃れるような行動をとる。これを屈曲反射という。この反射では皮膚からの感覚刺激が脊髄内で介在ニューロンを介して運動ニューロンへと伝えられる。

膝蓋腱反射：大腿四頭筋腱を叩くことにより筋が伸ばされ，その結果として大腿四頭筋が収縮する伸張反射。

挙睾反射：大腿内側の皮膚を刺激すると精巣挙筋が収縮する。陰部大腿神経を介する屈曲反射。錐体路障害で消失する。

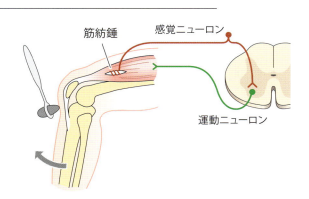

Q149 脳と脊髄を包む膜

- ●脳と脊髄は3層の膜（硬膜，クモ膜，軟膜）によって包まれ，守られている。
- ●クモ膜下腔は脳脊髄液で満たされ，脳はその中に浮いている。

◆脳と脊髄は髄膜 meninges と呼ばれる3層の被膜によって包まれている。

1) 硬膜 dura mater は最外層の強靱な被膜で，脊髄硬膜では外板と内板の2枚からなるが，脳硬膜では互いに癒着して1枚になっている。外板は骨膜で，内板が真の硬膜である。脊髄硬膜の外・内板の間は硬膜上腔 epidural space といわれ，脂肪組織と静脈叢がある。脳硬膜では便宜上，頭蓋骨と硬膜との間を硬膜上腔と呼んでいる。

脳硬膜は部分的に板状に突出し，頭蓋腔をさらにいくつかの小腔に分け，脳の移動を防いでいる（大脳鎌 cerebral falx，小脳テント cerebellar tentorium など）。脳硬膜には前・中・後硬膜動脈が分布する。大脳鎌などの2枚になっている脳硬膜の間には硬膜静脈洞（☞Q125）があり，脳からの静脈が流入する。

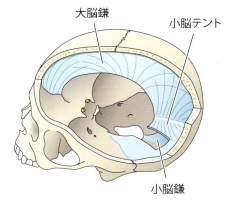

2) クモ膜 arachnoid mater は血管を欠く薄い膜で，網状の細い結合組織束で軟膜とゆるく結合している。硬膜とクモ膜の間を硬膜下腔という。クモ膜と軟膜の間は広くクモ膜下腔 subarachnoid space といい，脳脊髄液で満たされている。脳脊髄液は衝撃吸収装置として働く。クモ膜下腔はところどころ広くなっている部分があり，クモ膜下槽 subarachnoid cisterns という（小脳延髄槽，大脳外側窩槽など）。

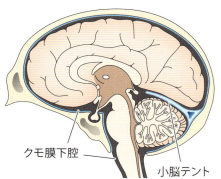

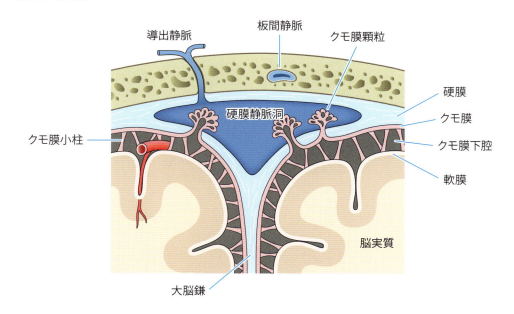

3) **軟膜** pia mater は最内層で脳と脊髄の表面を直接覆う薄い膜である。**脳軟膜は脳溝の深部にまで及ぶ。**

脊髄軟膜は脊髄の両側に翼状に伸び，先端は鋸歯状の**歯状靱帯** denticulate ligament となって硬膜に付着する。歯状靱帯の歯と歯の間で前根と後根が合流し，脊髄神経となる。脊髄軟膜は脊髄の下端で糸状になり，**終糸** filum terminale と呼ばれる。脊髄は歯状靱帯，前根・後根，終糸によって固定される。

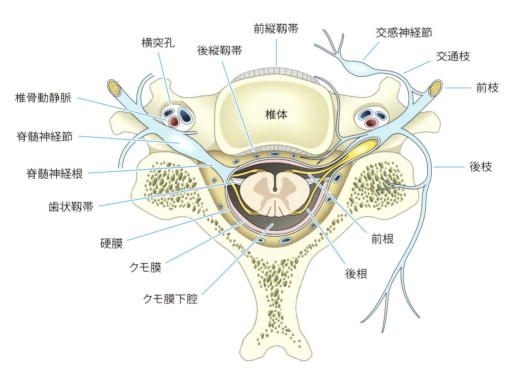

①**硬膜外血腫** epidural hematoma：頭蓋骨と硬膜との間の出血。多くは中硬膜動脈の外傷性破綻による。
②**硬膜下血腫** subdural hematoma：硬膜下腔の出血で，多くは架橋静脈（☞**Q202**）の破綻による。
③**クモ膜下出血** subarachnoidal hemorrhage：脳に分布する動脈（中大脳動脈など）の破綻による。

脊髄の硬膜上腔，硬膜下腔に局所麻酔薬を注入する**硬膜上ブロック** epidural block，**硬膜下ブロック** subdural block という手技がある。

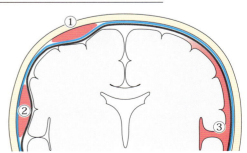

Q150 脊髄に分布する動脈

● 脊髄は全長が長いので椎間孔を通して動脈供給を受ける。

◆ 脊髄には椎骨動脈から起こる前・後脊髄動脈が分布する。**前脊髄動脈** anterior spinal artery は 1 本で前正中裂を下行し，**後脊髄動脈** posterior spinal artery は 2 本で後外側溝に沿って下行する。

◆ 前・後脊髄動脈はその経過中，椎骨動脈，上行頚動脈，肋間動脈，腰動脈から**脊髄枝** spinal branches を受ける。脊髄枝は**前根動脈** anterior radicular artery，**後根動脈** posterior radicular artery となって前根，後根に沿って走行し，脊髄に達する。この根動脈は不定枝で，必ずしもすべての分節にあるわけではない。胸髄あるいは腰髄に入る前根動脈は最も大きく，**大前根動脈** great ventral radicular artery（Adamkiewicz 動脈）といわれる。

◆ 脊髄に分布するこれらの動脈は，脊髄軟膜表面で動脈網を形成し，ここから脊髄内に小枝を送る。前脊髄動脈は脊髄の前 2/3，後脊髄動脈は後 1/3 を支配する。

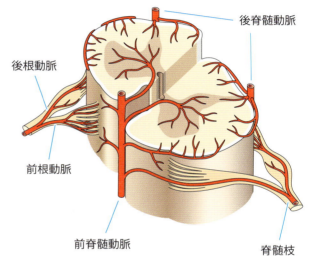

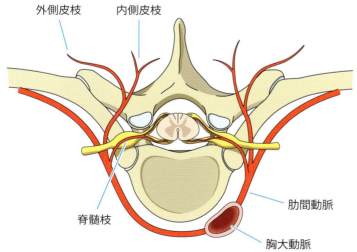

前脊髄動脈症候群 前脊髄動脈に血行障害が起きると，前索・側索は障害されるが後索は保たれる。このため障害部以下の運動麻痺，温・痛覚障害が起こるが，触覚・深部感覚は保たれる。

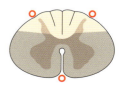

Q151 頚神経叢

● 上位頚神経の前枝は耳介周囲と頚部に分布する。

◆ C_1〜C_4の前枝が吻合・分岐して**頚神経叢**cervical plexusを形成する。次の枝がある。

①**小後頭神経** lesser occipital nerve〔C_2, C_3〕：胸鎖乳突筋後縁を通り，後頭外側部の皮膚に分布。

②**大耳介神経** great auricular nerve〔C_2, C_3〕：耳介と耳介周囲の皮膚に分布。

③**頚横神経** transverse cervical nerve〔C_2, C_3〕：前頚部の皮膚に分布。上部は顔面神経頚枝と吻合する。

④**鎖骨上神経** supraclavicular nerves〔C_3, C_4〕：鎖骨の上を越え，前胸部から三角筋部の皮膚へ。

⑤**頚神経ワナ** ansa cervicalis〔C_1〜C_3〕：筋枝。舌骨下筋群を支配。

⑥**横隔神経** phrenic nerve〔C_3〜C_5〕：筋枝。横隔膜を支配。

◆ 上記のうち，皮枝（皮膚に分布する枝）である①〜④は**胸鎖乳突筋後縁ほぼ中央で皮下に現れる**。ここを**神経点**といい，ここから放射状に分布する。

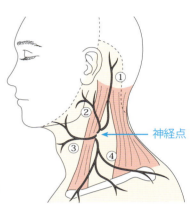

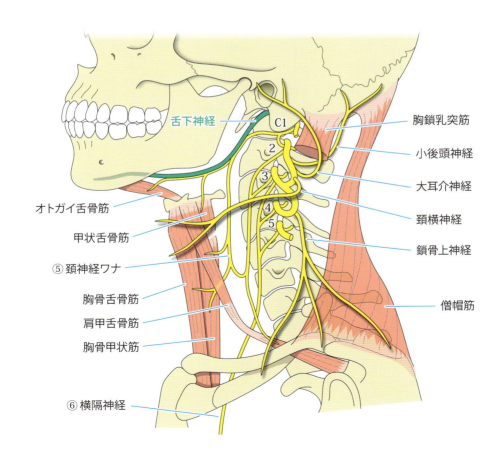

Q152 腕神経叢とその枝

● 下位頸神経と第1胸神経の前枝からなり，上肢に分布する。

◆ C_5〜Th_1 の前枝は斜角筋隙から鎖骨後面で離合集散し，**腕神経叢** brachial plexus を形成する。腕神経叢から次の神経が分かれる。

①肩甲背神経〔C_5〕：中斜角筋を貫き，大・小菱形筋，肩甲挙筋へ
②長胸神経〔C_5〜C_7〕：中斜角筋を貫き，前鋸筋へ
③鎖骨下筋神経〔C_5〕：鎖骨下筋へ
④肩甲上神経〔C_5, C_6〕：上神経幹から分かれ，**肩甲上切痕を通り**棘上筋，棘下筋へ
⑤内側胸筋神経〔C_8, Th_1〕：内側神経束から大胸筋と小胸筋へ
⑥外側胸筋神経〔C_5〜C_7〕：外側神経束から大胸筋と小胸筋へ
⑦**筋皮神経** musculocutaneous nerve〔C_5〜C_7〕：**烏口腕筋を貫き**，上腕の屈筋に筋枝を出したのち，外側前腕皮神経となって前腕の皮膚へ（165ページ図参照）
⑧内側上腕皮神経〔C_8, $Th1$〕：内側神経束から上腕尺側の皮膚へ
⑨内側前腕皮神経〔C_8, $Th1$〕：内側神経束から前腕尺側の皮膚へ
⑩**正中神経** median nerve〔C_5〜Th_1〕：筋枝は前腕屈筋と母指球筋の大部分へ。皮枝は手掌の母指側（橈側）の皮膚へ ☞Q153
⑪**尺骨神経** ulnar nerve〔C_8, Th_1〕：前腕以下の尺側の筋と皮膚へ ☞Q154
⑫**橈骨神経** radial nerve〔C_5〜Th_1〕：上腕，前腕の伸側の筋と皮膚へ ☞Q155
⑬肩甲下神経〔C_5, C_6〕：肩甲下筋，大円筋へ
⑭胸背神経〔C_5〜C_7〕：肩甲骨の外側縁を下行し，広背筋へ
⑮**腋窩神経** axillary nerve〔C_5, C_6〕：**外側腋窩隙を通り**三角筋，小円筋，三角筋部の皮膚へ

	起始	筋枝	皮枝
橈骨神経	C_5〜Th_1	上腕と前腕の伸筋群	上腕・前腕の後面，手背橈側
腋窩神経	C_5〜C_6	三角筋，小円筋	上腕橈側（外側上腕皮神経）
筋皮神経	C_5〜C_7	上腕の屈筋群：烏口腕筋，上腕二頭筋，上腕筋	前腕橈側（外側前腕皮神経）
尺骨神経	C_8〜Th_1	尺側手根屈筋，深指屈筋の尺側半 小指球筋，骨間筋，尺側の虫様筋，母指内転筋，短母指屈筋深頭	手掌・手背の尺側
正中神経	C_5〜Th_1	上記を除く前腕の屈筋群	手掌の橈側，橈側手指

腕神経叢ブロック 上肢の手術，外傷時の救急疼痛除去を目的とする局所麻酔手技。鎖骨上窩から穿刺し，斜角筋隙に麻酔薬を注入する。

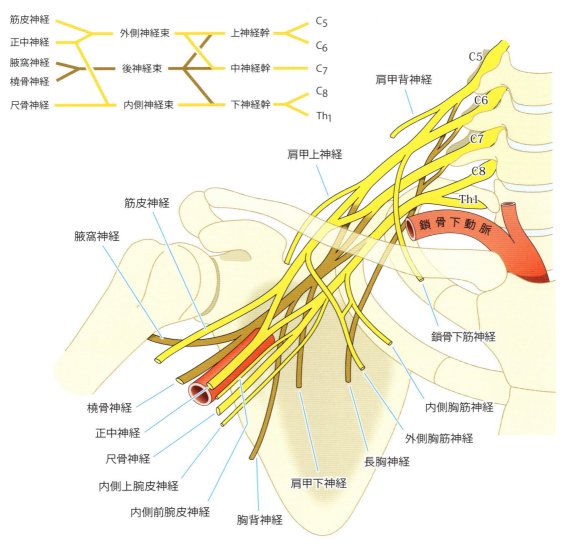
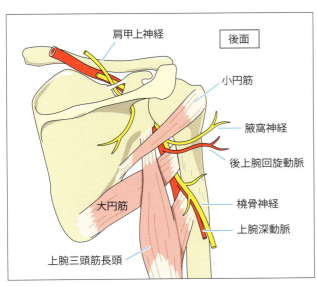

Q153 正中神経

● 前腕屈側と手掌母指側に分布する。

◆ 正中神経 median nerve は外側根（← 外側神経束）と内側根（← 内側神経束）が吻合してできる。通常，この2根の間を腋窩動脈が通過する。上腕では枝を出さず，内側二頭筋溝を下行する。上腕動脈とともに上腕二頭筋腱膜の下を通過したのち，円回内筋を貫く。次いで，浅指屈筋と深指屈筋の間を下行し，これらの腱とともに手根管を通過して手掌に至る。

◆ 経過中，尺側手根屈筋と深指屈筋尺側部を除く前腕屈筋すべて，手では母指球筋の大部分と橈側の虫様筋を支配する。皮枝は母指側の掌側皮膚と指背に分布する。

Q154 尺骨神経

● 筋枝は前腕屈筋2筋と手の大部分の筋に分布する。
● 皮枝は手の尺側に分布する。

◆ 尺骨神経 ulnar nerve は内側神経束の続きとして起こる。上腕では初め上腕動脈の内側に沿って走行し，上腕中部で内側上腕筋間中隔を貫き，肘部で上腕骨内側上顆の後ろにある尺骨神経溝を通る。上腕では分枝しない。

◆ 前腕では尺側手根屈筋と深指屈筋の尺側半に筋枝を出す。前腕下部で手背枝 dorsal branch を出し，手背と中指の尺側半，薬指・小指の背側面の皮膚に分布する。

◆ 尺骨神経の主幹は手根部で尺骨動脈とともに屈筋支帯の表層を通り手掌に達し，浅枝 superficial branch と深枝 deep branch とに分かれる。浅枝は手掌尺側の皮膚と小指掌側と薬指尺側半の掌側皮膚に分布する。深枝は小指球筋，尺側の2個の虫様筋，すべての骨間筋，母指内転筋に分布する。

	起始	筋枝	皮枝
橈骨神経	$C_5 \sim Th_1$	上腕と前腕の伸筋群	上腕・前腕の後面，手背橈側
腋窩神経	$C_5 \sim C_6$	三角筋，小円筋	上腕橈側（外側上腕皮神経）
筋皮神経	$C_5 \sim C_7$	上腕の屈筋群：烏口腕筋，上腕二頭筋，上腕筋	前腕橈側（外側前腕皮神経）
尺骨神経	$C_8 \sim Th_1$	尺側手根屈筋，深指屈筋の尺側半 小指球筋，骨間筋，尺側の虫様筋，母指内転筋，短母指屈筋深頭	手掌・手背の尺側
正中神経	$C_5 \sim Th_1$	上記を除く前腕の屈筋群	手掌の橈側，橈側手指

鷲手 尺骨神経が麻痺した場合，小指球筋が萎縮し小指球は扁平化する。骨間筋と尺側虫様筋が麻痺するので，指の開閉運動が不能になる。薬指と小指は，中手指節関節で過伸展位，近位・遠位指節間関節では屈曲位をとる。このような変形を鷲手 claw hand という。

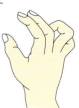

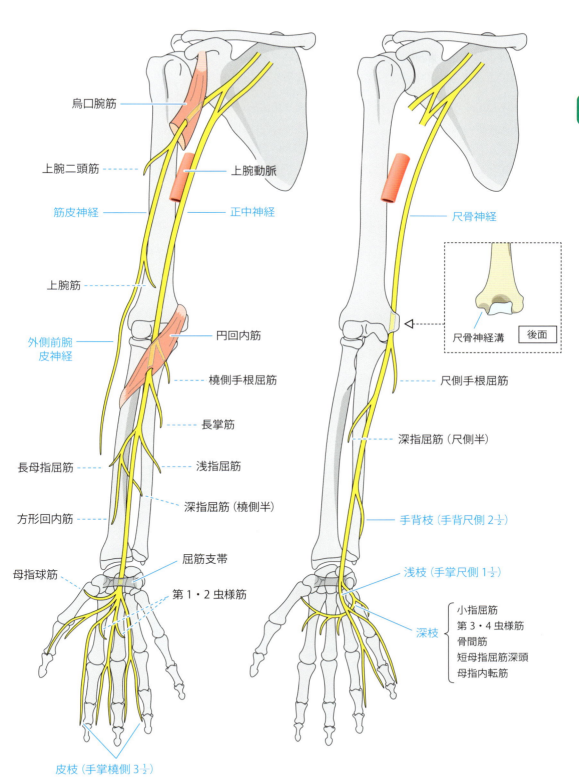

> **Q155** 橈骨神経

- 筋枝は上腕と前腕の伸筋すべてに分布する。
- 皮枝は上腕と前腕の後側と手背の橈側に分布する。

◆ 橈骨神経 radial nerve は，後神経束の続きとして起こる上肢最大の神経である。腋窩では腋窩動脈の後方に位置し，上腕で上腕深動脈とともに上腕骨後面の**橈骨神経溝**を斜走する。上腕骨外側上顆の上方で外側上腕筋間中隔を貫き，前面に出て，上腕筋と腕橈骨筋との間を通り，肘窩に達する。肘窩で浅枝と深枝の2枝に分かれる。経過中，次の枝を出す。

①**後上腕皮神経** posterior cutaneous nerve of arm：上腕上部で分岐，上腕後側の皮膚に分布。

②**下外側上腕皮神経** inferior lateral cutaneous nerve of arm：上腕中部で分岐，上腕下半部の皮膚に分布。

③**筋枝** muscular branches：上腕で分岐，上腕の伸筋に分布。

④**後前腕皮神経** posterior cutaneous nerve of forearm：上腕下部で分岐，前腕後側の皮膚に分布。

⑤**深枝** deep branch：前腕の伸筋に分布。後骨間神経となり手根関節へ。

⑥**浅枝** superficial branch：橈骨動脈に沿って下行し，橈側の手背に達する。手背の母指側の皮膚に分布したのち，背側指神経として母指から中指または薬指の母指側半までの背側皮膚に分布する。

	起始	筋枝	皮枝
橈骨神経	C_5〜Th_1	上腕と前腕の伸筋群：上腕三頭筋，肘筋，肘関節筋，腕橈骨筋，長・短橈側手根伸筋，総指伸筋，小指伸筋，尺側手根伸筋，回外筋，長母指外転筋，長母指伸筋，短母指伸筋，示指伸筋	上腕・前腕の後面，手背橈側
腋窩神経	C_5〜C_6	三角筋，小円筋	上腕橈側（外側上腕皮神経）
筋皮神経	C_5〜C_7	上腕の屈筋群：烏口腕筋，上腕二頭筋，上腕筋	前腕橈側（外側前腕皮神経）
尺骨神経	C_8〜Th_1	尺側手根屈筋，深指屈筋の尺側半 小指球筋，骨間筋，尺側の虫様筋，母指内転筋，短母指屈筋深頭	手掌・手背の尺側
正中神経	C_5〜Th_1	上記を除く前腕の屈筋群	手掌の橈側，橈側手指

下垂手 橈骨神経は上腕・前腕のすべての伸筋を支配する。圧迫や骨折などにより橈骨神経の麻痺が起こると，肘関節・手関節は屈曲し，手は垂れ下がる。このような手を下垂手 drop hand という。

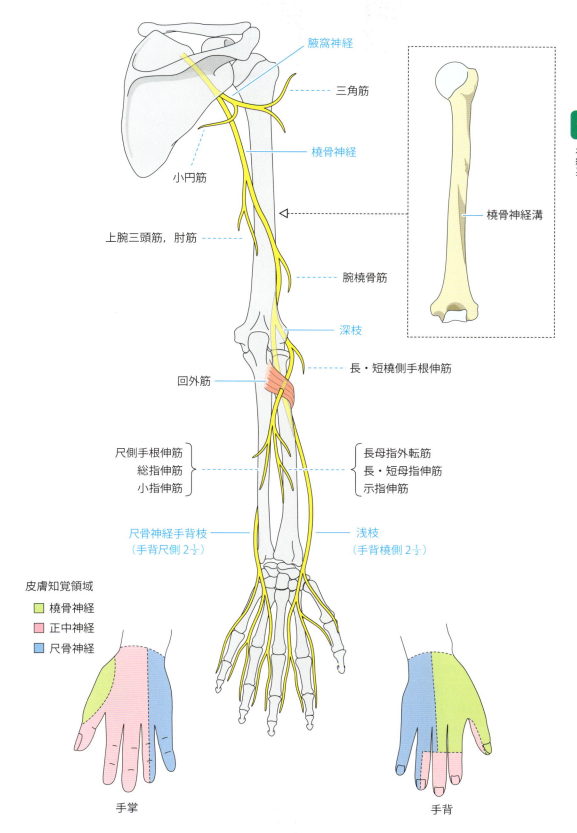

Q156 腰仙骨神経叢とその枝

- Th$_{12}$からS$_4$の前枝でつくられる神経叢。
- 腰神経叢は下肢前面，仙骨神経叢は下肢後面に分布。

◆Th$_{12}$からS$_4$までの前枝は腰神経叢と仙骨神経叢をつくる。両神経叢は腰仙骨神経幹で連絡し，まとめて腰仙骨神経叢 lumbosacral plexus と呼ばれる。

1) **腰神経叢** lumbar plexus は Th$_{12}$～L$_4$ の前枝でつくられる。神経叢は大腰筋に包まれるように存在し，隣接する大腰筋，腸骨筋，腰方形筋には直接の筋枝が分布する。腰神経叢からは次の神経が出る。

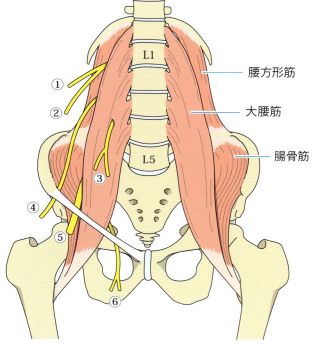

① **腸骨下腹神経** iliohypogastric nerve〔Th$_{12}$, L$_1$〕：下腹部・鼠径部・殿部の皮膚と同部の側腹筋，前腹筋に分布。

② **腸骨鼠径神経** ilioinguinal nerve〔L$_1$〕：鼠径管を通り，陰嚢・陰唇に分布。

③ **陰部大腿神経** genitofemoral nerve〔L$_1$, L$_2$〕：大腰筋の前で2枝に分かれる。**陰部枝** genital branch は鼠径管を通り陰嚢・陰唇に分布する。**大腿枝** femoral branch は鼠径靱帯の下を通り，伏在裂孔を出て大腿内側部の皮膚に分布する。この2枝は挙睾反射の遠心路と求心路である。

④ **外側大腿皮神経** lateral cutaneous nerve of thigh〔L$_2$, L$_3$〕：上前腸骨棘の内側で皮下に現れ，大腿外側部の皮膚に分布する。

⑤ **大腿神経** femoral nerve〔L$_2$～L$_4$〕：**腰神経叢中，最大の枝**。鼠径靱帯の下の筋裂孔（☞Q37）を通って大腿に出る。皮枝には大腿前面に分布する前皮枝と，下腿内側面に分布する**伏在神経** saphenous nerve がある。筋枝は大腿の伸筋群（縫工筋，大腿四頭筋）と恥骨筋に分布する。

⑥ **閉鎖神経** obturator nerve〔L$_2$～L$_4$〕：閉鎖管を通り，大腿内側に出る。大腿の内転筋群と大腿内側の皮膚に分布する。

（171ページ図参照）

挙睾反射 大腿内側の皮膚を刺激すると精巣挙筋が収縮する。陰部大腿神経を介する屈曲反射。錐体路障害で消失する。

2) **仙骨神経叢** sacral plexus は L_4〜S_3 の前枝でつくられる。小骨盤（椎間孔・前仙骨孔と大坐骨孔の間）で神経叢を形成する。梨状筋，内閉鎖筋，双子筋，大腿方形筋への直接の筋枝を出すほか，次の神経を出す。

①**上殿神経** superior gluteal nerve〔L_4〜S_1〕：中殿筋，小殿筋，大腿筋膜張筋に分布。
②**下殿神経** inferior gluteal nerve〔L_5〜S_2〕：大殿筋に分布。
③**後大腿皮神経** posterior cutaneous nerve of thigh〔S_1〜S_3〕：殿溝付近の皮膚（下殿皮神経）と大腿後面の皮膚に分布。
④**坐骨神経** sciatic nerve〔L_4〜S_3〕：人体で最大の神経。大腿後面の筋，下腿後面および外側面の筋と皮膚，足の筋と皮膚に分布する。☞**Q157**
⑤**陰部神経** pudendal nerve〔S_2〜S_4〕：会陰部の筋と皮膚に分布。

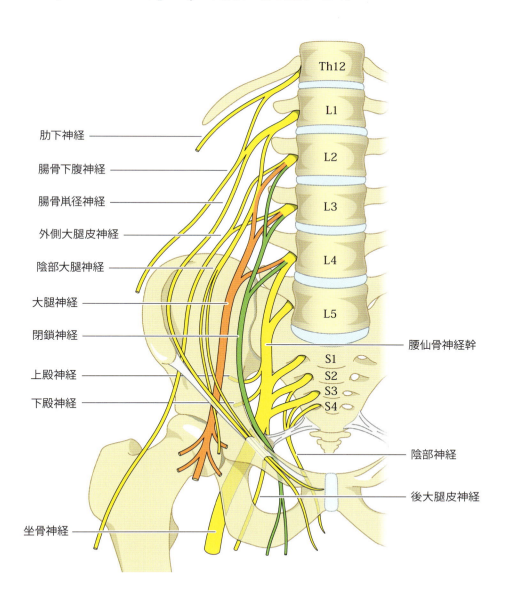

Q157 坐骨神経

- ◉ 脛骨神経と総腓骨神経に分かれる。
- ◉ 大腿後面，下腿後面と外側面，足に分布する。

◆ 坐骨神経 sciatic nerve は人体中最大の神経で，$L_4 \sim S_3$ の前枝からなる。大坐骨孔を通り，梨状筋下孔を出て，大腿後面を下行する。膝窩の上縁で総腓骨神経と脛骨神経とに分かれる。

1) 総腓骨神経 common fibular nerve〔$L_4 \sim S_2$〕は膝窩で大腿二頭筋の内側縁に沿って下行する。外側腓腹皮神経を出したのち，腓骨頭を回り，浅・深腓骨神経に分かれる。
   ① 浅腓骨神経 superficial fibular nerve の筋枝は腓骨筋群（下腿外側筋群）に分布し，皮枝は下腿の下部と足背の皮膚（内側・中間足背皮神経）に分布する。
   ② 深腓骨神経 deep fibular nerve は下腿深側を前脛骨動脈に沿って下行し，足背に達する。筋枝は下腿伸筋群と足背の筋に分布し，皮枝は足背の母趾と第2趾の対向面に分布する。

2) 脛骨神経 tibial nerve〔$L_4 \sim S_3$〕は膝窩で膝窩動・静脈，下腿後面で後脛骨動脈に沿って下行し，内果の後面を回って足底に達し，内側・外側足底神経 medial and lateral plantar nerve となる。筋枝は下腿後面の筋と足底の筋に分布し，皮枝は下腿後面（内側腓腹皮神経，腓腹神経 sural nerve），足底，足背外側縁（外側足背皮神経）に分布する。

	起始	筋枝	皮枝	備考
大腿神経	$L_2 \sim L_4$	大腿伸筋（大腿四頭筋，縫工筋）恥骨筋	大腿前面 下腿内側面 足背内側面	腰神経叢の最大枝 筋裂孔を通る
閉鎖神経	$L_2 \sim L_4$	大腿内転筋群	大腿内側面	閉鎖管を通る
上殿神経	L_4, L_5	中殿筋・小殿筋 大腿筋膜張筋		梨状筋上孔を通る 股関節外転
下殿神経	L_5, S_1, S_2	大殿筋		梨状筋下孔を通る
坐骨神経	L_4, L_5 $S_1 \sim S_3$	大腿屈筋（大腿二頭筋，半腱様筋，半膜様筋）下腿の筋すべて 足の筋すべて	下腿外側面 下腿後面 足	膝窩で脛骨神経と総腓骨神経に分岐
外側大腿皮神経	L_2, L_3		大腿外側面	
上殿皮神経	$L_1 \sim L_3$ 後枝		殿部上部	
中殿皮神経	$S_1 \sim S_3$ 後枝		殿部中部	後仙骨孔を通る
後大腿皮神経	$S_1 \sim S_3$		大腿後面	梨状筋下孔を通る
下殿皮神経	$S_1 \sim S_3$		殿部下部	後大腿皮神経の枝

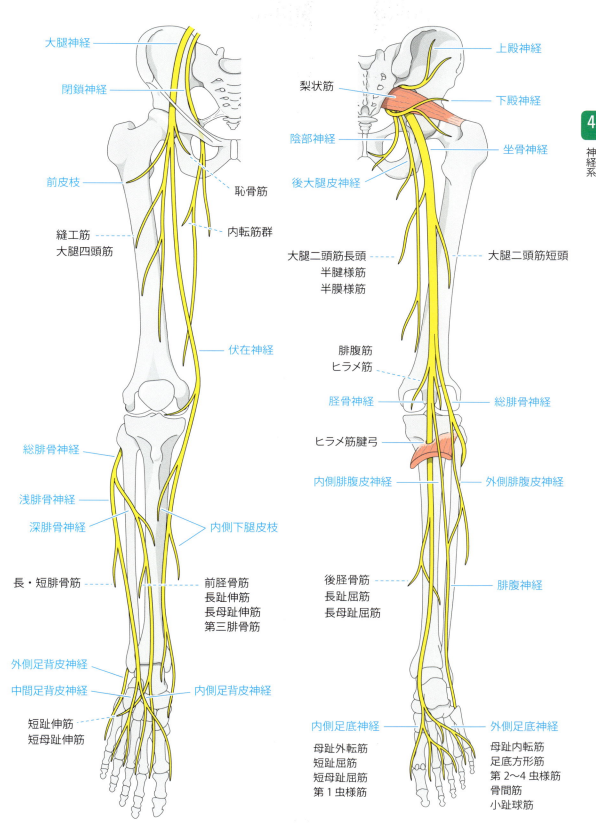

Q158 自律神経系の構成

- ◉ 交感神経系と副交感神経系の二重支配。
- ◉ 2個のニューロンで構成され，神経節でシナプス接続する。

◆ 末梢神経としての自律神経は，2個のニューロン（節前線維と節後線維）からなる。節前線維の細胞体は中枢内にあり，その軸索は自律神経節 autonomic ganglion において節後線維の細胞体に接続する。

◆ 交感神経系の神経節は脊柱の椎体の近くにあり，椎傍神経節（幹神経節）と椎前神経節（腹腔神経節や上腸間膜動脈神経節など）に大別される。

◆ 副交感神経系の神経節は標的臓器の近くにあり，頭部では脳神経の所属神経節（毛様体神経節など），腹部消化管では壁内神経節（Meissner 神経叢，Auerbach 神経叢など）の形態をとる。

◆ 自律神経は不随意筋（平滑筋，心筋）や分泌腺に分布し，その運動・分泌を調節する。

Q159 交感神経幹とその枝

- ◉ 頚部から尾骨にかけて脊柱の両側を縦走する。
- ◉ 節前線維は，幹神経節または椎前神経節で節後線維に接続する。

◆ 交感神経幹 sympathetic trunk は，脊柱の両側を頚部から尾骨にかけて縦走する交感神経系の主要部分である（174 ページ図参照）。その経過中に 20〜25 個の神経節（幹神経節 ganglion of sympathetic trunk）がある。頭頚部・胸部に向かう節前線維は，幹神経節で節後線維に接続する。腹部・骨盤部に向かう節前線維は幹神経節を通過し，椎前神経節で節後線維に接続する。

◆ 上下の幹神経節をつなぐ枝を節間枝という。近くの脊髄神経との間には交通枝があり，節前線維からなる交通枝を白交通枝，節後線維からなる交通枝を灰白交通枝という。節前線維は有髄線維のため白く見え，節後線維の多くは無髄のため灰白色に見えるのである。

◆ 交感神経幹からの枝は脊髄神経と混在するか，あるいは血管周囲に自律神経叢 autonomic plexus を形成して全身に分布する。

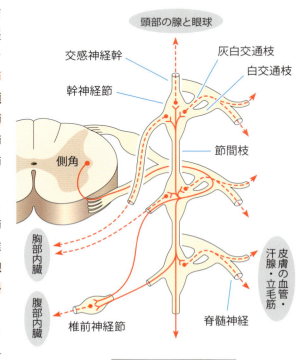

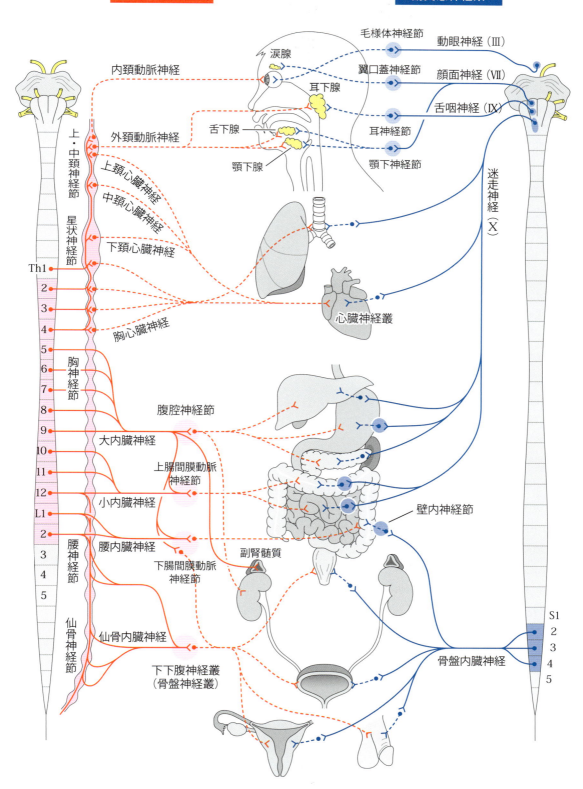

Q160 頭頸部の交感神経

● 頸部の交感神経節は3つ。
● 動脈神経叢として頭頸部の諸器官に分布する。

◆ 頭頸部では，交感神経は主に動脈神経叢として血管に沿って走行する（副交感神経は脳神経に混在し，諸器官に至る）。

◆ 頸部の交感神経幹は内頸動脈，総頸動脈，迷走神経の内側に沿って頸椎横突起の前に位置し，上方は頭蓋底に達し，下方は第1肋骨の高さで胸部交感神経幹に連なる。

◆ 頸部の交感神経幹は3つの神経節（上・中・下頸神経節）を持つ。下頸神経節はしばしば第1胸神経節と融合して大きな星形を呈し，頸胸神経節 cervicothoracic ganglion または星状神経節 stellate ganglion と呼ばれる。

◆ これらの神経節から次の枝が出る。
① 交通枝：近くの頸神経と交通する（頸神経に混在して末梢へ）。
　上頸神経節から第1〜4頸神経へ
　中頸神経節から第5・6頸神経へ
　頸胸神経節から第7・8頸神経へ
② 心臓神経叢への枝
　上頸神経節から上頸心臓神経
　中頸神経節から中頸心臓神経
　頸胸神経節から下頸心臓神経
③ 上頸神経節から内頸動脈神経 → 内頸動脈神経叢 internal carotid plexus → 脳，眼窩などへ
　上頸神経節から外頸動脈神経 → 外頸動脈神経叢 external carotid plexus → 顔面部へ
④ 頸胸神経節から鎖骨下動脈神経叢 → 上肢へ
　頸胸神経節から椎骨動脈神経叢 vertebral plexus → 椎骨動脈に沿って頭蓋内へ

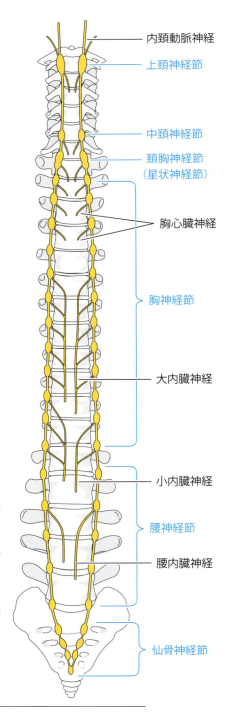

内頸動脈神経
上頸神経節
中頸神経節
頸胸神経節（星状神経節）
胸心臓神経
胸神経節
大内臓神経
小内臓神経
腰神経節
腰内臓神経
仙骨神経節

Horner 症候群　頸部交感神経障害により，①瞳孔散大筋麻痺による縮瞳，②瞼板筋麻痺による眼瞼下垂，③眼球の陥凹が出現する。

眼瞼下垂＋縮瞳

Q161 心臓神経叢の構成

- ● 交感神経と副交感神経（迷走神経）の二重支配。
- ● 胸部内臓は頸部の神経の支配を受ける。

◆ 心臓神経叢 cardiac plexus に入る枝は次の通りである。

①交感神経の枝

　上頸心臓神経 superior cervical cardiac nerve（← 上頸神経節）
　中頸心臓神経 middle cervical cardiac nerve（← 中頸神経節）
　下頸心臓神経 inferior cervical cardiac nerve（← 頸胸神経節＝星状神経節）
　胸心臓神経 thoracic carediac nerves（← 上位胸神経節）

②迷走神経（☞Q173）の枝

　上頸心臓枝 superior cervical cardiac branches
　下頸心臓枝 inferior cervical cardiac branches
　胸心臓枝 thoracic cardiac branches

◆ これらの枝が大動脈弓と上行大動脈の周囲で神経叢を形成し，さらに心臓の洞房結節や冠状動脈などに枝を送っている。

◆ 心臓に限らず胸部内臓の大部分は，頸部に発生したのち胸腔に下降する。そのため胸部内臓は頸部の神経の支配を受ける。

◆ 交感神経は心臓の活動（心拍数・心収縮力）を促進し，迷走神経は抑制する。冠状動脈への作用は他の血管とは逆で，交感神経は血管拡張，迷走神経は血管収縮に働く。

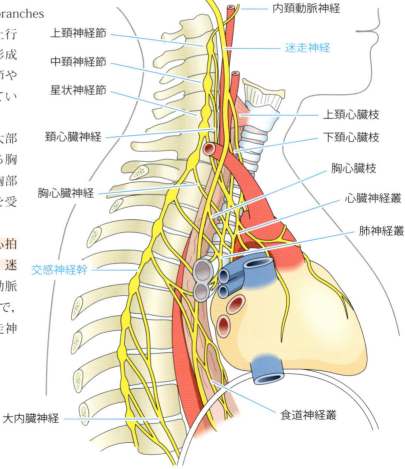

心臓の知覚線維　交感神経に混在し，頸部あるいは胸部から脊髄に入る。心臓に障害のある際に，脊髄に入った部位と同じ高さの皮膚知覚として感じることがある。狭心症の場合の放散痛は，肩あるいは頸部の痛みとして感じられる（関連痛）。

Q162 腹部の自律神経系と内臓痛の経路

- ● 交感線維は動脈神経叢を介して各器官に分布する。
- ● 副交感線維の大部分は迷走神経による。
- ● 内臓知覚線維は自律神経に混在して脊髄に入り，関連痛として皮膚に投射する。

1) 遠心性線維

- ◆ 腹部内臓は自律神経によって支配される。横隔膜を貫いて腹腔に入った交感神経（**大内臓神経** greater splanchnic nerve，**小内臓神経** lesser splanchnic nerve）と迷走神経は，腹部の交感神経幹から出た**腰内臓神経** lumbar splanchnic nerve とともに，腹大動脈の前面で**腹大動脈神経叢** abdominal aortic plexus をつくる。
- ◆ 交感線維は，この神経叢に含まれる椎前神経節（**腹腔神経節** celiac ganglia，**上腸間膜動脈神経節** superior mesenteric ganglion，**大動脈腎動脈神経節** aorticorenal ganglia）で節後線維に接続し，それぞれの動脈神経叢（腹腔動脈神経叢，腎動脈神経叢など）に分かれ，各臓器に分布する。
- ◆ 副交感線維は，**横行結腸の半ばまでは迷走神経**（☞Q173）が分布し，**横行結腸以下と骨盤内臓**には $S_2 \sim S_4$ から起こった**骨盤内臓神経**（☞Q163）が分布する。

2) 求心性線維

- ◆ 求心性の内臓知覚線維は，その臓器に分布する交感・副交感神経に混在し，脊髄後根から脊髄に入る。内臓知覚線維が達する脊髄分節は下表の通りである。

内臓からの求心性線維が入力する脊髄分節	
心臓	$C_3 \sim C_5$，$Th_1 \sim Th_8$
胆嚢	$Th_5 \sim Th_9$
胃	$Th_7 \sim Th_9$
腎・尿管	$Th_{10} \sim L_2$
虫垂	Th_{10}
子宮体部・頚部	$Th_{10} \sim S_4$

- ◆ 無痛分娩の際には Th_{10} 以下の脊髄神経を麻酔すると，子宮体部および子宮頚部からの知覚が鈍麻する。
- ◆ 虫垂炎の初期には，虫垂を囲む腹膜への刺激が内臓知覚線維によって Th_{10} に投射され，背部から臍部にかけての**関連痛**として認知される。炎症が虫垂に隣接する壁側腹膜に波及すると，体性神経系の痛覚刺激として肋間神経を上行し，右下腹部の痛みとして認知される。この際，反射弓を介して炎症周囲の筋肉は緊張する（**筋性防御**）。

太陽神経節 左右の腹腔神経節は腹腔動脈の起始部を取り囲むように輪状を呈し，多数の線維が放射状に連絡する。その形から太陽神経節 solar ganglion の別名で呼ばれる。

Q163 骨盤部の自律神経

- 骨盤部の自律神経は，上下 2 つの下腹神経叢をつくる。
- 副交感線維は骨盤内臓神経（S₂〜S₄）による。

① **上下腹神経叢** superior hypogastric plexus：腹大動脈周囲の腹大動脈神経叢の続きで，腰神経から起こる腰内臓神経などが加わり，仙骨の岬角前面に形成される。

② **下下腹神経叢** inferior hypogastric plexus：上下腹神経叢の続きの左右の下腹神経，仙骨前面の交感神経幹からの仙骨内臓神経に，仙髄（S₂〜S₄）から起こる副交感性の**骨盤内臓神経** pelvic splanchnic nerves が加わって構成される。

◆ ①②の枝は骨盤内臓と外生殖器の周囲で神経叢をつくり，これらの臓器を支配する。

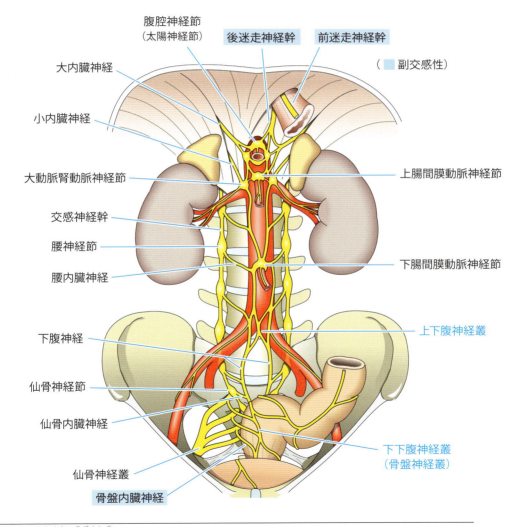

Hirschsprung病（ヒルシュスプルング病） 大腸壁の Auerbach 神経叢の先天的欠損症。S 状結腸以下に好発する。病変部の腸管は正常な蠕動運動を行えず，便の通過障害のために口側結腸が拡張する。先天性巨大結腸症ともいう。

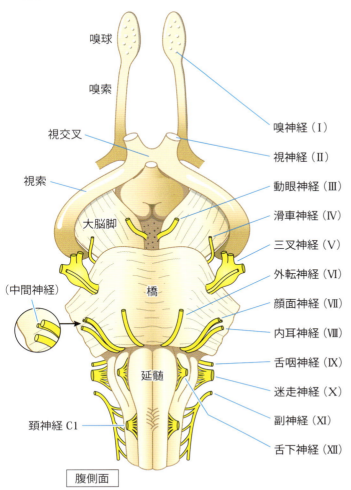
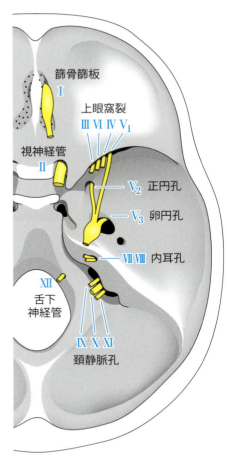

腹側面

番号	脳神経	線維の種類	頭蓋底の通路	脳への出入部位	血管との関係
I	嗅神経	S	篩骨篩板	嗅球	篩板前方に前篩骨動脈
II	視神経	S	視神経管	間脳	眼動脈と伴行
III	動眼神経	MP	上眼窩裂	大脳脚内側	海綿静脈洞内を走行，内頚動脈に接する（V_3以外）
IV	滑車神経	M	上眼窩裂	下丘の後方	
V	三叉神経	SM	上眼窩裂（V_1） 正円孔（V_2） 卵円孔（V_3）	橋腹外側部	
VI	外転神経	M	上眼窩裂	橋と延髄の境	
VII	顔面神経	SMP	内耳孔 → 茎乳突孔	橋と延髄の境	迷路動脈とともに内耳道を通過
VIII	内耳神経	S	内耳孔	橋と延髄の境	
IX	舌咽神経	SMP	頚静脈孔	延髄外側部	頚静脈孔を通過
X	迷走神経	SMP	頚静脈孔	延髄外側部	
XI	副神経	M	頚静脈孔	延髄・脊髄外側	
XII	舌下神経	M	舌下神経管	延髄前外側溝	

線維の種類：S＝知覚性，M＝運動性，P＝副交感性

Q164 脳神経の種類と出入りする位置

- ◉ 脳神経は 12 対。前から順に番号（I〜XII）が付く。
- ◉ いくつかの脳神経は脳底部の血管と密接な関係にある。

◆ 脳神経 cranial nerves は 12 対あり，前方から後方に向かって順に 1〜XII の番号が付く。その多くは，血管とともに頭蓋底にある孔・裂・管を通って頭蓋の外に出る。

◆ 脳神経は知覚性（嗅覚・視覚・聴覚などの特殊感覚を含む），運動性，副交感性の 3 種類の線維からなる。左ページの表に示すように，線維の構成は個々の脳神経によって異なる。

Q165 鼻腔に分布する神経

- ◉ 嗅覚線維のほかに，知覚線維，自律神経線維が分布する。

◆ 鼻粘膜は，鼻腔の大部分を占める気道としての呼吸部と，鼻腔の上壁付近を占める嗅部とに分けられる。嗅部粘膜には嗅細胞があり，その軸索が集まって嗅神経 olfactory nerve（I）となる。嗅神経は鼻腔上壁にある篩骨篩板の小孔を通って，嗅球 olfactory bulb に達する。ここで二次ニューロンに接続し，嗅索 olfactory tract となって大脳の嗅皮質に入る。

◆ 知覚線維は三叉神経に由来する。鼻腔の前部には眼神経（V₁）から分かれた前篩骨神経 anterior ethmoidal nerve が分布し，鼻中隔と鼻腔後部には上顎神経（V₂）由来の後鼻枝 posterior nasal branches と鼻口蓋神経 nasopalatine nerve が分布する。

◆ 交感神経線維は鼻腔に分布する蝶口蓋動脈，前・後篩骨動脈などの周囲に神経叢をつくって分布し，主として血管収縮性に作用する。副交感線維は顔面神経（VII）→ 大錐体神経 → 翼口蓋神経節を経て鼻腔に達し，血管の拡張と腺の分泌に働く。

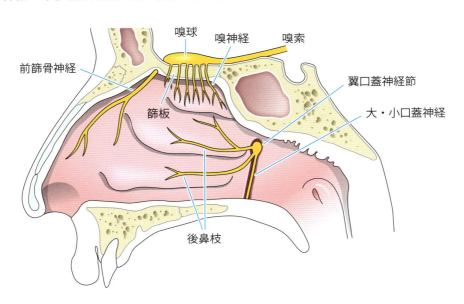

Q166 視神経と視覚の伝導路

- 視神経の線維は半交叉する。
- 視覚は後頭葉の鳥距溝周囲の皮質に投影される。

◆ **視神経** optic nerve（Ⅱ）は視覚の伝導路のうち，眼球から**視［神経］交叉** optic chiasma までの部分をいう。網膜で受けた光刺激は，視神経→視交叉→**視索** optic tract を経て，間脳の**外側膝状体** lateral geniculate body でニューロンを代え，**視放線** optic radiation となって後頭葉の**鳥距溝**周囲の一次視覚野に投射する。

◆ 視神経線維は視交叉で**半交叉**を行う。すなわち，網膜の外側半から出た線維は交叉せずに同側の視索に移行し，網膜の内側半からの線維は交叉して対側に移行する。したがって，網膜の右側への光刺激は右の一次視覚野へ投影される。

◆ 視覚は，左右だけでなく上下も対側へ投影される。すなわち，上方の映像は網膜下方に投影され，そのまま視神経下部→視交叉下部→外側膝状体下部→視放線下部→鳥距溝より下の舌状回へ投影される。結果として，脳の中では180度回転した画像を見ていることになる。

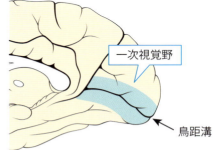

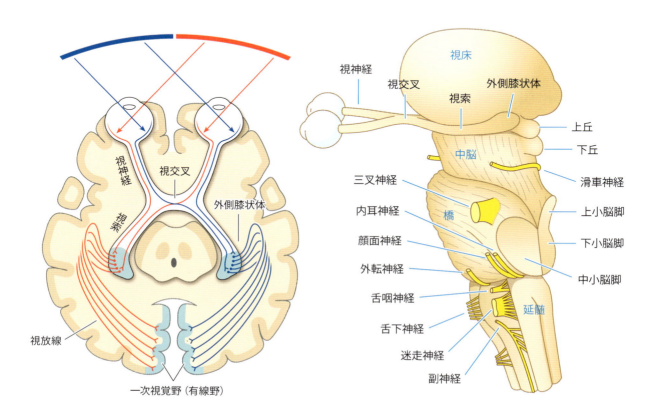

Q167 顔面・頭部に分布する神経

- 顔面の知覚は脳神経，後頭部の知覚は脊髄神経に入る。
- 顔面の筋は表情筋と咀嚼筋がある。

◆ 顔面および前頭部の皮膚には三叉神経 trigeminal nerve（V）の枝が分布する。また，後頭部には脊髄神経後枝の枝（大後頭神経，第三後頭神経）が，耳介とその後部には脊髄神経前枝の枝（小後頭神経，大耳介神経☞Q151）が分布する。

◆ 顔面の筋は表情筋と咀嚼筋に大別される。表情筋は顔面神経 facial nerve（Ⅶ）によって支配され，咀嚼筋は三叉神経第3枝の下顎神経（☞Q168）によって支配される。

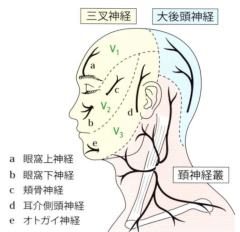

a 眼窩上神経
b 眼窩下神経
c 頬骨神経
d 耳介側頭神経
e オトガイ神経

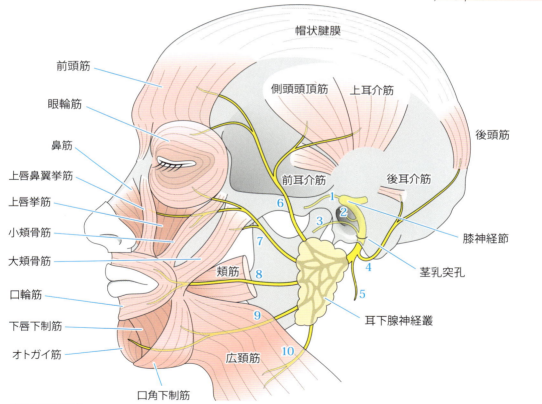

顔面神経（Ⅶ）

1	大錐体神経	翼口蓋神経節へ副交感線維を送る（涙腺の分泌）
2	アブミ骨筋神経	同名筋を支配
3	鼓索神経	舌神経に合流。顎下神経節へ副交感線維を送る（顎下腺・舌下腺の分泌）。舌前2/3の味覚
4	後耳介神経	後耳介筋，後頭筋を支配
5	二腹筋枝	顎二腹筋後腹を支配
6	側頭枝	｜
7	頬骨枝	｜ 表情筋を支配
8	頬筋枝	｜
9	下顎縁枝	｜
10	頸枝	｜

Q168 三叉神経の枝

- 第1枝と第2枝は顔面の知覚を司る。
- 第3枝は知覚線維のほかに咀嚼筋を支配する運動線維を含む。

◆ 三叉神経 trigeminal nerve はその名の通り，3枝に分かれて顔面および前頭部の皮膚に分布する。第1枝 眼神経 ophthalmic nerve と第2枝 上顎神経 maxillary nerve は知覚線維のみからなり，第3枝 下顎神経 mandibular nerve は咀嚼筋を支配する運動線維も含んでいる。

◆ これら3枝は側頭骨錐体の尖端で三叉神経節 trigeminal ganglion（半月神経節，Gasser神経節ともいう）をつくる。この神経節には感覚ニューロンの細胞体がある。

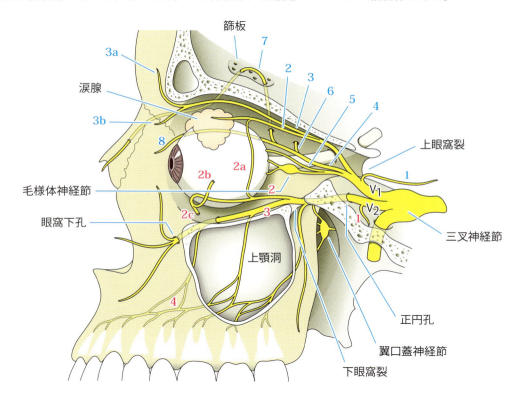

眼神経（V₁）

1　テント枝
2　涙腺神経　　　　涙腺，結膜へ
3　前頭神経　　　　前頭部の皮膚へ
 a　眼窩上神経
 b　滑車上神経
4　鼻毛様体神経　　以下の枝を出す
5　長毛様体神経　　角膜の知覚
6　後篩骨神経　　　同名孔を通り副鼻腔へ
7　前篩骨神経　　　同名孔，篩板を経て鼻粘膜へ
8　滑車下神経　　　眼瞼，涙嚢へ

上顎神経（V₂）

1　硬膜枝
2　頬骨神経　　　　頬部と側頭部の皮膚へ
 a　涙腺神経との交通枝
　　　　　　　　　副交感性分泌線維を送る
 b　頬骨側頭枝　　　同名孔を通り側頭部へ
 c　頬骨顔面枝　　　同名孔を通り頬部へ
3　眼窩下神経　　　眼窩下管を通り眼瞼，鼻翼，上唇へ
4　上歯神経叢　　　3の枝からなる。上顎の歯と歯肉へ

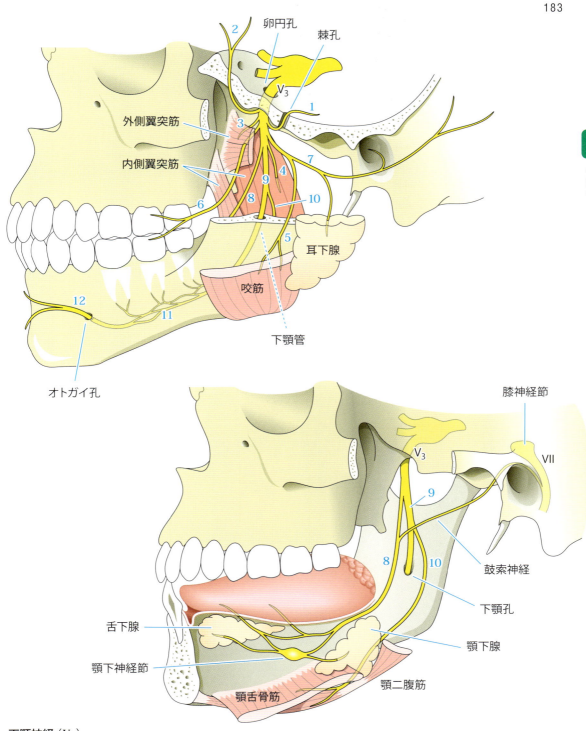

下顎神経 (V$_3$)

1	硬膜枝		
2	深側頭神経	側頭筋へ	⎫
3	外側翼突筋神経	同名筋へ	⎬ 咀嚼筋支配
4	内側翼突筋神経	同名筋へ	⎬
5	咬筋神経	同名筋へ	⎭
6	頬神経	頬粘膜の知覚	
7	耳介側頭神経	側頭部の皮膚，耳下腺，外耳道，鼓膜へ	
8	舌神経	舌前 2/3 の知覚，顎下腺・舌下腺の分泌	
9	下歯槽神経	下顎管に入る．以下の枝を出す	
10	顎舌骨筋神経	同名筋と顎二腹筋前腹を支配	
11	下歯神経叢	下顎の歯と歯肉へ	
12	オトガイ神経	オトガイと下唇へ	

Q169 耳に分布する神経

● 外耳，中耳，内耳でそれぞれ分布する神経が異なる。
● 内耳神経は蝸牛神経と前庭神経からなる。

① **外耳**　知覚：耳介側頭神経（下顎神経V_3の枝），大耳介神経・小後頭神経（C_2前枝），
　　　　　　　　迷走神経耳介枝（X）
　　　　　運動：顔面神経（Ⅶ）→ 耳介筋を支配
② **中耳**　知覚：鼓室神経叢 tympanic plexus（主に舌咽神経Ⅸ）　☞Q209
　　　　　　　　鼓索神経 chorda tympani：顔面神経から分かれ，鼓膜の内側を通過したのち頭蓋外に出て舌神経（V_3の枝）に合流する。
　　　　　運動：下顎神経（V_3）→ 鼓膜張筋神経 nerve to tensor tympani
　　　　　　　　顔面神経（Ⅶ）→ アブミ骨筋神経 nerve to stapedius　☞Q208
③ **内耳**　内耳神経 vestibulocochlear nerve（Ⅷ）が分布
　　　　　聴覚：ラセン器 → 蝸牛神経 cochlear nerve　☞Q210
　　　　　平衡覚：半規管 → 前庭神経 vestibular nerve

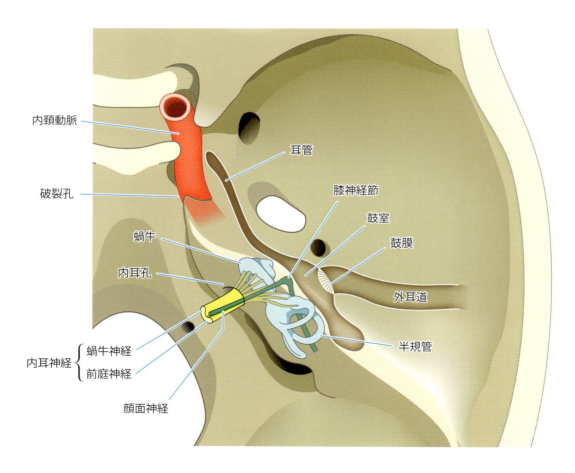

Q170 聴覚の伝導路

- ● 聴覚刺激は外側毛帯，下丘，内側膝状体を通る。
- ● 聴覚刺激は両側性に上行する。

◆ 鼓膜の振動は耳小骨を介して前庭窓に伝えられ，蝸牛内のリンパ液を振動する。リンパの振動は有毛細胞を刺激し，興奮を引き起こす（☞Q210）。この興奮は蝸牛を取り巻く**ラセン神経節** spiral ganglion にある一次ニューロンによって感知され，**蝸牛神経** cochlear nerve（Ⅷ）となって延髄に伝えられる。

◆ 延髄の**蝸牛神経核** cochlear nuclei（背側核と腹側核）で二次ニューロンに接続し，一部は同側性に，大部分は対側性に**外側毛帯** lateral lemniscus を上行する。

◆ 中脳の下丘核，**内側膝状体** medial geniculate body でさらにニューロンを代え，内包後脚で**聴放線** acoustic radiation となって側頭葉の横側頭回の聴覚野に投射する。

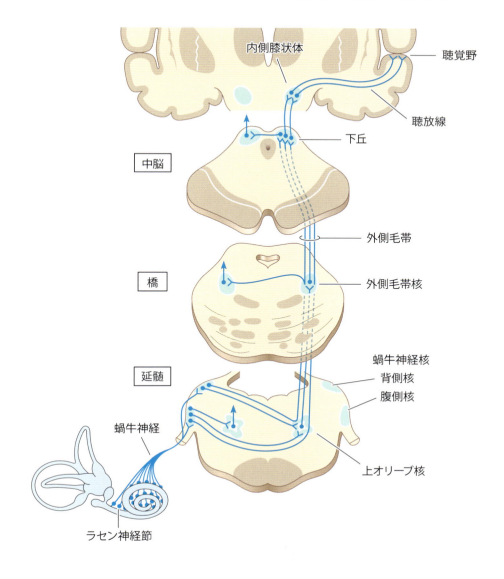

Q171 舌に分布する神経

- ◉ 舌筋は随意筋であり舌下神経が支配する。
- ◉ 知覚（味覚）線維は2系統ある。

◆ 舌筋は横紋筋からなり，咀嚼，嚥下，発声に働く。すべての舌筋は**舌下神経** hypoglossal nerve（Ⅻ）が支配する。

◆ 舌粘膜は発生学的に2つの部分からなり，前2/3は第1鰓弓，後1/3は第3鰓弓に由来する。そのため支配する神経も異なる。

知覚	前2/3	**舌神経** lingual nerve → 下顎神経（V₃）
	後1/3	**舌咽神経** glossopharyngeal nerve（Ⅸ）
味覚	前2/3	舌神経 → **鼓索神経** → 顔面神経（Ⅶ）；**中間神経** intermediate nerve
	後1/3	**舌咽神経**（Ⅸ）

※舌根中央には迷走神経（Ⅹ）も分布する

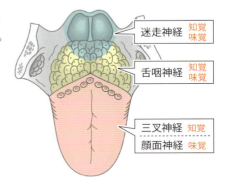

Q172 咽頭・喉頭に分布する神経

- ◉ 嚥下を司る咽頭筋は迷走神経と舌咽神経が支配する。
- ◉ 発声に関わる喉頭には迷走神経の枝が分布する。

◆ 咽頭は，**舌咽神経（Ⅸ），迷走神経（Ⅹ），交感神経**からなる**咽頭神経叢** pharyngeal plexus によって支配される。
　運動：上・中・下咽頭収縮筋は主に迷走神経が支配し，茎突咽頭筋・耳管咽頭筋は舌咽神経が支配する。
　知覚：大部分は舌咽神経に入るが，喉頭部は**上喉頭神経** superior laryngeal nerve（→迷走神経）の**内枝**が分布する。

◆ 喉頭は呼吸器の一部であり，発声器として働く。
　外喉頭筋：喉頭と周囲をつなぐ筋。頸神経叢（☞Q151）の枝が支配する。
　　　　　　胸骨甲状筋：頸神経ワナ（C₁〜C₃）
　　　　　　甲状舌骨筋：甲状舌骨筋枝（C₁）
　内喉頭筋：喉頭内で発声に働く筋（☞Q57）。輪状甲状筋のみ上喉頭神経（←迷走神経）**外枝**の支配を受ける。その他の筋は**下喉頭神経** inferior laryngeal nerve（←反回神経←迷走神経）が支配する。
　喉頭粘膜：迷走神経からの知覚線維が分布する。
　　　　　　声門より上部：上喉頭神経内枝
　　　　　　声門より下部：下喉頭神経

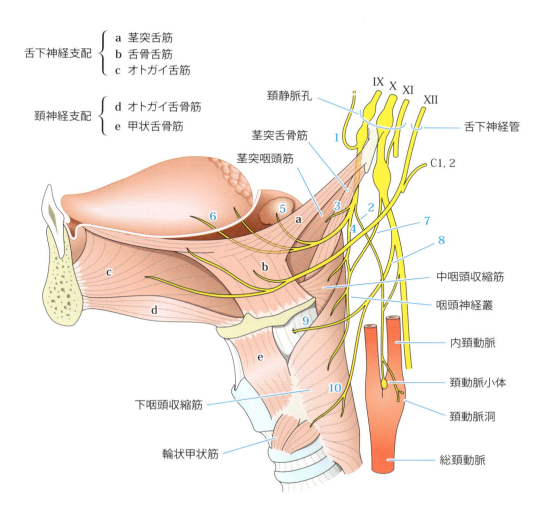

舌咽神経（IX）

1	鼓室神経	鼓室神経叢をつくる
2	頚動脈洞枝	循環反射の求心路
3	茎突咽頭筋枝	同名筋を支配
4	咽頭枝	咽頭神経叢に参加
5	扁桃枝	口蓋扁桃へ
6	舌枝	舌後1/3の知覚と味覚

迷走神経（X）の頚部

7	咽頭枝	咽頭神経叢をつくる
8	上喉頭神経	
9	内枝	喉頭粘膜へ
10	外枝	下咽頭収縮筋，輪状甲状筋を支配

副神経（XI）

延髄根由来の線維：迷走神経に合して口蓋筋と咽頭筋の多くを支配

脊髄根由来の線維：胸鎖乳突筋と僧帽筋を支配

舌下神経（XII）

すべての舌筋を支配

Q173 迷走神経の分布

● 主に副交感線維からなり，頭頸部のみならず胸腹部内臓に広く分布する。

◆ **迷走神経** vagus nerve（X）は，舌咽神経および副神経とともに頸静脈孔を通って頭蓋外に出る。頸部では内頸動脈・総頸動脈の後外側を下り，胸腔に入る。

◆ 途中，咽頭，喉頭，心臓神経叢へ枝を送る。また，右は鎖骨下動脈，左は大動脈弓を乗り越える際に，上方に向かって**反回神経** recurrent laryngeal nerve を出す。その後，食道とともに横隔膜を貫いて腹腔に入り，腹腔神経叢に参加する。

◆ 迷走神経の主成分は，延髄の迷走神経背側核から起こる副交感線維であり，内臓平滑筋，腺，心筋に分布する。

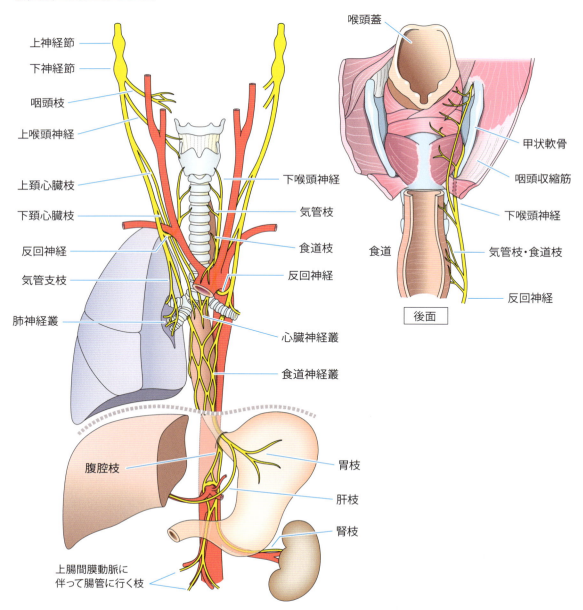

Q174 頚部の筋を支配する神経

● 浅層には脳神経，深層には脊髄神経が分布する。
● 胸鎖乳突筋と僧帽筋は副神経の脊髄根が支配する。

①広頚筋：顔面神経頚枝（Ⅶ）＋頚横神経（C_3）
②胸鎖乳突筋・僧帽筋：副神経（Ⅺ）＋頚神経叢筋枝
③顎二腹筋前腹・顎舌骨筋：顎舌骨筋神経（V_3）
④顎二腹筋後腹・茎突舌骨筋：顔面神経（Ⅶ）
⑤舌骨下筋群：頚神経ワナ（$C_1 \sim C_3$）

◆ 副神経 accessory nerve（Ⅺ）は，副神経核から起こる脊髄根と，疑核から起こる延髄根が頭蓋内で合わさり，迷走神経とともに頚静脈孔を出る。延髄根（内枝）は迷走神経に合流し，口蓋筋と咽頭筋を支配する。脊髄根（外枝）は外下方に向かい，胸鎖乳突筋と僧帽筋を支配する。

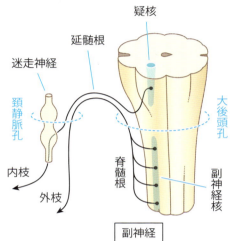

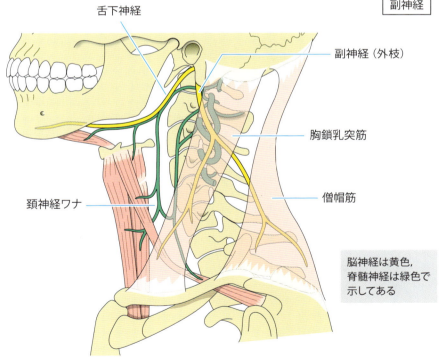

脳神経は黄色，脊髄神経は緑色で示してある

副神経の名前の由来 副神経の「副」は，まだ脳神経12対が確定していなかった時代の名残。当時は頚静脈孔を通過する神経をすべて「頚静脈神経」と呼んでおり，現在の舌咽神経は頚静脈神経舌咽部，迷走神経は主部，副神経は副部と区分していた。

Q175 唾液腺の分泌線維

- ● 顎下腺・舌下腺の分泌線維は顔面神経（中間神経）由来。
- ● 耳下腺の分泌線維は舌咽神経由来。

◆ 主な唾液腺には耳下腺，顎下腺，舌下腺があり，それぞれ交感神経と副交感神経が分布する。交感神経は外頸動脈神経叢に由来し，血管運動性に作用する。副交感神経は唾液の分泌を司る。

◆ 顎下腺と舌下腺の分泌線維は顔面神経（中間神経 intermediate nerve）に由来する。節前線維は上唾液核 superior salivary nucleus から起こり中間神経 → 鼓索神経 → 舌神経（V_3）を経て，顎下神経節で節後線維と交代し，それぞれの腺に分布する。

◆ 耳下腺の分泌線維は舌咽神経に由来する。節前線維は延髄の下唾液核 inferior salivary nucleus から起こり鼓室神経 → 鼓室神経叢 → 小錐体神経を経て，耳神経節で節後線維と交代する。節後線維は耳介側頭神経（V_3）とともに走行して耳下腺に至る。

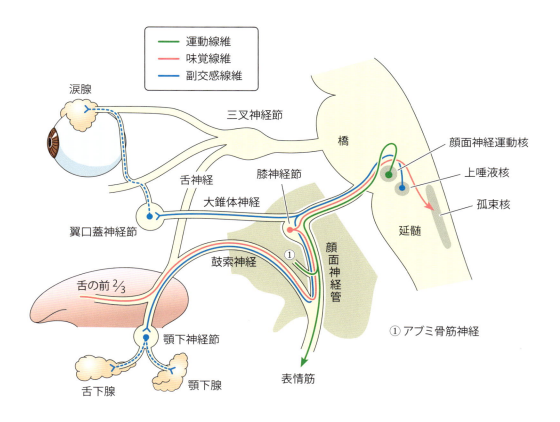

中間神経の名前の由来 顔面神経と内耳神経の中間で脳幹を出るのでこの名がある（178ページ図参照）。唾液腺の分泌を司る副交感線維と，舌の前2/3からの味覚線維で構成される。表情筋を支配する運動線維（狭義の顔面神経）とは肉眼的に区別できるため，かつては別個に扱われていたが，現在は顔面神経の一部に含めている。

Q176 脳神経に属する神経節

● 知覚性のものと副交感性のものがある。

1) 知覚神経節（脊髄神経節に相当する）
① 顔面の知覚：三叉神経節（Ⅴ）→ 三叉神経脊髄路核と主知覚核
② 舌前2/3の味覚：膝神経節（Ⅶ）→ 孤束核
③ 聴覚：ラセン神経節（Ⅷ）→ 蝸牛神経核
④ 平衡覚：前庭神経節（Ⅷ）→ 前庭神経核
⑤ 舌後1/3の味覚：舌咽神経の上神経節と下神経節（Ⅸ）→ 孤束核
⑥ 胸腹部の内臓知覚：迷走神経の上神経節と下神経節（Ⅹ）→ 迷走神経背側核

2) 副交感神経節（腺などに分布する）
① 動眼神経副核 → 毛様体神経節（Ⅲ）→ 瞳孔括約筋・毛様体筋
② 上唾液核 → 中間神経 → 翼口蓋神経節（V₂）→ 涙腺と鼻腺，口腔の腺
③ 上唾液核 → 鼓索神経 → 顎下神経節（V₃）→ 顎下腺，舌下腺
④ 下唾液核 → 鼓室神経 → 耳神経節（V₃）→ 耳下腺
⑤ 迷走神経背側核・腹側核 → 迷走神経 → 末梢の神経節（Auerbach神経叢など）→ 呼吸器，消化器，心臓

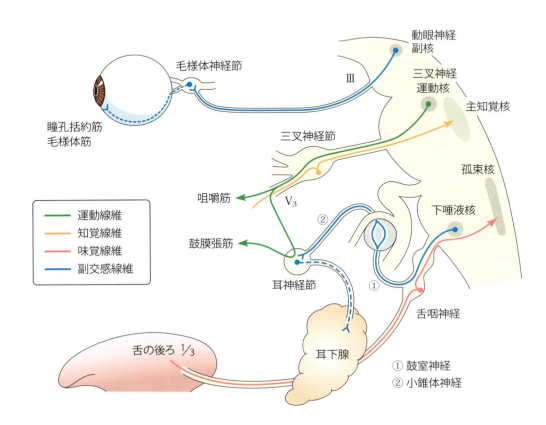

Q177 脳神経の核

● 脳神経核は中脳から延髄に集中して存在する。

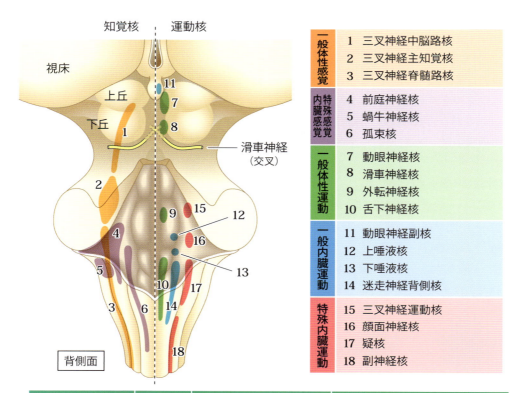

核の名称	神経	主な線維	核の存在位置
動眼神経核	Ⅲ	運動性	中脳　上丘の高さ
〃　副核		副交感性	中脳　上丘の高さ
滑車神経核	Ⅳ	運動性	中脳　下丘の高さ
三叉神経運動核	Ⅴ	運動性	橋
〃　中脳路核		知覚性（深部感覚）	中脳
〃　主知覚核		知覚性（触覚）	橋
〃　脊髄路核		知覚性（温痛覚）	橋～延髄
外転神経核	Ⅵ	運動性	橋　菱形窩の顔面神経丘直下
顔面神経核	Ⅶ	運動性	橋～延髄　網様体の中
上唾液核		副交感性	橋～延髄　顔面神経核の背側
孤束核	Ⅶ Ⅸ Ⅹ	知覚性（味覚）	橋～延髄
前庭神経核	Ⅷ	知覚性（平衡覚）	橋～延髄
蝸牛神経核		知覚性（聴覚）	橋～延髄
疑核	Ⅸ Ⅹ Ⅺ	副交感性	延髄網様体の中
下唾液核	Ⅸ	副交感性	延髄　疑核とオリーブ核の間
迷走神経背側核	Ⅹ	副交感性	延髄　迷走神経三角（灰白翼）
副神経核	Ⅺ	運動性	頸髄　疑核の下端～C_5
舌下神経核	Ⅻ	運動性	延髄　菱形窩の舌下神経三角

Q178 脳の発生と区分

- ◉ 脳と脊髄は神経管から発生する。
- ◉ 脳は大脳，間脳，中脳，小脳，橋，延髄に分けられる。

◆ 中枢神経系は外胚葉に由来する神経管から発生する。神経管の頭方は拡張して脳になり，尾方は管のまま脊髄となる。神経管の内腔は脳室系になる。

一次脳胞	二次脳胞	外壁		内腔
前脳胞	終脳	大脳半球 大脳核		側脳室
	間脳	間脳	視床 視床下部 視床上部	第三脳室
中脳胞	中脳	中脳		中脳水道
菱脳胞	後脳	小脳 橋		第四脳室
	髄脳	延髄		
神経管下部		脊髄		中心管

◆ 脳は発生学的に終脳 telencephalon，間脳 diencephalon，中脳 mesencephalon，後脳 metencephalon，髄脳 myelencephalon の5部に区分される。いわゆる大脳 cerebrum とは，終脳の大部分を占める大脳半球とその深部にある大脳核のことである。脳幹 brain stem とは，中脳，橋，延髄を合わせた一般的な名称である。

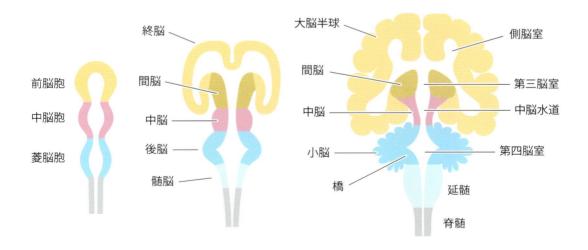

Q179 大脳の外表面

- 葉間溝により前頭葉・頭頂葉・後頭葉・側頭葉に分ける。
- 溝と溝の間の高まりを回という。

◆ 大脳の表面の溝を**大脳溝** cerebral sulci という。溝と溝の間は隆起しており，**大脳回** cerebral gyri という。各葉を分ける溝を葉間溝といい，葉内の溝を葉内溝という。

前頭葉 frontal lobe
頭頂葉 parietal lobe
後頭葉 occipital lobe
側頭葉 temporal lobe

1) 葉間溝
① **中心溝** central sulcus：前頭葉と頭頂葉の間。
② **外側溝** lateral sulcus：前頭葉・頭頂葉と側頭葉の間。Sylvius 裂ともいう。
③ **頭頂後頭溝** parieto-occipital sulcus：頭頂葉と後頭葉の間。

2) 主な葉内溝と大脳回
④ 中心前溝：中心溝の前でこれに平行して走る。
⑤ **中心前回** precentral gyrus：中心前溝と中心溝の間（一次運動野がある）。
⑥ 中心後溝：中心溝の後ろでこれに平行して走る。
⑦ **中心後回** postcentral gyrus：中心後溝と中心溝の間（一次体性感覚野がある）。
⑧ **鳥距溝** calcarine sulcus：後頭葉の内側面にあり，前端は頭頂後頭溝に接する。
⑨ 楔部：鳥距溝と頭頂後頭溝の間の三角（一次・二次視覚野）。
⑩ 舌状回：鳥距溝の下（一次・二次視覚野）。
⑪ 頭頂間溝：外表面で頭頂葉を上・下の頭頂小葉に分ける。
⑫ **縁上回** supramarginal gyrus：下頭頂小葉のうち外側溝の周囲の部分。
⑬ **角回** angular gyrus：下頭頂小葉のうち上側頭溝の周囲の部分。
⑭ 帯状溝：内表面で前頭葉の中央を脳梁に平行に走る。
⑮ **帯状回** cingulate gyrus：帯状溝と脳梁の間。
⑯ 頭頂下溝：頭頂葉の内表面で脳梁に平行して走る。
⑰ 側副溝 collateral sulcus：側頭葉の下面で最内側の溝。
⑱ **海馬傍回** parahippocampal gyrus：側副溝の内側。
⑲ 終板傍回：脳梁吻の下で終板の前の狭い部分。
⑳ 梁下野：脳梁吻の下で終板傍回の前の部分。

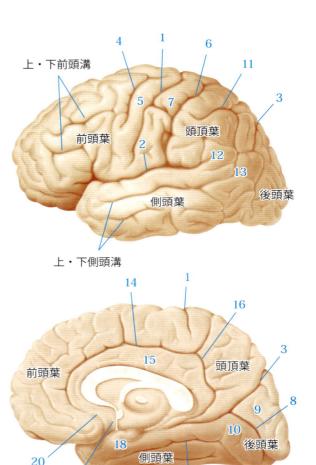

Q180 大脳正中面の構造

● 第三脳室の壁を構成するものは？
● 視床とその周囲構造の関係に注目する。

◆ 大脳を正中断したときに観察できる構造を図に示した。
① **第三脳室** third ventricle：側脳室，中脳水道と交通する。☞Q181
② **脳梁**（りょう）corpus callosum：左右の大脳半球を結ぶ線維束。☞Q197
③ **前交連** anterior commissure：終板の後ろに接して横走する線維束。左右の側頭葉を連絡する。☞Q197
④ **脳弓** fornix：海馬から起こり乳頭体に至る線維束。☞Q197
⑤ **透明中隔** septum pellucidum：脳梁と脳弓との間に張る薄い垂直の壁。
⑥ **室間孔** interventricular foramen：視床下溝の前端にあり，側脳室に連なる。
⑦ **第三脳室脈絡叢**（みゃくらくそう）：第三脳室上壁に沿う。中に内大脳静脈がある。
⑧ **視床間橋** interthalamic adhesion：左右の視床の接合部分。
⑨ **終板** lamina terminalis：第三脳室の前壁。発生学的には神経管の前端（終脳不対部）。
⑩ **視床下溝** hypothalamic sulcus：視床と視床下部の境界。

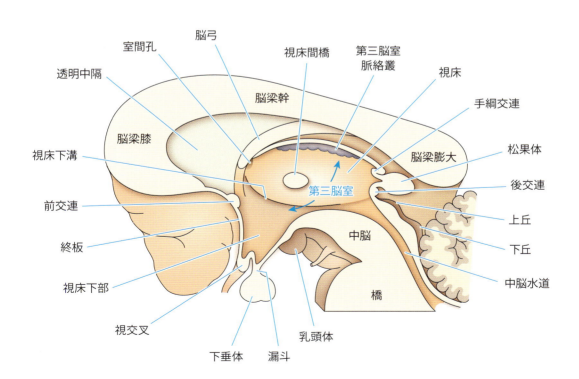

Q181 脳室と髄液循環

◉脳室は，脳の発生過程で神経管の内腔が拡張したもの。
◉脳脊髄液は脈絡叢で産生され，第四脳室の孔を通ってクモ膜下腔に出る。

◆脳室は神経管の内腔が発達したもので，左右の**側脳室** lateral ventricle，**第三脳室** third ventricle，**第四脳室** fourth ventricle の計4室ある。側脳室と第三脳室は**室間孔**（Monro 孔）でつながり，第三脳室と第四脳室は**中脳水道** aqueduct of midbrain でつながっている。第四脳室は脊髄の**中心管** central canal に連なる。

◆脳の軟膜はところどころで脳室内腔を覆う上衣と密着し，脈絡組織をつくる。脈絡組織が血管とともに脳室内腔に突出したものが**脈絡叢** choroid plexus である。脈絡叢は各脳室にあり，ここで産生された脳脊髄液が脳室系を満たしている。

◆脳脊髄液は脳室系を循環したのち，第四脳室の**正中口**（Magendie 孔）と**外側口**（Luschka 孔）を通って脳表面のクモ膜下腔へと導かれる。クモ膜下腔を循環した脳脊髄液は，上矢状静脈洞内に突出する**クモ膜顆粒**から血管内に吸収される。

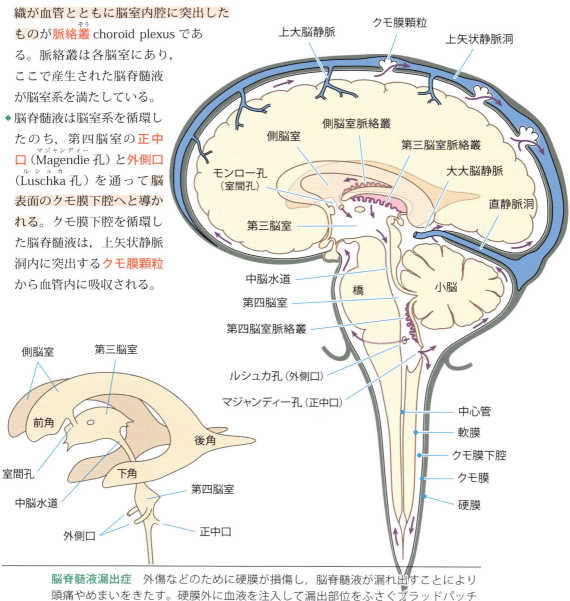

脳脊髄液漏出症 外傷などのために硬膜が損傷し，脳脊髄液が漏れ出すことにより頭痛やめまいをきたす。硬膜外に血液を注入して漏出部位をふさぐブラッドパッチ療法が行われている。

Q182 大脳の断面でみられる構造

- 大脳核，視床，内包などの位置関係が重要。
- 断面によってみられる構造が異なる。

◆ CTやMRIによる脳の断層画像を読み解くためには，各構造物の位置関係を立体的に理解していなければならない。下図に**水平断** horizontal section と**冠状断** coronal section（**前頭断** frontal section）の代表的な断面を示した。断面が平行移動すると，各構造物の位置や形が変化することに注意が必要である。

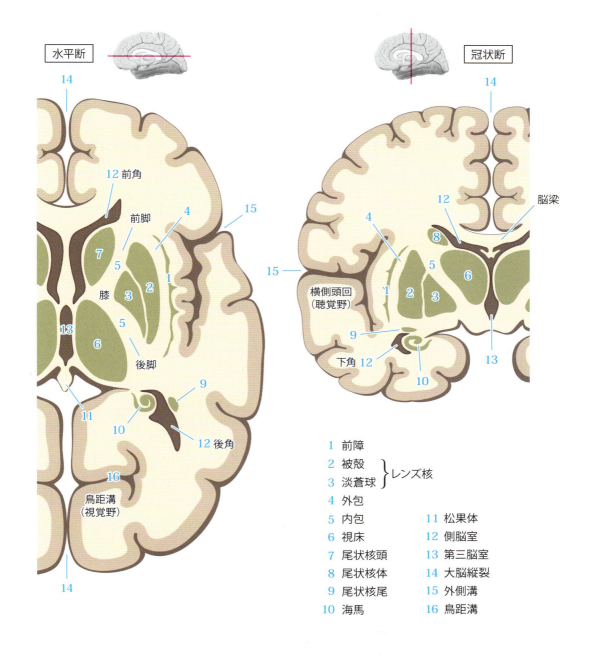

1	前障
2	被殻 ┐レンズ核
3	淡蒼球 ┘
4	外包
5	内包
6	視床
7	尾状核頭
8	尾状核体
9	尾状核尾
10	海馬
11	松果体
12	側脳室
13	第三脳室
14	大脳縦裂
15	外側溝
16	鳥距溝

Q183 大脳皮質の機能局在

◉ 大脳では新皮質が大部分を占める。
◉ 皮質の特定の領域に特定の機能がある。

◆ 大脳皮質は系統発生学的に新しい**新皮質** neocortex と古い**古皮質** paleocortex, **原始皮質** archicortex に分けられる。ヒトでは大脳皮質の大部分を新皮質が占めている。
◆ 皮質の細胞構築は部位により異なり,それに基づいて Brodmann(ブロードマン)は大脳皮質を 52 の領野に分け,この分類が広く用いられている。
◆ 大脳皮質には特定の領域に特定の機能があることが知られており,機能局在という。次のような皮質中枢がある。

① 一次**運動野**:中心前回(ブロードマンの 4 野)
② 一次**体性感覚野**:中心後回(1・2・3 野)
③ 一次**視覚野**:鳥距溝の周囲(17 野)
④ 二次視覚野(視覚連合野):一次視覚野の周囲(18・19 野)
⑤ 一次**聴覚野**:横側頭回(上側頭回の上面)(41 野)
⑥ 二次聴覚野:一次聴覚野の周囲(22・42 野)
⑦ **運動性言語野**:下前頭回の後部(44・45 野)=**ブローカ中枢**
⑧ **感覚性言語野**:上側頭回の後部,角回・縁上回(22・39・40 野)=**ウェルニッケ中枢**

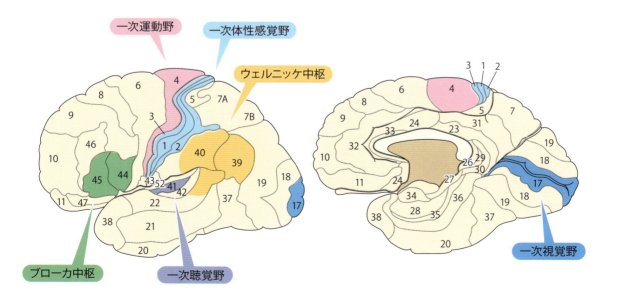

失語症 ウェルニッケ中枢の障害 → 感覚性失語(言葉の意味が理解できない)
ブローカ中枢の障害 → 運動性失語(話すことができない)

Q184 嗅脳系

◉ 嗅覚に関わる部分で，ヒトでは退化的。

◆ 嗅球，嗅索，嗅三角，梁下野，終板傍回など嗅覚に関わる部分を**嗅脳系** olfactory system という。**古皮質からなり**，ヒトでは発達が悪い。

◆ 嗅三角からの線維は主に外側嗅条を通じて海馬傍回に伝えられる。この付近が一次嗅覚中枢と考えられている。

> **鈎発作** 海馬傍回の前端でカギ状に曲がる部分を鈎 uncus という。この部の損傷によって嗅覚性の幻覚が起こることがあり，鈎発作という。

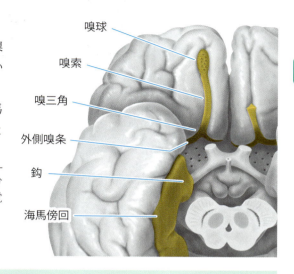

Q185 大脳辺縁系

◉ 間脳・脳梁を囲む部分を大脳辺縁系といい，本能や情動を司る。

◆ 間脳と脳梁を取り囲む**帯状回** cingulate gyrus や**海馬傍回** parahippocampal gyrus などを**辺縁葉** limbic lobe といい，これに**海馬** hippocampus や**扁桃体** amygdaloid body などを加えて**大脳辺縁系** limbic system という。

◆ 大脳辺縁系は**古皮質と原始皮質からなり**，本能や情動などの自律的な行動を支配する。同様に自律的な活動を支配する視床下部とあわせて「内臓脳」とも呼ばれる。

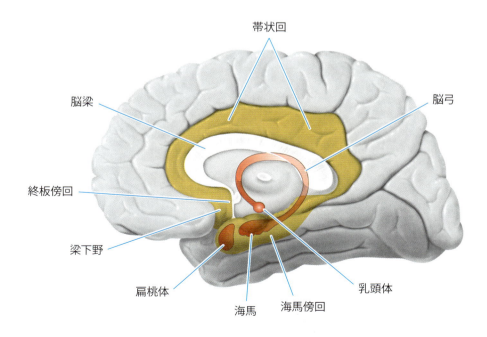

Q186 大脳基底核の種類

● 大脳髄質中に存在する数個の灰白質塊。

◆ 大脳核は大脳髄質中に存在する灰白質の塊で，大脳半球の基底部にあるので基底核 basal nuclei ともいう。次のものがある。

①尾状核 caudate nucleus：視床の前方から背外側をまわり，さらに側脳室の内側上方を通って，視床をC字状に取り囲むように位置する。頭・体・尾の3部に分ける。

②レンズ核 lentiform nucleus：内側の淡蒼球 pallidum（有髄線維に富むために淡い色調を示す）と，外側の被殻 putamen（やや赤褐色を示す）を合わせて，その形からレンズ核という。ただし，発生学的には別のものである。☞Q187

③前障 claustrum：被殻の外側，島皮質の深層にある薄い灰白層。機能はよくわかっていない。

④扁桃体 amygdaloid body：側頭葉の下内側で鉤の深層にあるアーモンド形の灰白質。機能的には大脳辺縁系に属する核と考えられている。

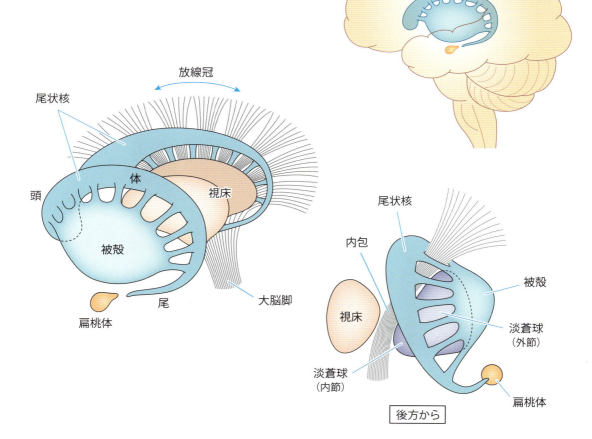

Q187 線条体の区分と機能

- ◉ 尾状核と被殻を合わせて［新］線条体という。
- ◉ 錐体外路系の中枢として運動制御に関わる。

◆ 尾状核と被殻は本来1つの灰白質塊で，内包の発達によって2つの核に分けられたものである。両者を合わせて線条体 striatum という（内包を構成する線条が多数横切るためこの名がある）。系統発生学的に新しいことから新線条体とも呼ぶ。

◆ これに対し，淡蒼球は系統発生学的に古く古線条体とも呼ばれ，間脳に由来するといわれる。

◆ 新線条体は大脳皮質からの入力を受け，淡蒼球と黒質 substantia nigra へ投射する。淡蒼球・黒質は主に視床へ出力を送る。この回路は錐体外路系（☞Q147）の中枢として骨格筋の運動制御に関わっている。

◆ 線条体から出力部（淡蒼球内節と黒質）に直接投射する回路を直接路，淡蒼球外節と視床下核を経由する回路を間接路という。直接路は出力部を抑制し，間接路は興奮させる。この2つの回路のバランスが崩れると，手足のふるえ（振戦）などの特異な運動障害が出現する。

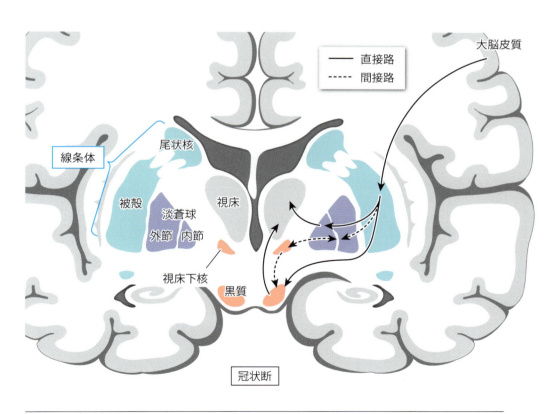

冠状断

Parkinson病　黒質のドーパミン作動性ニューロンの変性による錐体外路障害。振戦，寡動，筋緊張などが出現する。治療薬として L-DOPA（ドーパミン誘導体）がある。

Q188 内包を構成する線維

● レンズ核の内側面を覆う白質。
● 大脳皮質に出入りする神経線維がここを通るため重要。

◆ 大脳髄質は白質すなわち神経線維の集合体からなる。そのうち，レンズ核の内側面を覆う線維を内包 internal capsule，外側面を覆う線維を外包 external capsule と呼ぶ。また，前障と島皮質の間の白質を最外包という。

◆ 内包は大脳皮質と下位の脳・脊髄を連絡する投射線維からなる。下位の脳から起こり大脳皮質に向かう上行性線維と，大脳皮質から起こり下位の脳・脊髄に向かう下行性線維がある。これらの線維は内包より上方では皮質に向かって放散し，放線冠 coronary radiation をつくる。内包より下方では中脳の大脳脚へと続く。

◆ 水平断で内包をみると，前方は尾状核とレンズ核の間に，後方は視床とレンズ核との間にはさまれた，くの字形をしており，前脚 anterior limb，膝 genu，後脚 posterior limb の3部に分ける。レンズ核の後ろにも内包に属する大きな線維群があり，レンズ後部とレンズ下部に分ける。

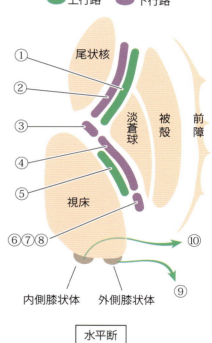

◆ 内包を通過する投射線維は次のものがある。
前脚：①前視床脚（視床と前頭葉とを連絡する線維）
　　　②前頭橋路（前頭葉から橋核に至る線維）
膝　：③皮質核路（運動野から脳幹の運動核に至る線維）
後脚：④皮質脊髄路（運動野から脊髄前角に至る線維）
　　　⑤視床皮質路（視床から体性感覚野に至る線維）
　　　⑥頭頂橋路（頭頂葉から橋核に至る線維）
　　　⑦側頭橋路（側頭葉から橋核に至る線維）
　　　⑧後頭橋路（後頭葉から橋核に至る線維）
レンズ後部：⑨視放線（外側膝状体から視覚野に至る線維）
レンズ下部：⑩聴放線（内側膝状体から聴覚野に至る線維）

◆ 上記のうち皮質核路と皮質脊髄路は錐体路（☞Q146）と呼ばれる下行性線維で，大脳皮質の運動野から起こり，内包の膝から後脚にわたって通過する。その際，体部位局在性がみられ，頭頸部に至る運動性線維は膝を，上肢と体幹に至る線維は後脚の前部および中部を，下肢に至る線維は後脚の後部を通過する。

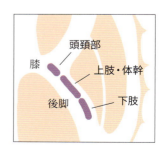

内包性片麻痺　内包には投射線維が密集しているので，脳出血が内包にまで波及した場合，小出血でも大きな障害として対側の運動麻痺が起こる。

Q189 視床核の種類

- ●間脳の大部分を占める大きな灰白質塊。
- ●多くの核を持ち，大脳皮質と下位脳の中継中枢として働く。

◆ 視床 thalamus は間脳の大部分を占める大きな灰白質塊で，内側は第三脳室に面し，外側は内包に接する。多数の神経核からなり，大脳皮質と下位脳（大脳基底核，辺縁系，小脳，知覚神経核など）を相互に線維連絡し，これらの中継核として働く。

◆ 主な視床核は次のものがある。
① 前核：乳頭視床束を受け，帯状回に線維を送る。
② 内側核：扁桃体と前頭葉皮質を連絡し，情動に関与する。
③ 外側核：髄板の外側の核群
　背側核：他の視床核から線維を受け，皮質連合野と連絡する。
　腹側核：機能的に次の核に分けられる。
　　前腹側核：淡蒼球から線維を受け，運動野へ
　　外側腹側核：小脳から線維を受け，運動野へ
　　後外側腹側核：体肢の体性感覚を受け，体性感覚野へ
　　後内側腹側核：頭部の体性感覚を受け，体性感覚野へ
④ 後核（視床枕）：視覚，聴覚，体性感覚に関与する。
⑤ 外側膝状体 lateral geniculate body：視覚路の中継核
⑥ 内側膝状体 medial geniculate body：聴覚路の中継核

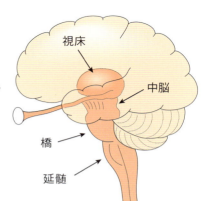

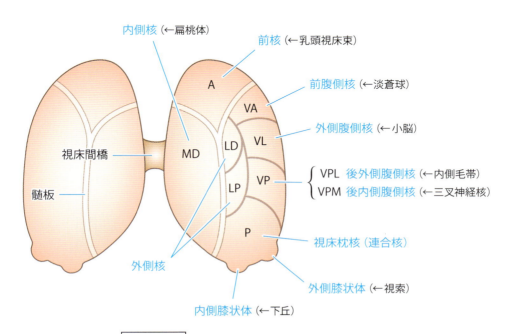

上方から

Q190 視床下部

- ◉ 第三脳室の底にあり，多くの核からなる。
- ◉ 自律神経系の最高中枢として機能する。

◆ **視床下部** hypothalamus は第三脳室の底をなし，視床とは視床下溝によって境される。多数の核があり，大脳皮質，視床，脳幹，下垂体などと相互に線維連絡し，自律神経系の最高中枢として個体の生命維持や種族保存に働く。主な機能として，①体温調節，②摂食，③水分調節，④糖脂質代謝，⑤性行動などの中枢がある。

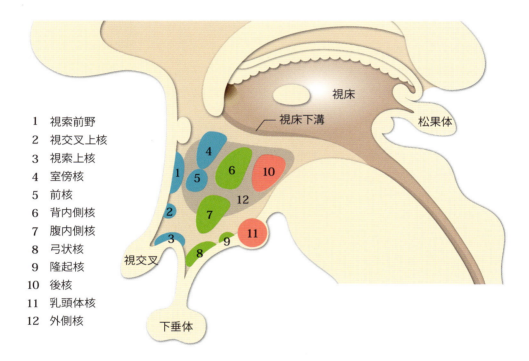

1. 視索前野
2. 視交叉上核
3. 視索上核
4. 室傍核
5. 前核
6. 背内側核
7. 腹内側核
8. 弓状核
9. 隆起核
10. 後核
11. 乳頭体核
12. 外側核

Q191 小脳の外形と区分

- ◉ 脳幹の背側に位置し，3対の脚で脳幹と結合する。
- ◉ 前葉・後葉は見かけ上の区分で，機能との関連は薄い。
- ◉ 系統発生学的な区分は機能と一致する。

◆ **小脳** cerebellum は後脳の背側から発生し，後頭蓋窩に位置する。左右の膨隆した**小脳半球** hemisphere of cerebellum と，正中部のくびれた**虫部** vermis からなる。

◆ 小脳の表面には多数の溝があり小脳をいくつかの小脳葉に分けるが，特に深い溝である第一裂と後外側裂を境として**前葉** anterior lobe，**後葉** posterior lobe，**片葉小節葉** flocculonodular lobe に大きく分けられる。

- 小脳は3対の小脳脚 cerebellar peduncles で脳幹と連絡する。上小脳脚は中脳と，中小脳脚は橋と，下小脳脚は延髄と連絡する。
- 小脳も大脳と同様に皮質と髄質からなる。髄質中に4対の小脳核（歯状核，栓状核，球状核，室頂核）があり，皮質と連絡している。

- 小脳は系統発生学的に3部に区分される。各部はそれぞれ別個の線維連絡を持ち，別個の機能を果たしている。

①原始小脳 archicerebellum（前庭小脳）：脳幹の背面に接する部分で，片葉小節葉と小脳小舌にあたる。内耳の前庭器から前庭神経核 → 下小脳脚を介して平衡覚を受け，身体の平衡を保つ働きをする。

②古小脳 paleocerebellum（脊髄小脳）：虫部とその近傍（傍虫部）を占める。上・下小脳脚を介して脊髄小脳路から深部感覚を受け，筋の緊張を調節し，姿勢を維持する。

③新小脳 neocerebellum（橋小脳）：小脳半球の大部分を占める。大脳皮質と連絡し，精緻な運動に関わる。大脳皮質から皮質橋路 → 中小脳脚を介して入力を受け，小脳皮質 → 歯状核 → 上小脳脚 → 視床 → 運動野へと投射する。

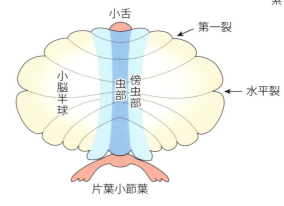

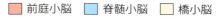

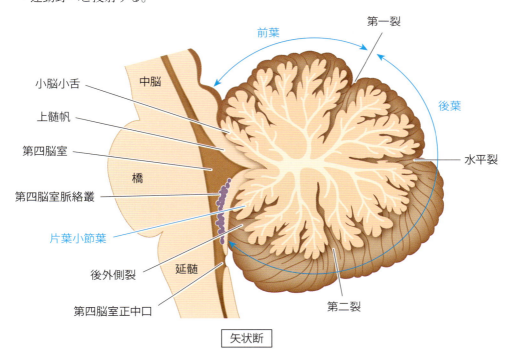

矢状断

接頭辞の"paleo-"を「旧」と訳すことがある。旧小脳 paleocerebellum，旧皮質 paleocortex など。

Q192 小脳の線維連絡と機能

◉ 錐体外路系の中枢の1つで，平衡を保ち運動を調節する。

◉ 主に中・下小脳脚から線維を受け，上小脳脚から出る。

◆ 小脳は錐体外路系の中枢の1つで，身体の平衡を保ち，精緻な運動を調節する機能を持つ。小脳皮質の多くは中・下小脳脚を介して入力を受ける。小脳皮質からの出力は**歯状核** dentate nucleus で統合されたのち，上小脳脚から出力される。

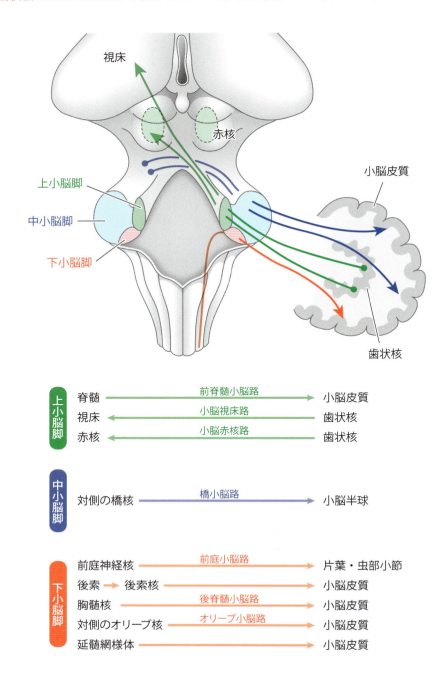

Q193 中脳の外景

◉ 背側の中脳蓋と腹側の[広義の]大脳脚に分けられる。

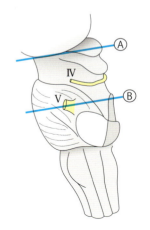

- **中脳** midbrain は, 背側部の**中脳蓋** tectum of midbrain（神経管の翼板に由来）と, 腹側部の[広義の]大脳脚（基板に由来）に分けられる。
- 中脳蓋には上下2対の隆起があり, **上丘** superior colliculus と **下丘** inferior colliculus という。上丘は**視蓋** optic tectum ともいい, 視覚に関係する。下丘のすぐ下から滑車神経（Ⅳ）が出る。
- 広義の大脳脚は**被蓋** tegmentum と**大脳脚** cerebral crus とに分けられる。被蓋には赤核, 脳神経核などがある。大脳脚には錐体路, 皮質橋路が通り, **黒質** substantia nigra がある。左右の大脳脚の間を**脚間窩** interpeduncular fossa といい, 脚の内側には縦走する溝（大脳脚内側溝）がみられる。大脳脚内側溝から動眼神経（Ⅲ）が出る。

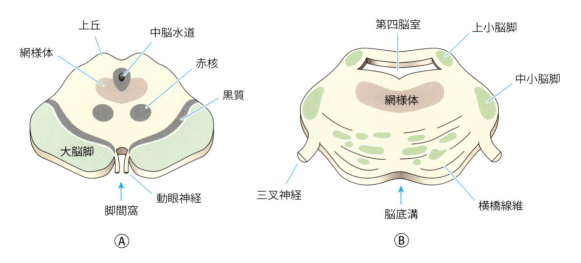

Q194 橋の構造

◉ 腹側は膨隆し, 左右両側の中小脳脚で小脳と連絡する。

◉ 橋の背側面は第四脳室の底（菱形窩）をなす。

- **橋** pons は, 上は大脳脚（中脳）に連なり, 下は延髄に続く膨隆部で, 発生学的に後脳の腹側部に由来する。後脳の背側部に由来する小脳とは左右両側の**中小脳脚**で接合する。腹側面は膨隆し, 多数の横走する線維が認められる。腹側面の正中には**脳底溝** basilar sulcus という浅い溝があり, 脳底動脈が通る。
- 橋の腹外側で**中小脳脚**との移行部から**三叉神経（Ⅴ）**が出る。橋と延髄との境からは内側から順に**外転神経（Ⅵ）, 顔面神経（Ⅶ）, 内耳神経（Ⅷ）**が出る。☞Q195
- 橋の背側面は第四脳室の底（菱形窩）をなす。☞Q196

Q195 延髄の外景

- ●全体に逆円錐形で上は橋に接し，下は脊髄に移行する。
- ●錐体，オリーブがあり，第Ⅸ～Ⅻ脳神経が出る。

◆ **延髄** medulla oblongata は髄脳 myelencephalon に由来する。延髄の上部は，腹側では橋との間に溝があり明確に境されるが，背側面は菱形窩(りょうけいか)にあたり境界なく橋に移行する。全体は逆円錐形で，下方は脊髄に連なる。

◆ 腹側面の正中には脊髄から続く**前正中裂** anterior median fissure があり，背側面の正中には**後正中溝** posterior median sulcus がある。

◆ 前正中裂から後正中溝までにみられる構造を，脊髄と関連して述べる（⑤～⑨は次ページの図を参照）。
① 前正中裂：脊髄の前正中裂に続く。境には**錐体交叉**(すい) decussation of pyramids（錐体路の線維が交叉する部位）がある。
② ［延髄］**錐体** pyramid：錐体路線維による隆起。脊髄の前索に続く。
③ **前外側溝**：脊髄では前根，延髄では舌下神経（Ⅻ）が出る。
④ **オリーブ**：オリーブ核による隆起。オリーブと灰白結節の間から舌咽神経（Ⅸ），迷走神経（Ⅹ），副神経（Ⅺ）が出る。
⑤ **灰白結節**(かいはく)：三叉神経核による隆起。
⑥ **後外側溝**：脊髄の後外側溝に続く。脊髄では後根が入る。
⑦ **楔状束結節**(けつ)：脊髄後索の**楔状束** cuneate fasciculus （☞Q144）から移行する。
⑧ **薄束結節**：脊髄後索の**薄束** gracile fasciculus から移行する。
⑨ 後正中溝：脊髄の後正中溝に続く。

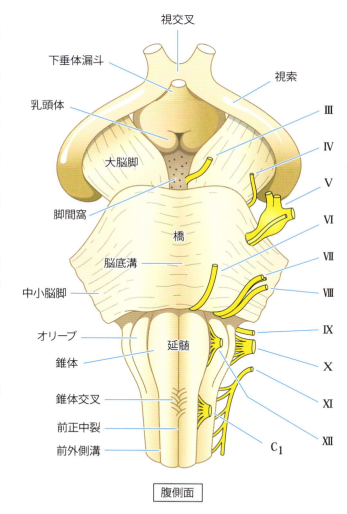

腹側面

球 bulb(バルブ)　延髄を球 bulb と呼ぶことがある。延髄は，かつては脊髄の膨隆部とみなされ，脊髄球と呼ばれていた。この名は臨床用語に残り，延髄に起因する神経麻痺を球麻痺 bulbar palsy と呼んでいる。

Q196 第四脳室と菱形窩の構造

- ●第四脳室は，小脳と橋・延髄に囲まれたテント状の空間。
- ●菱形窩には脳神経核がつくるふくらみがある。

◆ 第四脳室 fourth ventricle は菱脳胞の内腔が発達したもので，成人では小脳，橋，延髄によって囲まれる。上壁（第四脳室蓋）は上髄帆と下髄帆からなる。

◆ 第四脳室には脈絡叢があり，脳脊髄液を産生する。脈絡叢の外側部は第四脳室外側陥凹をつくり，その先端に外側口（Luschka 孔）がある。第四脳室の正中下端で閂の直上には正中口（Magendie 孔）がある。脳脊髄液は外側口と正中口を通ってクモ膜下腔に導かれる。☞Q181

◆ 第四脳室底はほぼ菱形で，菱形窩 rhomboid fossa と呼ばれる。ここには次の構造がある。

①正中溝：菱形窩の正中を縦走する溝。
②境界溝：基板（運動性領域）と翼板（知覚性領域）の境界。
③内側隆起：正中溝と境界溝の間の隆起。基板にあたる部分。

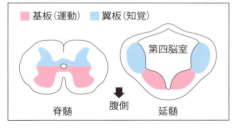

④第四脳室髄条：菱形窩中央を横走する線維束。
⑤顔面神経丘 facial colliculus：外転神経核と顔面神経線維束がある。
⑥迷走神経三角 vagal trigone：菱形窩下端の三角。迷走神経背側核がある。
⑦舌下神経三角 hypoglossal trigone：迷走神経三角の内側。舌下神経核がある。
⑧前庭神経野 vestibular area：顔面神経丘の外側。前庭神経核がある。
⑨青斑 locus ceruleus：前庭神経野の上方。青斑核 cerulean nucleus はメラニン色素を含む細胞群からなり，青く透けて見える。

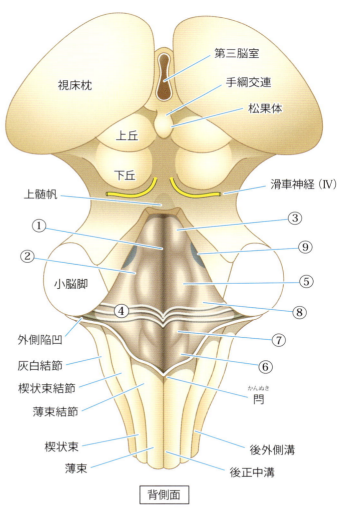

背側面

Q197 脳の交連線維

- ●左右の大脳半球の間を連絡する線維。
- ●脳梁，前交連，後交連などがある。

◆ 交連線維 commissural fiber は左右の大脳半球の間を連絡する線維で，次のものがある。

① 脳梁 corpus callosum：左右の大脳半球の新皮質間を連絡する線維束。ヒトで最も発達する。吻・膝・幹・膨大の4部に分ける。脳梁線維は大脳半球の髄質内で，各葉の皮質に向けて放射状に放散する。これを脳梁放線 radiation of corpus callosum という。膝を通る線維は前頭葉に向けてU字状に弯曲するため小鉗子 minor forceps という。膨大を通る線維は後頭葉に向けて大きく弯曲し，大鉗子 major forceps という。

② 前交連 anterior commissure：第三脳室の前方で終板に接してあり，半球内で前・後の2束の線維束になる。前部の線維束は左右の嗅脳系を連絡し，後部の線維束は左右の側頭葉を連絡する。

③ 後交連 posterior commissure：第三脳室の後方で中脳水道の直上を横に連絡する線維束（☞Q180）。

◆ 上記のほか，脳弓交連 commissure of fornix，手綱交連，視交叉上交連がある。

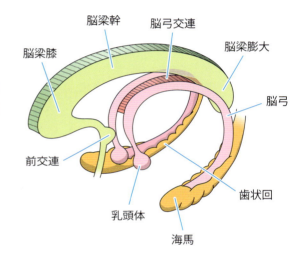

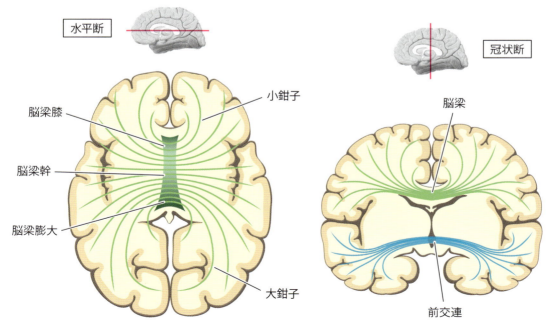

Q198 脳の連合線維

- ◉ 同側の大脳半球の各部を連絡する線維。
- ◉ 長・短 2 種類の線維がある。

◆ 同側の大脳半球の隣り合った回どうし，あるいは葉と葉の間を連絡する線維を**連合線維** association fiber という。長・短 2 種類の線維がある。

◆ 短い線維は同じ回あるいは隣り合った回をつなぐ線維で，**［大脳］弓状線維** arcuate fibres という。

◆ 長い線維は長い経過をもって皮質間をつなぐ線維で，その多くは葉と葉の間を連絡する。主に次のものがある。

① **上縦束** superior longitudinal fasciculus：前頭葉－後頭葉，前頭葉－側頭葉を結ぶ線維束。

② **下縦束** inferior longitudinal fasciculus：後頭葉－側頭葉を結ぶ。

③ **鈎状束** uncinate fasciculus：前頭葉下部－側頭葉前部を結ぶ。

④ **帯状束** cingulum：帯状回の深部にあり，その全長にわたる線維束。

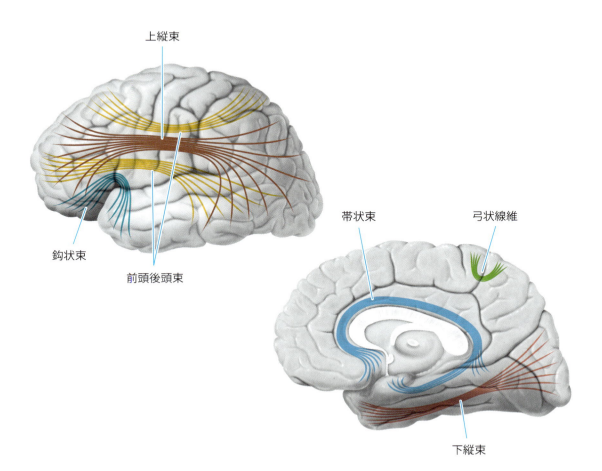

Q199 脳の各部に分布する動脈

● 脳には2系統の動脈（内頚動脈と椎骨・脳底動脈）が分布する。
● 2系統は脳底部で吻合したのち前・中・後大脳動脈に分かれる。

◆椎骨動脈の枝
①**後脊髄動脈** posterior spinal artery：脊髄後面を下る。
②**前脊髄動脈** anterior spinal artery：椎骨動脈終末部で分枝し，左右が合流し1本となって脊髄の前面を下る。
③**後下小脳動脈** posterior inferior cerebellar artery（PICA）：オリーブ下部で分岐し，小脳下面に達する。

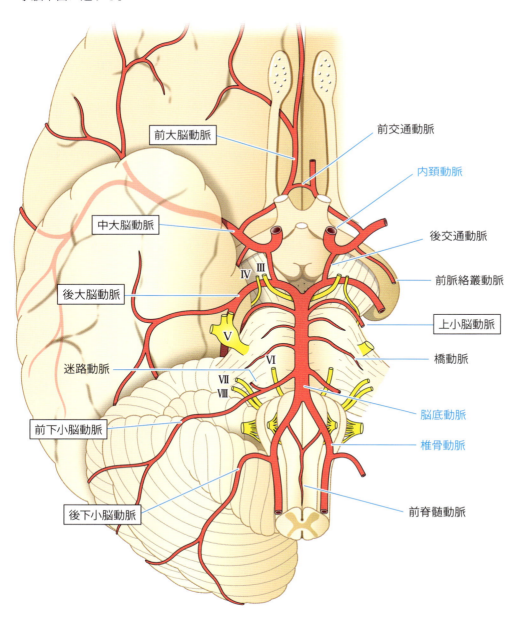

◆ 脳底動脈の枝
① **前下小脳動脈** anterior inferior cerebellar artery（AICA）：小脳下面の前半部に分布。
② **迷路動脈** labyrinthine artery：通常は前下小脳動脈から派出するが，脳底動脈から起こることもある。内耳神経とともに内耳へ。
③ **橋動脈（橋枝）** pontine arteries：橋に分布する数本の枝。
④ **上小脳動脈** superior cerebellar artery：中脳を経て，小脳の上面に分布する。

◆ 大脳動脈輪（Willis 動脈輪）を構成するもの
① **前交通動脈** anterior communicating artery
② **前大脳動脈** ☞ 下記
③ **内頸動脈** ☞ Q101
④ **後交通動脈** posterior communicating artery
⑤ **後大脳動脈** ☞ 下記

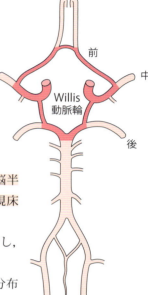

◆ 大脳動脈輪から前・中・後の大脳動脈が出て，大脳に分布する。大脳半球の表層に分布する枝を**皮質枝** cortical branches，深部の大脳核と視床に分布する枝を**中心枝** central branches という。
① **前大脳動脈** anterior cerebral artery は大脳縦裂内を脳梁に沿って走行し，前頭葉・頭頂葉の内側面に皮質枝を出す。
② **中大脳動脈** middle cerebral artery の皮質枝は，大脳半球の外側面に分布する。
③ **後大脳動脈** posterior cerebral artery の皮質枝は，側頭葉・後頭葉の下面と内側面に分布する。

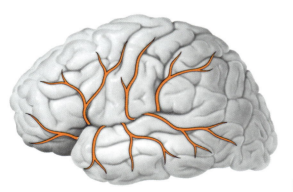
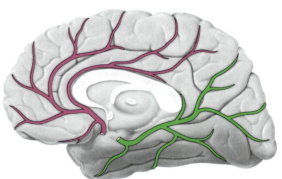

中大脳動脈　　前大脳動脈　　後大脳動脈

皮質枝の名称　解剖学用語は行き先の葉（回）の名称のため，漠然としている：眼窩枝，前頭枝，頭頂枝，頭頂後頭枝，後頭枝など。臨床用語は部位，溝，回など必要に応じて細分されている：前頭極動脈，傍脳梁動脈，角回動脈，中心溝動脈など。

Jannetta 手術　三叉神経，顔面神経の基部にそれぞれ上小脳動脈，前下小脳動脈が接し，その拍動に同期して三叉神経痛や表情筋の痙攣が起こることがある。この神経と血管の間を離す手術手技。

Q200 大脳の中心部に分布する動脈

● 脳底部から多数の小枝（＝中心枝）が分布する。

◆ 大脳の中心部（大脳核, 内包, 間脳など）は大脳動脈輪を構成する動脈から多くの小枝を受け, 栄養されている。大脳中心部に分布する動脈には次のものがある。

① 前大脳動脈の中心枝
② 中大脳動脈の中心枝：この枝の1つで被殻や外包に分布する動脈を特に線条体枝と呼び, 脳出血の好発動脈の1つである（脳出血動脈ともいう）。
③ 前脈絡叢動脈：側脳室脈絡叢, 視索, 鈎, 扁桃体, 海馬, 淡蒼球, 内包, 視床, 中脳に分布。
④ 後交通動脈の枝：視床下部, 尾状核に分布。
⑤ 上小脳動脈：大脳脚をまわり, 小脳上面, 橋, 松果体に分布。
⑥ 後大脳動脈の中心枝
⑦ 後大脳動脈の枝：大脳脚をまわり, 視床後部・脈絡叢などに分布。

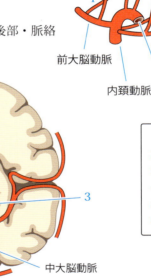

1 Heubner 反回動脈
2 内側線条体動脈
3 レンズ核線条体動脈
4 前脈絡叢動脈
5 後交通動脈の視床枝
6 後脈絡叢動脈

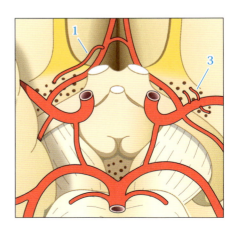

脳出血の原因となる動脈にさまざまな臨床用語が付けられている。

レンズ核線条体動脈：前有孔質を貫通する動脈の総称。
内側線条体枝あるいは **Heubner（ヘブナー）反回動脈**：前大脳動脈から分かれ外側に反転して走行し, 前有孔質から線条体に分布する。
外側線条体枝あるいは **Charcot（シャルコー）脳出血動脈**：中大脳動脈から分かれ, 前有孔質から線条体に分布する。
視床穿通動脈, Duret（デュレ）視床動脈, Foix（フォワ）視床穿通枝：後大脳動脈から分枝し, 後有孔質から視床や淡蒼球に分布する。

Q201 側頭骨の孔を通過する動脈

◉ 中耳・内耳は側頭骨周囲の動脈から枝を受ける。

◆ 側頭骨は内部に複雑な空洞を持つ。内耳，中耳，**乳突洞** mastoid antrum のほか，内頚動脈の通路である**頚動脈管** carotid canal がある。

◆ 内耳と中耳には側頭骨周囲のさまざまな動脈から，側頭骨にある小孔や裂隙を通じて動脈が供給される。

供給元の動脈	通過する動脈	通過する孔	行先・経過
中硬膜動脈	上鼓室動脈	小錐体神経管裂孔	鼓室
	岩様部枝	大錐体神経管裂孔	鼓膜張筋
上行咽頭動脈	下鼓室動脈	鼓室神経小管	鼓室
後耳介動脈	茎乳突孔動脈	茎乳突孔	顔面神経に伴行
茎乳突孔動脈	後鼓室動脈	鼓索神経小管	鼓室
顎動脈	前鼓室動脈	錐体鼓室裂	鼓室
後頭動脈	乳突枝	乳突孔	乳突蜂巣・硬膜
内頚動脈	頚動脈鼓室枝（頚鼓動脈）	頚鼓小管	鼓室
脳底動脈	迷路動脈	内耳孔	Ⅷとともに内耳へ

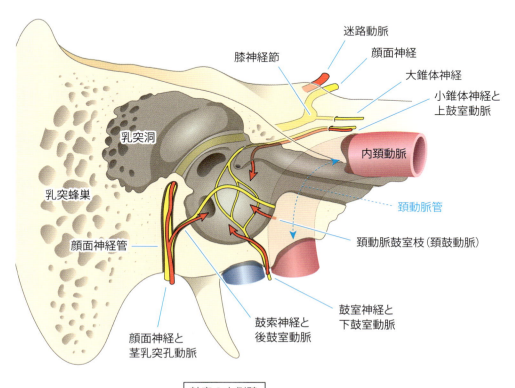

鼓室の内側壁

Q202 大脳の静脈

- 脳の静脈は表在静脈と深部静脈に大別される。
- 硬膜静脈洞を介して内頚静脈に注ぐ。

◆脳の静脈は大脳半球の表層にある表在静脈と，大脳の深部にある深部静脈に大別される。

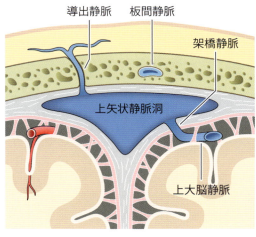

1) **表在静脈**：大脳半球からの静脈血を集める。
① 上大脳静脈 superior cerebral veins：大脳半球の上外側面にある数本の静脈で，上行して上矢状静脈洞に注ぐ。この静脈の静脈洞への流入部（臨床的には架橋静脈 bridging vein という）が破綻すると，硬膜下出血が起こる。
② 浅中大脳静脈 superficial middle cerebral vein：外側溝周囲の静脈を集め，外側溝に沿って前下方に流れ，海綿静脈洞に注ぐ。
③ 下大脳静脈 inferior cerebral veins：大脳半球の外側面ならびに下面から起こり，下行して静脈洞（上矢状・海綿・上錐体・横静脈洞）に注ぐ数本の小静脈。
④ 脳底静脈 basal vein（Rosenthal 静脈）：前大脳動脈に伴行する前大脳静脈と，外側溝

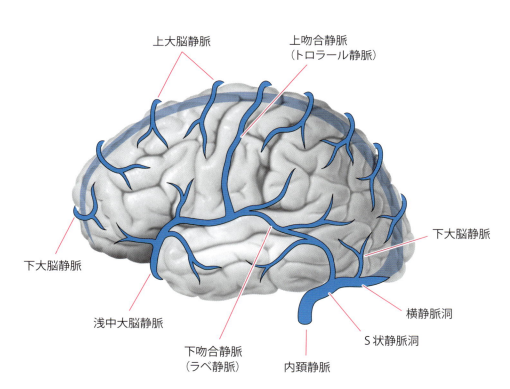

の深部を通る深中大脳静脈が視交叉付近で合流してできる静脈。視索に沿って後方に走り，大大脳静脈に流入する。

⑤上吻合静脈 superior anastomotic vein（Trolard 静脈）：浅中大脳静脈と上大脳静脈との吻合枝で，頭頂部で上矢状静脈洞へ流入する静脈。

⑥下吻合静脈 inferior anastomotic vein（Labbé 静脈）：浅中大脳静脈と下大脳静脈との吻合枝で，横静脈洞へ流入する静脈。

2）**深部静脈**：大脳核，内包，脈絡叢からの静脈血を集める。

①透明中隔静脈 vein of septum pellucidum：前頭葉深部の静脈を集め，透明中隔の上を通る静脈。

②視床線条体静脈 thalamostriate vein：視床と線条体の静脈を集め，この両者の間を通る静脈。分界静脈ともいう（大脳と間脳の境）。

③脈絡叢静脈 choroid vein：側脳室脈絡叢の静脈を集める。

④内大脳静脈 internal cerebral vein：一側の上記①②③が合流してできる。脳梁の下を後方に走る。

⑤大大脳静脈 great cerebral vein（Galen 大静脈）：左右の内大脳静脈が合してでき，直静脈洞に終わる短い静脈。脳底静脈や小脳上面の静脈も流入する。

◆このようにして大脳の静脈は硬膜静脈洞に集められたのち，内頚静脈に流入する。

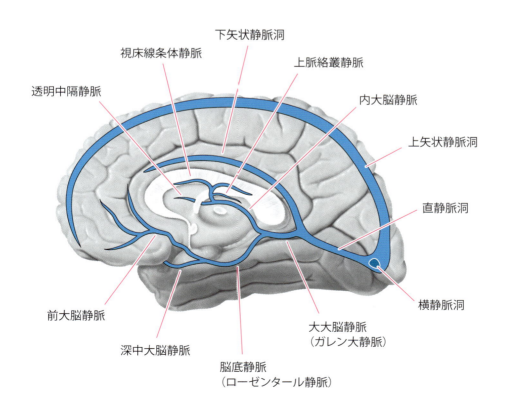

Q203 脳幹網様体の線維連絡と機能

◉ 脳の各部位との間で線維連絡をもつ。
◉ 生命維持に重要な内臓機能（呼吸・循環）の中枢がある。

◆ 延髄，橋，中脳の明瞭な核と神経路以外の場所は，網目状に交錯する神経線維と大小の神経細胞からなり，網様体 reticular formation と呼ばれる。それぞれ延髄網様体，橋網様体，中脳網様体といい，総称して脳幹網様体と呼ばれる。
◆ 網様体は脳の各部（脊髄，小脳，中脳，大脳皮質）からの入力線維を受け，同様に各部（視床，中脳，小脳，脊髄）に線維を送る。
◆ 次のような神経機能に関与する。

① **大脳皮質の賦活と覚醒**：網様体は種々の感覚情報を受け，処理し，非特異的な出力として視床を介して大脳皮質に送る。この出力は大脳全体を賦活して，脳を覚醒状態におく。この系は上行性網様体賦活系と呼ばれ，その活動低下により睡眠状態に入る。麻薬や催眠薬の一部は網様体機能を抑制する。

② **錐体外路系への関与**：網様体は脊髄，小脳，赤核，黒質，線条体との間で線維連絡をもち，錐体外路系の活動に関与する。

③ **自律神経系への関与**：網様体は視床下部自律神経中枢，自律性脳神経核，脊髄の自律性線維との間で線維連絡をもつ。特に延髄網様体には呼吸中枢や血管運動中枢など生命維持活動に関係する中枢がある。

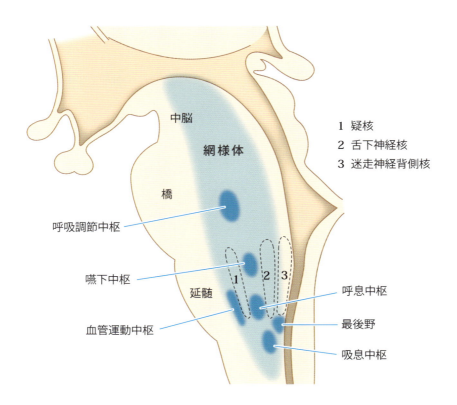

1 疑核
2 舌下神経核
3 迷走神経背側核

5 感覚器

Q204 視覚器の構造

◉ 視覚器は眼と副眼器からなる。

◆ 視覚器は眼（眼球，視神経）と副眼器（眼筋，眼瞼，結膜，涙器）からなり，**眼窩** orbit に入っている。眼球を後方から包む結合組織を**眼球鞘** fascial sheath of eyeball（テノン鞘）といい，外眼筋の筋膜に移行する。

◆ 眼球および外眼筋と眼窩との隙間を**眼窩脂肪体** orbital fat body が埋めており，眼球の円滑な動きを助けている。

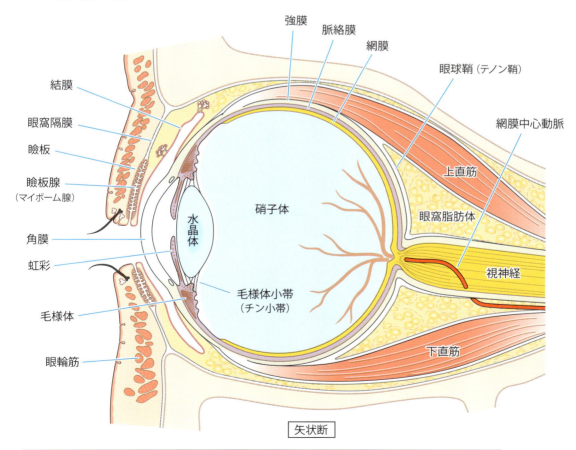

矢状断

眼球突出と眼球陥没 眼球突出は眼窩脂肪体の増大，眼窩内腫瘍などによって起こり，眼球陥没は眼窩脂肪体の萎縮や水分喪失によって起こる。

Q205 眼球の筋とその支配神経

- 外眼筋は6種類あり，支配神経は3種類。
- 内眼筋は瞳孔と水晶体の調節を行い，自律神経支配。

◆ 眼球の外にあって眼球運動を行う外眼筋と，眼球内にあって瞳孔と水晶体の調節を行う内眼筋がある。

◆ 外眼筋は次の眼球運動を行う。（　）内は支配神経である。
① 内側直筋 medial rectus muscle（Ⅲ）：内転
② 外側直筋 lateral rectus muscle（Ⅵ）：外転
③ 上直筋 superior rectus muscle（Ⅲ）：内転，上転，内方回旋
④ 下直筋 inferior rectus muscle （Ⅲ）：内転，下転，外方回旋
⑤ 上斜筋 superior oblique muscle（Ⅳ）：外転，下転，内方回旋
⑥ 下斜筋 inferior oblique muscle（Ⅲ）：外転，上転，外方回旋

◆ 内転(外転)は鼻側に近づける(から遠ざける)運動，上転(下転)は上方(下方)への運動，内方(外方)回旋は角膜の上縁(下縁)を鼻側に回す運動である。

◆ 内側および外側直筋を除き，各筋の作用は単一ではない。その理由は，眼窩の軸と眼球の軸（視軸）がずれているからである。右図に示すように，たとえば上直筋の長軸は，正視位における視軸よりも外方を向いている。そのため外方視では上転，内方視では内方回旋の作用が強くなり，正視位付近ではこれらが組み合わさった運動となる。

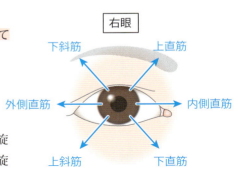

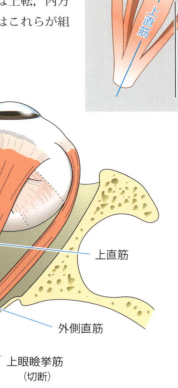

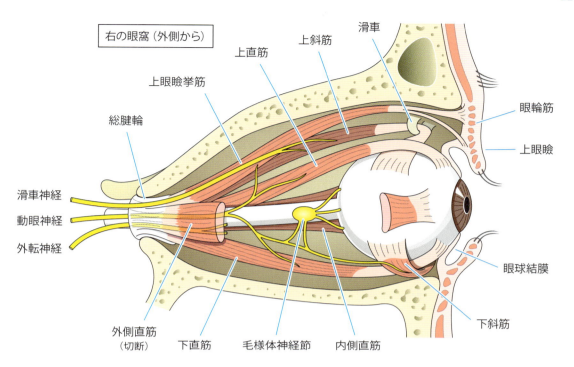

- ◆外眼筋の支配神経は次の3種類である。
- ①**動眼神経** oculomotor nerve（Ⅲ）：4つの眼筋に運動線維を送るほか，動眼神経副核から起こる副交感性線維を含み，毛様体神経節を介して瞳孔括約筋と毛様体筋を支配する。
- ②**滑車神経** trochlear nerve（Ⅳ）：上髄帆の中で交叉し，下丘の後方から出て大脳脚を回って腹側に出る（脳幹の背側から出る唯一の脳神経 ☞Q177）。上斜筋のみを支配する。
- ③**外転神経** abducent nerve（Ⅵ）：外側直筋のみを支配する。

- ◆内眼筋には毛様体筋と瞳孔筋がある。これらの筋は，毛様体神経節を経由する自律神経線維によって支配される。
- ①**毛様体筋** ciliary muscle
  輪状筋：副交感神経支配。収縮すると水晶体肥厚。
  縦走筋：副交感神経支配。水晶体が薄くなり遠方視。
- ②**瞳孔括約筋** sphincter pupillae：副交感神経支配。縮瞳。
  瞳孔散大筋 dilatator pupillae：交感神経支配。散瞳。

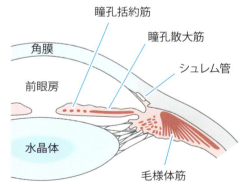

対光反射 視覚伝導路・脳幹機能の検査として用いられる。網膜に入射した光刺激がⅡ→動眼神経副核（副交感性）→Ⅲと伝えられ，瞳孔括約筋を収縮する（両側性）。

眼球運動の方向に関する用語 眼科では内転・外転・上転・下転・内方回旋・外方回旋をそれぞれ内ひき・外ひき・上ひき・下ひき・内まわし・外まわしと表現することがある。

Q206 眼球の血管系

● 眼球の血管は網膜血管系と毛様体血管系に大別できる。

◆ 眼球に分布する血管は，①眼球内膜（網膜）に分布する**網膜血管**系と，②中膜＝血管膜（脈絡膜，毛様体，虹彩）および外膜＝線維膜（強膜，角膜）に分布する**毛様体血管**系に大別できる。

◆ 毛様体血管系は毛様体縁および瞳孔縁で，それぞれ大・小虹彩動脈輪をつくる。

◆ **網膜の外層は脈絡膜から栄養供給を受ける**ため，色素上皮細胞と視細胞（杆体細胞と錐体細胞）は毛様体血管に依存している。

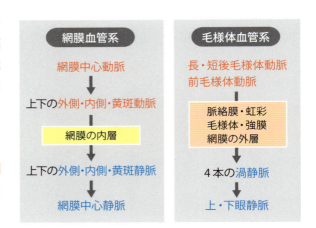

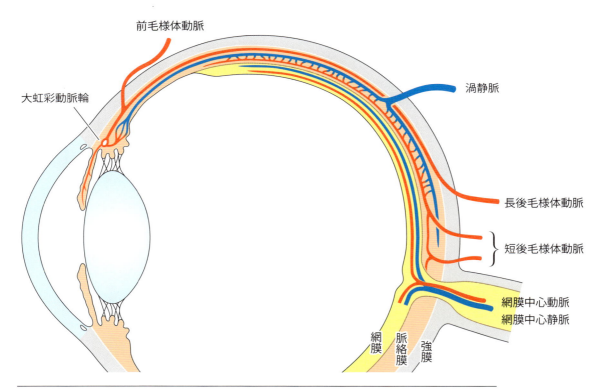

網膜剥離 網膜剥離は色素上皮と視細胞との間で起こる。視細胞は脈絡膜からの栄養が絶たれ，その部分の視野欠損が起こる。手術で剥離が解消され，視細胞と色素上皮が再接着すると，栄養供給が再開されるため視野は回復する。視細胞の栄養が，細胞体の維持＝網膜血管系と，視覚機能の維持＝脈絡膜（毛様体血管系）に分かれているためである。

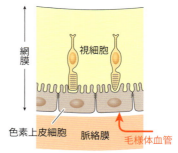

Q207 涙器と涙の流れ

◉ 外眼角上方の涙腺から分泌され，内眼角の涙嚢へ流れる。

- 涙は外眼角上方の涙腺から分泌され，眼球表面の角膜と結膜を潤したのち内眼角に流れ，涙嚢，鼻涙管を通って下鼻道に達する。
- 涙腺 lacrimal gland は眼窩部（涙腺窩にある）と眼瞼部（上眼瞼にある）からなり，約10本の排出管をもつ。
- 涙の分泌を支配する副交感線維は上唾液核から起こり，大錐体神経（Ⅶ）→ 翼口蓋神経節 → 交通枝（V_2）→ 涙腺神経（V_1）を経由して涙嚢に至る。☞ Q175

- 内眼角に集まった涙は，下記の経路を経て下鼻道に排出される。
  涙点 lacrimal punctum：涙乳頭の先端。小孔がある。
  涙小管 lacrimal canaliculus：涙点～涙嚢まで。上下ある。
  涙嚢 lacrimal sac：涙嚢窩にはまる。上は盲端（涙嚢円蓋）。
  鼻涙管 nasolacrimal duct：（骨性の）鼻涙管にはまる。
- 鼻涙管の開口部には鼻涙管ヒダ lacrimal fold（Hasner弁）があり，鼻腔からの逆流を防いでいる。

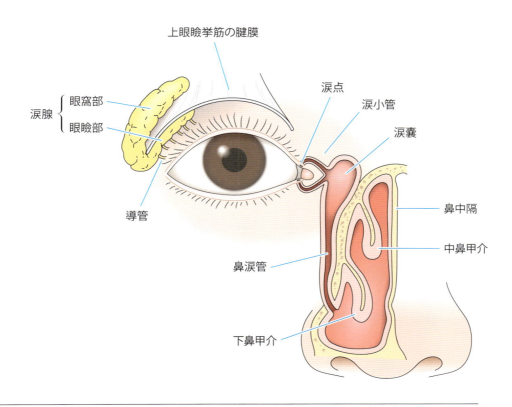

> **流涙反射**　眼，鼻，舌の刺激などにより反射的に涙を流すことがある。これは三叉神経刺激による反射で，流涙反射という。ワサビの刺激で涙が出るのはこれである。

Q208 外耳と中耳

● 外耳は集音器。鼓膜と耳小骨は伝音器。

◆ 外耳は耳介と外耳道とからなる。耳介と外耳道の外側部は軟骨でできており，外耳道の内側 2/3 は骨性外耳道である。耳介は本来集音器であり，草食動物などでは耳介筋が発達しているが，ヒトでは退化的でほとんど機能しない。軟骨性外耳道の皮膚には耳道腺があり，耳垢のもとになる。外耳には耳介側頭神経，大耳介神経，小後頭神経，迷走神経耳介枝が分布する。

◆ 鼓膜と鼓室を総称して中耳 middle ear といい，耳管につながっている。

◆ 鼓膜 tympanic membrane は外耳道と中耳の間にある薄い膜で，①外耳道皮膚に連なる皮膚層，②中耳腔粘膜に連なる粘膜層，③その間の線維性結合組織からなる固有層の3層からなる。

◆ 鼓膜の周囲は大部分が線維軟骨輪で，この部分の鼓膜は緊張しているので緊張部 pars tensa といい，軟骨のない部分（鼓膜切痕）の鼓膜は弛緩部 pars flaccida と呼ばれる。鼓膜の外面には耳介側頭神経と迷走神経の枝が分布し，内面には舌咽神経鼓膜枝が分布する。

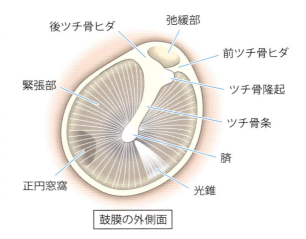

鼓膜の外側面

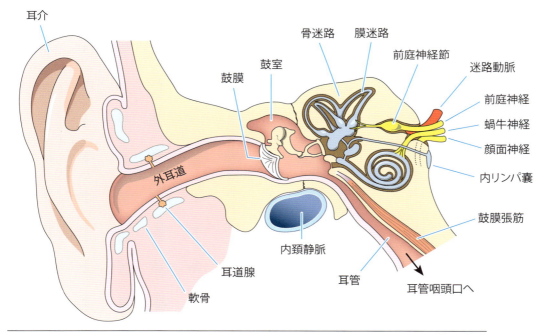

聴覚過敏 顔面神経麻痺によってアブミ骨筋が麻痺すると振動制限が行われないため，聴覚過敏になることがある。

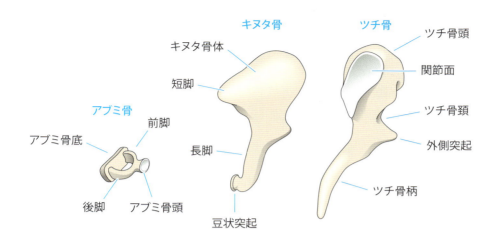

- 鼓膜の内面にはツチ骨が付着し，鼓膜の振動を他の耳小骨とともに内耳へと伝える。耳鏡検査でツチ骨の付着を**ツチ骨条** malleolar stria，**鼓膜臍** umbo として透かして見ることができる。
- 耳小骨には**ツチ骨** malleus，**キヌタ骨** incus，**アブミ骨** stapes の3つがある。これらは靭帯による固定のほか，ツチ骨に付く**鼓膜張筋** tensor tympani（三叉神経支配），**アブミ骨筋** stapedius（顔面神経支配）によって固定・振動の制限を受ける。アブミ骨底は前庭窓にはまり，内耳に音の振動を伝える。鼓膜と耳小骨はテコの作用と面積比によって音の増幅器として機能する。ツチ骨柄とキヌタ骨脚の間を**鼓索神経** chorda tympani が通過する。

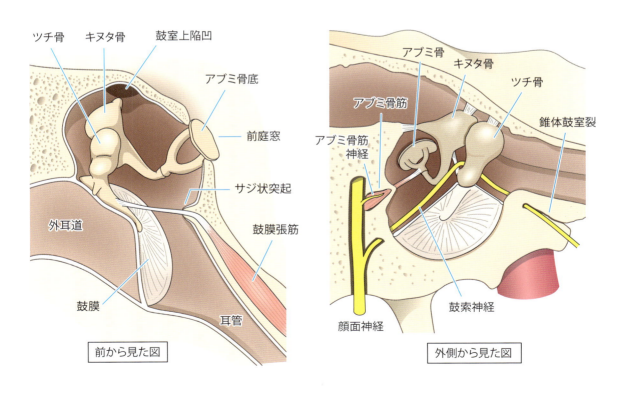

Q209 鼓室の壁をつくるもの

- 鼓室は6つの壁で囲まれ，外側壁は鼓膜をはさんで外耳道に接する。
- 鼓室の内側に骨迷路があり前庭窓，蝸牛窓で交通する。
- 耳管を通じ咽頭と，乳突洞口を通じ乳突洞と交通する。

◆ **鼓室** tympanic cavity は側頭骨錐体の中にある空洞で，中に耳小骨と耳小骨筋がある。6面の壁に囲まれ，いくつかの孔で他部位と交通する。

①前壁（頸動脈壁）：頸動脈管に対向する。上部に **筋耳管管** musculotubal canal が開き，その上半は鼓膜張筋半管，下は耳管半管である。**鼓膜張筋** tensor tympani は同半管から起こり，ツチ骨柄の上端に付き鼓膜を張る。耳管は咽頭に通じている（☞ Q43）。頸鼓小管が2～3本あり，交感神経の内頸動脈神経叢と **頸鼓動脈** caroticotympanic arteries（頸動脈鼓室枝）が通る。

②後壁（乳突壁）：上部に開口部があり，乳突洞，乳突蜂巣へ続く。中部に鼓索神経小管が開き，**鼓索神経** chorda tympani が入る口がある。

③上壁（鼓室蓋）：錐体の鼓室蓋からなり，中頭蓋窩に接する。

④下壁（頸静脈壁）：頸静脈窩の上面に相当する。鼓室神経小管があり，**鼓室神経** tympanic nerve を通す。前方に **錐体鼓室裂** petrotympanic fissure があり，鼓索神経が通る（前ページの図参照）。

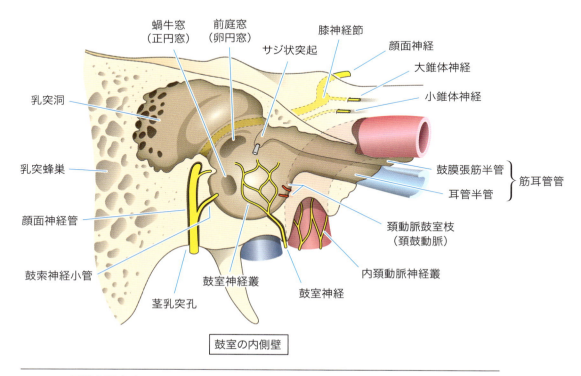

鼓室の内側壁

耳管と耳鳴り エレベーターで急な昇降をすると耳鳴りがすることがある。これは鼓膜の内外の気圧差によるもので，唾を飲み込むと治るのは耳管が開くためである。

右鼓室を内後方から見た図
（内側壁と後壁は透明に表現している）

上壁（鼓室蓋）

前壁（頚動脈壁）
1 鼓膜張筋半管
2 耳管半管
3 頚鼓小管

外側壁（鼓膜壁）

内側壁（迷路壁）
1 小錐体神経管裂孔
2 前庭窓（卵円窓）
3 蝸牛窓（正円窓）

後壁（乳突壁）
1 鼓室上陥凹
2 鼓索神経小管

下壁（頚静脈壁）
1 鼓室神経小管
2 錐体鼓室裂

⑤内側壁（迷路壁）：骨迷路に接する。**前庭窓（卵円窓** oval window）が上部にあり、アブミ骨底がふさいでいる。**蝸牛窓（正円窓** round window）は、第二鼓膜と呼ばれる結合組織性の膜で閉じられている。**小錐体神経** lesser petrosal nerve が小管を通り上内前方に抜け、内頭蓋底の小錐体神経溝に続く。

⑥外側壁（鼓膜壁）：鼓膜によって外耳道と境される。

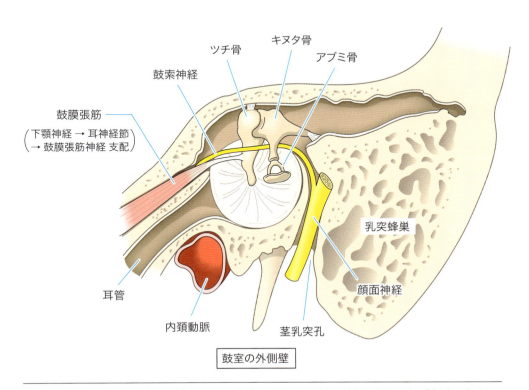

鼓室の外側壁

> **中耳炎** 中耳炎は耳管を通じて鼻腔や咽頭の炎症から波及することが多く、ときには乳突洞や薄い上壁を通じて頭蓋腔内まで炎症が広がることがある。重症の場合、中耳内圧の減少に伴って鼓膜弛緩部が中耳腔側に陥凹し、真珠腫となる。

Q210 内耳の構造

● 平衡覚と聴覚を司る感覚器で、側頭骨の錐体にある。
● 骨迷路と膜迷路とからなる。

◆ **内耳** internal ear は側頭骨錐体の内部にあり、中耳の内側に位置する。骨によってできる複雑な腔（**骨迷路** bony labyrinth）と、その内部にある膜性の閉鎖管系（**膜迷路** membranous labyrinth）とからなる。膜迷路の内部を満たす液を**内リンパ**、膜迷路と骨迷路の間を満たす液を**外リンパ**という。

◆ 内耳は平衡覚と聴覚の受容器で、その感覚上皮は膜迷路にある。膜迷路は、①骨迷路の前庭にある**卵形嚢**（のう）utricle と **球形嚢** saccule、②骨半規管の中にある**半規管** semicircular duct、③蝸牛の中にある**蝸牛管**（かぎゅう）cochlear duct の3部からなる。

◆ 卵形嚢、球形嚢、半規管をあわせて**前庭器** vestibular organ といい、慣性による内リンパの動きと重力による**平衡砂** otolith の動きを感知して平衡覚を受容する。感覚細胞は卵形嚢・球形嚢の**平衡斑**（はん）と半規管の**膨大部稜**（りょう）にある。平衡覚の刺激は前庭神経（Ⅷ）によって脳に伝えられる。

◆ 蝸牛管は、外リンパによって満たされた**前庭階** scala vestibuli と **鼓室階** scala tympani にはさまれるように存在し、内部には聴覚の感覚上皮の集まりである**ラセン器** spiral organ（**Corti器**（コルチ））がある。耳小骨によって前庭階に伝えられた音の振動は、外リンパから内リンパ（蝸牛管）へと伝えられ、ラセン器によって感受される。ラセン器からの聴覚刺激は蝸牛神経（Ⅷ）によって脳に伝えられる。☞Q170

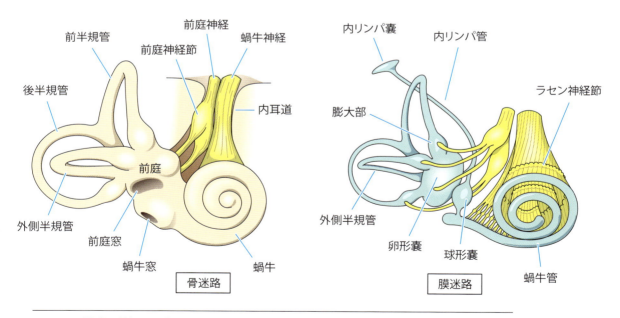

難聴の種類 伝音系（外耳、中耳）障害による伝音難聴と、感音系（内耳、聴覚伝導路）障害による感音難聴とに大別される。

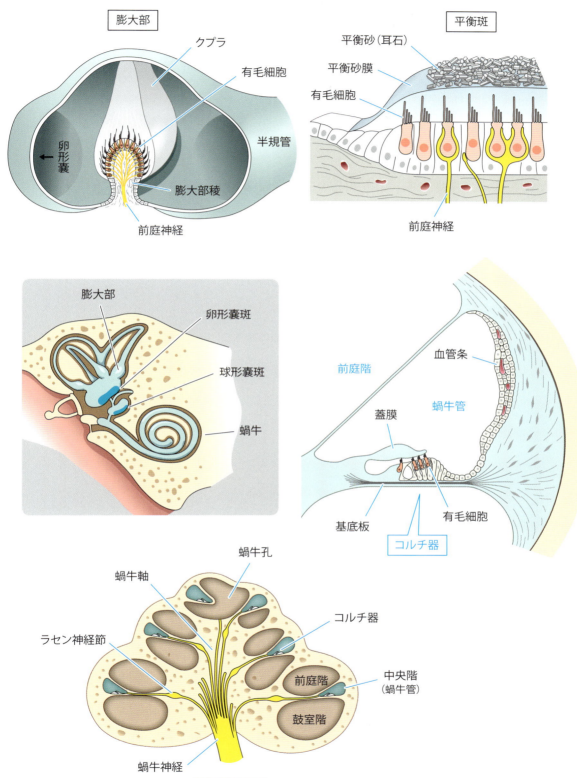

Q211 外皮

- 皮膚は感覚，保護，体温調節などさまざまな機能を持つ。
- 皮膚知覚は特に体幹で分節性になっている。

◆ 皮膚 skin は皮膚感覚の受容器として温・痛覚，触・圧覚といった体性感覚を受容している。そのほかに，全身の保護，体温調節（皮下脂肪による断熱，皮膚血管の循環や発汗による放熱），皮下脂肪の蓄積による栄養の貯蔵，ビタミンDの産生などの機能を持つ。

◆ 表皮 epidermis，真皮 dermis，皮下組織 subcutaneous tissue からなり，付属器として皮膚腺（汗腺，皮脂腺），毛などを備える。

◆ 皮膚には多くの神経が分布し，自由終末や種々の終末装置が表皮，真皮，皮下組織にみられる。自由神経終末は温・痛覚の受容器であり，Merkel 盤，Meissner 小体，Ruffini 小体，Pacini 小体はそれぞれ固有の振動数を触・圧覚として受容する。

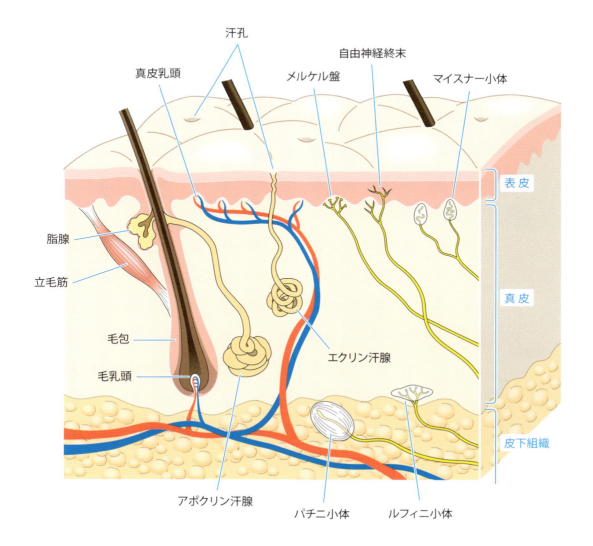

- 皮膚の知覚は分節性になっており，特に体幹ではほぼ帯状に配列している。このような分節性の知覚帯を**デルマトーム** dermatome といい，脊髄での障害部位の高さを推定する際の助けとなる。

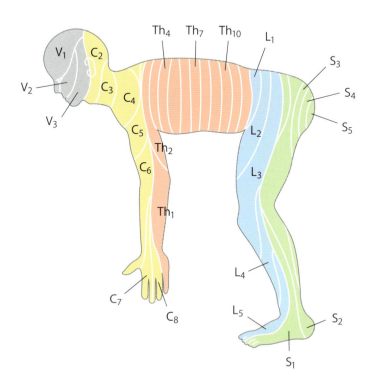

分節	分布領域	支配神経
V_1	鼻尖，眼球結膜，額	三叉神経第1枝
V_2	上唇，頬	三叉神経第2枝
V_3	オトガイ，下顎角	三叉神経第3枝
C_2	後頭	大後頭神経
C_4	鎖骨下部，肩峰	鎖骨上神経
C_7	示指尖・中指尖	正中神経・橈骨神経
Th_1	肘頭・前腕小指側	尺骨神経・橈骨神経
$Th_{4(5)}$	乳頭	第4(5)肋間神経
Th_7	鳩尾（みぞおち）	第7肋間神経
Th_{10}	臍・腹部	第10肋間神経
L_1	鼡径部・腸骨稜	第1腰神経
L_3	膝頭	第3腰神経
L_5	足の母趾尖・足背内側	第5腰神経
S_2	踵・膝窩	第2仙骨神経
$S_{4(5)}$	肛門・会陰	第4(5)仙骨神経

頭骨

		部位名	意義
頭蓋冠	外面	冠状縫合	前頭骨と左右の頭頂骨との縫合
		矢状縫合	左右の頭頂骨間の縫合
		頭頂孔	導出静脈が通る
		ラムダ縫合	左右の頭頂骨と後頭骨との縫合
		眉弓	眼窩上方の膨隆部。男性でより著明
		眉間	左右の眉弓の間
		前頭結節	前頭骨左右の骨化点
		頭頂結節	頭頂骨の骨化点
		上側頭線	側頭筋膜が付く
		下側頭線	この線を含めて下方から側頭筋が起始
		側頭平面	側頭筋が起始
	内面	指圧痕	脳表面の脳回のふくらみが接する
		動脈溝	硬膜内を走行する動脈を容れる溝
		静脈溝	硬膜内を走行する静脈を容れる溝
		クモ膜顆粒小窩	クモ膜顆粒が接するくぼみ
		頭頂孔	頭頂導出静脈が通る
		上矢状洞溝	上矢状静脈洞が接する溝。前頭骨→頭頂骨→後頭骨へと続く
		横洞溝	後頭骨にあり，横静脈洞が接する溝
		S状洞溝	後頭骨にあり，S状静脈洞が接する溝
		上錐体洞溝	側頭骨錐体上縁にあり，上錐体静脈洞が接する溝
内頭蓋底	前頭蓋窩		小翼後縁より前方。前頭骨眼窩部，篩板，小翼からなる。大脳前頭葉がのる
		鶏冠	大脳鎌が付く
		篩骨孔	鼻腔に続く。嗅神経が通る
		前床突起	視神経管上部から後外側に向かう突起
	中頭蓋窩		側頭骨錐体上縁より前方。蝶形骨大翼上面と側頭骨錐体からなる。大脳側頭葉がのる
		トルコ鞍	鞍結節から鞍背までの鞍状の部分
		下垂体窩	トルコ鞍中央のくぼんだところ。下垂体を容れる
		鞍結節	下垂体窩の前の小隆起
		中床突起	鞍結節の両端の隆起
		鞍背	下垂体窩の後の突出部
		後床突起	鞍背の両端の突出部で，小脳テントが付く
		視神経管	視神経と眼動脈が通る
		上眼窩裂	眼窩に通じ，動眼神経，滑車神経，眼神経，外転神経および上眼静脈が通る
		正円孔	翼口蓋窩に通じ，上顎神経が通る
		卵円孔	外頭蓋底に通じ，下顎神経が通る
		棘孔	外頭蓋底に通じ，中硬膜動脈と下顎神経硬膜枝が通る
		頸動脈管	側頭骨錐体の中を通り，外頭蓋底に通じる。内頸動脈が通る
		破裂孔	側頭骨錐体の尖端，蝶形骨，後頭骨に囲まれた裂孔。大・小錐体神経，耳管，鼓膜張筋が通る
	後頭蓋窩		側頭骨岩様部および錐体後面，後頭骨からなる最も広いくぼみ
		大(後頭)孔	延髄が通り，椎骨動脈・脊髄から出た副神経が上行する
		斜台	鞍背から大孔までの傾斜部で，橋と延髄がのる
		下錐体洞溝	下錐体静脈洞が接する溝
		顆管	外頭蓋底の顆窩に通じ，顆導出静脈が通る
		舌下神経管	舌下神経が通る

		部位名	意　義
内頭蓋底	後頭蓋窩	頸静脈孔	前部は舌咽神経，迷走神経，副神経が通り，後部は内頸静脈が通る
		内耳孔	顔面神経，内耳神経，迷路動静脈が通る
		前庭水管外口	内耳の前庭に通じ，内リンパ管を容れる
		十字隆起	大脳鎌，小脳テント，小脳鎌が付く
		内後頭隆起	十字隆起の中央の隆起。静脈洞が合流する部
		内後頭稜	小脳テントが付き，後頭静脈洞がある
外頭蓋底	後　部	外後頭隆起	項靱帯が付く。僧帽筋が起始
		外後頭稜	項靱帯が付く
		最上項線	浅背筋膜が付く。僧帽筋が起始
		上項線	頭板状筋が停止
		後頭(項)平面	頭板状筋，頭半棘筋が停止
		下項線	大後頭直筋，小後頭直筋，上頭斜筋が停止
		後頭顆	環椎の上関節面と環椎後頭関節をつくる
		顆管	顆導出静脈が通る
		舌下神経管	舌下神経が出る
		乳様突起	胸鎖乳突筋，頭板状筋，頭最長筋が停止
		乳突切痕	顎二腹筋後腹が起始
		後頭動脈溝	後頭動脈が通る
	中　部	咽頭結節	前縦靱帯が付く。上咽頭収縮筋が起始。頭長筋，前頭直筋が停止
		乳突小管	迷走神経耳介枝が通る
		蝸牛小管外口	外リンパ管を容れる
		頸動脈管外口	ここから内頸動脈，内頸動脈神経叢が入る。頸動脈管静脈叢が通る
		頸動脈管	上記のものが通る
		頸鼓小管	頸動脈管から鼓室に入る。頸鼓動脈が通る
		錐体小窩	舌咽神経の下神経節を容れる
		鼓室小管下口	鼓室神経，下鼓室動脈が通る
		鼓室小管	同上
		茎状突起	茎突下顎靱帯，茎突舌骨筋，茎突舌筋，茎突咽頭筋が起始
		茎乳突孔	顔面神経が通る
		外耳孔	外耳道の入り口
		外耳道	外耳孔から中耳に向かう太い管
		下顎窩	下顎骨下顎頭との間で顎関節をつくる
		関節結節	関節窩前方の高まり
		鼓室乳突裂	鼓室部と乳突部の間の裂け目
		錐体鱗裂	錐体部と鱗部の裂け目
		錐体鼓室裂	前鼓室動脈，鼓索神経が通る。前ツチ骨靱帯が付く
		破裂孔	大錐体神経，小錐体神経，耳管が通る。内頸動脈が上を横切る
		頸動脈管内口	錐体の先端にあいている口
		翼突管	翼突管動静脈および神経が通る
		耳管溝	耳管を容れる溝
		筋耳管管	筋耳管管中隔で2分する。上方を鼓膜張筋半管，下方を耳管半管という
		卵円孔	下顎神経(V_3)，静脈叢が通る
		棘孔	中硬膜動静脈，下顎神経硬膜枝，硬膜神経叢が通る

		部位名	意　義
外頭蓋底	中　部	蝶形骨棘	蝶下顎靱帯が付く。口蓋帆張筋が起始
		側頭下稜	側頭面と下面の境界。外側翼突筋が起始
		翼状突起外側板	蝶形骨体から下方への突出のうち外側板。内側・外側翼突筋が起始
		翼状突起内側板	蝶形骨体から下方への突出のうち内側板
		翼突鉤	口蓋帆張筋の腱を通す
		翼突窩	内側翼突筋が起始
		舟状窩	翼突窩の上部。口蓋帆張筋が起始
		翼突切痕(裂)	翼状突起下端で内側板と外側板の間の切れ込み
		鞘状突起	内側板の根部から内方に向かう板状の突起
		口蓋骨鞘突管	蝶口蓋動脈の枝，翼口蓋神経節の枝の外側上後鼻枝が通る
		鋤骨鞘突管	同上
	前　部	正中口蓋縫合	左右の上顎骨の結合でできる縫合
		横口蓋縫合	上顎骨と口蓋骨の間の縫合
		切歯縫合	上顎骨切歯部に遺残する縫合
		切歯骨	発生時に存在する切歯部の独立した骨
		切歯孔	鼻口蓋動静脈，神経が通る
		大口蓋孔	翼口蓋窩から口蓋管として続き，大口蓋動静脈，大口蓋神経が通る
		小口蓋孔	小口蓋動静脈，小口蓋神経，中口蓋神経が通る
側頭下窩		上壁	蝶形骨大翼の側頭下面，側頭骨鱗部の一部
		内側壁	翼状突起外側板
		前壁	上顎骨側頭下面
		外側壁	頬骨弓，下顎骨
翼口蓋窩		上壁	蝶形骨体下面
		内側壁	口蓋骨垂直板
		前壁	上顎骨体，口蓋骨垂直板
		後壁	翼状突起
		外側	外側は側頭下窩に通じる
		蝶口蓋孔	鼻腔に通じ，蝶口蓋動静脈，上後鼻神経が通る
		下眼窩裂	眼窩に通じ，下眼窩動静脈および神経，頬骨神経，翼口蓋神経節の眼窩枝が通る
		正円孔	中頭蓋窩に通じ，上顎神経が通る
眼窩		眼窩口	眼窩の入り口。前頭骨，上顎骨，頬骨で構成される
		視神経管	眼窩の最も奥にあり，視神経，眼動脈が通る
	上　壁		前頭骨眼窩面と蝶形骨小翼で構成される
		前頭切痕(孔)	前頭動静脈および神経が通る
		眼窩上切痕(孔)	眼窩上動静脈および神経が通る
		涙腺窩	涙腺を容れる
		滑車窩	上斜筋腱を容れる
		滑車棘	上斜筋滑車が付く
	内側壁		上顎骨前頭突起，涙骨，篩骨眼窩板，蝶形骨体外側面で構成される
		前篩骨孔	鼻腔に続き，前篩骨動静脈および神経が通る
		後篩骨孔	篩骨洞に続き，後篩骨動静脈および神経が通る
		涙囊窩	涙嚢を容れる
		鼻涙管	涙を下鼻道に導く

付表　骨の名称

		部位名	意　義
眼窩	下壁		上顎骨体眼窩面，頬骨眼窩面，口蓋骨眼窩突起で構成される
		下眼窩裂	側頭下窩・翼口蓋窩と連絡。眼窩下動静脈および神経，下眼静脈，頬骨神経が通る
		眼窩下溝，管	眼窩下動静脈および神経が通る
	外側壁		頬骨眼窩面，蝶形骨大翼眼窩面，前頭骨頬骨突起で構成される
		上眼窩裂	中頭蓋窩に通じる。上眼静脈，動眼神経，滑車神経，眼神経，外転神経が通る
		頬骨眼窩孔	頬骨神経が通る
鼻腔		梨状口	鼻骨，上顎骨鼻切痕で囲まれた西洋梨形の前鼻口
		後鼻孔	鼻咽頭への開口部。口蓋骨水平板，翼状突起内側板，蝶形骨体で構成される
		骨鼻中隔	篩骨正中板，鋤骨からなり，左右の鼻腔を隔てる。前方に鼻中隔軟骨が付く
	外側壁		篩骨迷路，下鼻甲介，上顎骨前頭突起，上顎骨体内側面，口蓋骨垂直板，翼状突起内側板
		上鼻甲介	篩骨内側壁上部の突出部
		中鼻甲介	篩骨内側壁中部の突出部
		下鼻甲介	独立した骨で，内下方に突出する
		最上鼻甲介	篩骨最上部の突出部
		上鼻道	後篩骨蜂巣が開口
		中鼻道	篩骨胞，前篩骨蜂巣が開口。半月裂孔に上顎洞が開口。篩骨漏斗に前頭洞が開口
		下鼻道	鼻涙管が開口
		総鼻道	鼻甲介と鼻中隔の間の隙間
	上壁		鼻骨，前頭骨鼻部，篩骨篩板，蝶形骨体で構成される
		篩板孔	前頭蓋窩に通じ，嗅神経が通る
		前篩骨孔	眼窩に通じ，前篩骨動静脈および神経が通る
		蝶篩陥凹	蝶形骨洞が開口
	下壁		上顎骨口蓋突起，口蓋骨水平板で構成される
		前鼻棘	梨状口下縁正中部の突出部
		後鼻棘	左右の口蓋骨の接合部で，後方へ突出する
		切歯管	左右にあり，骨中で合流し下方は1つの管になる。鼻口蓋動静脈および神経が通る
		切歯孔	鼻腔底前部の左右に1つずつある小孔。鼻口蓋神経が通る
顔面部	頬骨	頬骨部	大・小頬骨筋が起始
		頬骨弓	側頭骨の頬骨突起と頬骨の側頭突起で構成される。咬筋が起始
		頬骨顔面孔	頬骨神経が骨中で2分して，ここから出るのは頬骨顔面神経である
	上顎骨	眼窩下孔	眼窩下動静脈および神経が通る
		犬歯窩	眼窩下孔の下方のくぼみ。口角挙筋が起始
	下顎骨	下顎底	下顎骨底縁
		オトガイ孔	オトガイ神経（三叉神経第3枝の終末枝），オトガイ動静脈が通る
		オトガイ隆起	下顎骨正中部の前方の隆起。人類独特のもの
		オトガイ棘	オトガイ内面の突出。オトガイ舌筋，オトガイ舌骨筋が起始
		二腹筋窩	顎二腹筋前腹が起始
		下顎枝	下顎骨の上方への突出。後方は関節突起，前方は筋突起になる
		関節突起	側頭骨と顎関節をつくる
		筋突起	側頭筋が停止
		下顎角	下顎底と下顎枝後縁とのなす角
		咬筋粗面	下顎角前上部外面の粗い面で，咬筋が停止

脊柱

骨 名		部位名	意 義
椎骨		椎体	円柱状で前を前縦靱帯，後ろを後縦靱帯が走る 上面・下面には椎間円板があり，上下の椎骨をつなげる
		椎弓	椎体の後方で椎孔を囲むところ
		椎弓根	椎弓が椎体に付くところ
		上椎切痕	椎弓根部上縁にある切れ込み
		下椎切痕	椎弓根部下縁にある切れ込み
		椎間孔	上・下椎切痕が合わさってできる孔で，脊髄神経と動静脈脊髄枝が通る
		棘突起	後方への突出で，靱帯，筋が付く
		横突起	側方への突出で，靱帯，筋が付く
		上関節突起	上椎切痕の後ろで，上方への突出。関節面があり，上の椎骨と椎間関節をつくる
		下関節突起	下椎切痕の後ろで，下方への突出。下の椎骨と椎間関節をつくる
		椎孔	椎体と椎弓の間の大きな孔で，脊髄を容れる
頸椎	環椎	前弓	環状に取り巻く骨の前半分
		前結節	前弓中央の前方への突出。前頭直筋が起始
		歯突起窩	前弓中央後面のくぼみで，軸椎の歯突起と正中環軸関節（車軸関節）をつくる
		後弓	環状に取り巻く骨の後半分
		後結節	後弓中央の後方への突出。小後頭直筋が起始
		外側塊	外側頭直筋，上頭斜筋，後斜角筋，肩甲挙筋が起始。下頭斜筋が停止
		上関節窩	後頭顆と環椎後頭関節（楕円関節）をつくる
		下関節面	軸椎と外側環軸関節（平面関節）をつくる
		横突孔	椎骨動静脈が下から上に抜け，椎骨動脈溝に入る
		椎骨動脈溝	後弓上面外側にある。椎骨動静脈はここから上行し頭蓋内に入る
	軸椎	椎体	頸長筋が起始
		歯突起	椎体から上方への歯のような突出
		前関節面	環椎前弓の歯突起窩と関節
		後関節面	環椎横靱帯の硝子軟骨と関節
		横突起	頸長筋，肩甲挙筋，頭半棘筋が起始。横突間筋が起始・停止
		棘突起	大後頭直筋，下頭斜筋，頸棘筋が起始
	第3～7頸椎	横突孔	横突起にある孔で，椎骨動脈が通る。頸椎のみにある
		脊髄神経溝	上・下切痕に相当し，長く溝になる。脊髄神経が通る
		横突起前結節	頸椎横突起の先端前部の幅広いふくらみ。筋が付く
		横突起後結節	頸椎横突起の先端後部のふくらみ
		隆椎棘突起	第7頸椎（隆椎）の棘突起は最も長く，項下部で触れる
胸椎		椎体	上面はハート型
		上・下肋骨窩	上下が合わさり肋骨窩をなし，肋骨頭と関節
		上・下関節突起	関節面は前頭面を向く（平面関節）。第12胸椎の下関節突起は矢状面を向く（車軸関節）
		横突起	頸最長筋，頭最長筋，半棘筋，多裂筋，回旋筋，横突間筋が起始 腸肋筋，最長筋，横突間筋が停止
		横突肋骨窩	横突起外方の前面にあり，肋横突関節をつくる
		棘突起	長く細く斜め下方に突出。板状筋，最長筋，棘筋，回旋筋，棘間筋が起始 棘筋，半棘筋，棘間筋が停止

付表 骨の名称

骨　名	部位名	意　義
腰椎	椎体	大きく厚く上面は楕円形。大腰筋，横隔膜が起始
	肋骨突起	肋骨の退化したもので，本来の横突起ではない。腰方形筋，胸最長筋，腰腸肋筋が起始
	乳頭突起	横突起が小さくなったもの。横突間筋，多裂筋が停止
	副突起	横突起が退化したもの。多裂筋が停止
	上・下関節突起	関節面は矢状方向を向き半円筒形(車軸関節)
	棘突起	上下に広く後方には短く水平に突出。最長筋，棘筋が起始
仙骨	仙骨底	仙骨上縁。上関節突起があり，第5腰椎と関節する
	岬角	上縁正中で最も前方に突出した部分
	横線	幼児期の仙椎と仙椎の間が成人になって癒合したもの
	前仙骨孔	4対あり，第1～4仙骨神経前枝が出る
	正中仙骨稜	棘突起に相当
	中間仙骨稜	関節突起に相当
	外側仙骨稜	横突起に相当
	後仙骨孔	後面に4対あり，仙骨神経後枝が出る
	仙骨尖	仙骨の下端で尾骨と連結する
	耳状面	寛骨の耳状面と仙腸関節(半関節)をつくる

胸　郭

骨　名	部位名	意　義
肋骨	肋硬骨	晒浄骨で見る肋骨
	肋軟骨	肋硬骨の前端から胸骨までの間にあり，晒浄骨では無くなっている
	真肋	胸骨に付いている肋骨，すなわち第1～7肋骨
	仮肋	第8～12肋骨をさす。第11・12肋骨は浮遊肋骨ともいう
	肋骨頭	胸椎の肋骨窩と肋骨頭関節(半関節)をつくる
	肋骨頚	肋骨頭の外のくびれた部分
	肋骨結節	第1～10肋骨にある肋骨頚の外方のふくらみ。横突肋骨窩と関節(半関節)をつくる
	肋骨体	外方にふくらんだ長い部分。上下の肋骨間には内・外肋間筋が付いている
	肋骨溝	内面下端にある溝。肋間神経，肋間動静脈が通る
第1肋骨	前斜角筋結節	前斜角筋が停止する部分の高まり
	鎖骨下動脈溝	前斜角筋結節の後ろにある溝。鎖骨下動脈が通る
	鎖骨下静脈溝	前斜角筋結節の前の浅い溝。鎖骨下静脈が通る
	上面	鎖骨下筋が起始。胸膜上膜(Sibson筋膜)が付く
第2肋骨	第2肋骨粗面	中斜角筋が停止
	前鋸筋粗面	前鋸筋が起始
胸骨	鎖骨切痕	鎖骨の胸骨端と胸鎖関節(鞍関節)をつくる
	頚切痕	上縁の正中部のへこんだところ。生体でも触れる
	第1・2肋骨切痕	側面にあり，第1・2肋骨が関節する切れ込み
	胸骨角	胸骨柄と胸骨体の境界。ここを通る平面を胸骨角平面といい，後方は第4胸椎の高さに相当する
	胸骨平面	前面から大胸筋が起始。後面には胸横筋が停止。下端から横隔膜が起始
	第3～7肋骨切痕	第3～7肋軟骨が関節する切れ込み
	剣状突起	内面から横隔膜が起始

上肢骨

骨　名		部位名	意　義
鎖骨		上面	胸鎖乳突筋，三角筋が起始。僧帽筋が停止
		下面	肋鎖靱帯，烏口鎖骨靱帯が付く。鎖骨下筋が停止
		胸骨端	胸骨の鎖骨切痕と胸鎖関節(鞍関節)をつくる。関節円板がある
		肩峰端	肩甲骨の肩峰関節面と肩鎖関節(平面関節)をつくる。関節円板がある
肩甲骨		関節窩	上腕骨頭と肩関節(球関節)をつくる
		肩甲棘	三角筋が起始。僧帽筋が停止
		肩峰	三角筋が起始。僧帽筋が停止
		棘上窩	棘上筋が起始
		棘下窩	棘下筋が起始
		上角	肩甲挙筋が停止
		外側縁	小円筋が起始
		下角	大円筋が起始
		内側縁	前鋸筋，大菱形筋，小菱形筋が停止
		肩甲下窩	肩甲下筋が起始
上腕骨	近位端	上腕骨頭	肩甲骨関節窩と肩関節(球関節)をつくる
		解剖頸	肩関節包が付く
		大結節	棘上筋，棘下筋，小円筋が停止
		大結節稜	大胸筋が停止
		小結節	肩甲下筋が停止
		小結節稜	大円筋，広背筋が停止
		結節間溝	上腕二頭筋長頭腱が通る
	上腕骨体	三角筋粗面	三角筋が停止
		前面	上腕筋が起始
		後面	上腕三頭筋が起始
		内側縁	烏口腕筋が停止
	遠位端	内側上顆	円回内筋，橈側手根屈筋，長掌筋，浅指屈筋，尺側手根屈筋が起始
		外側縁	腕橈骨筋，長橈側手根伸筋が起始
		外側上顆	長橈側手根伸筋，短橈側手根伸筋，総指伸筋，小指伸筋，尺側手根伸筋が起始
		上腕骨小頭	橈骨頭窩と腕橈関節をつくる
		橈骨窩	屈曲時に橈骨頭が入る
		上腕骨滑車	尺骨滑車切痕と腕尺関節をつくる
		鈎突窩	屈曲時に尺骨鈎状突起が入る
		肘頭窩	伸展時に尺骨肘頭が入る
		尺骨神経溝	尺骨神経が通る
橈骨	近位端	橈骨頭	上腕骨および尺骨と関節をつくる
		関節窩	上腕骨小頭と腕頭関節(球関節)をつくる
		関節環状面	尺骨の橈骨切痕と上橈尺関節(車軸関節)をつくる。橈骨輪状靱帯が取り巻く
		橈骨頸	関節包が付く
	橈骨体	橈骨粗面	上腕二頭筋が停止
		前面	長母指屈筋が起始
		後面	短母指伸筋が起始
		外側面	円回内筋，回外筋が停止
		骨間縁	尺骨の同名縁との間に前腕骨間膜が張る
	遠位端	茎状突起	腕橈骨筋が停止

骨名		部位名	意義
尺骨	近位端	肘頭	上腕三頭筋が停止
		橈骨切痕	橈骨の関節環状面と上橈尺関節(車軸関節)をつくる
		滑車切痕	上腕骨滑車と腕尺関節(ゆるい蝶番関節)をつくる
		鉤状突起	滑車切痕の下縁の前方への突出
		尺骨粗面	上腕筋が停止
	尺骨体	後面	肘筋が停止。尺側手根伸筋,長母指外転筋,示指伸筋が起始
		前面	浅指屈筋,尺側手根屈筋が起始
		内側面	深指屈筋の一部が起始
		骨間縁	橈骨の同名縁との間に前腕骨間膜が張る
		回外筋稜	回外筋が起始
	遠位端	尺骨頭	
		関節環状面	橈骨の尺骨切痕と下橈尺関節をつくる
		茎状突起	靱帯が付着
手根骨	舟状骨		橈骨,月状骨,大・小菱形骨,有頭骨と関節する
		舟状骨結節	大菱形骨結節とともに外側手根隆起をなし,屈筋支帯が付き,短母指外転筋が起始
	月状骨		4つの関節面がある。橈骨,舟状骨,有頭骨,有鉤骨と関節する
	三角骨		4つの関節面がある。橈骨,月状骨,有鉤骨,豆状骨と関節する
	豆状骨		三角骨と関節。有鉤骨鉤とともに内側手根隆起をなし,屈筋支帯が付き,尺側手根屈筋が停止する
	大菱形骨		舟状骨,小菱形骨,第1中手骨,第2中手骨と関節する
		大菱形骨結節	舟状骨結節とともに外側手根隆起をなし,屈筋支帯が付く
	小菱形骨		舟状骨,大菱形骨,有頭骨,第2中手骨と関節する
	有頭骨		舟状骨,月状骨,小菱形骨,有鉤骨,第2中手骨,第3中手骨と関節する
	有鉤骨		舟状骨,三角骨,有頭骨,第4中手骨,第5中手骨と関節する
		有鉤骨鉤	豆状骨とともに内側手根隆起をなし,屈筋支帯が付き,尺側手根屈筋が停止
		手根溝	橈側は舟状骨結節と大菱形骨結節,尺側は豆状骨と有鉤骨鉤に挟まれた溝
中手骨		中手骨底	手根中手関節(CM)をつくる。第2～5中手骨では隣り合った中手骨と関節する
		中手骨体	背側骨間筋,第2～5中手骨では掌側骨間筋が起始
		中手骨頭	基節骨底と球関節をつくる
手の指骨	基節骨	基節骨底	中手骨頭と中手指節関節(MP)をつくる
		基節骨体	
		基節骨頭	中節骨底と近位指節間関節(PIP)をつくる
	中節骨	中節骨底	基節骨頭と蝶番関節をつくる。浅指屈筋が停止
		中節骨体	
		中節骨頭	末節骨底と遠位指節間関節(DIP)をつくる
	末節骨	末節骨底	中節骨頭と蝶番関節をつくる。深指屈筋が停止
		末節骨粗面	

下肢骨

骨　名	部位名	意　義
寛骨		腸骨，恥骨，坐骨からなる
	閉鎖孔	閉鎖膜で閉ざされ，内上方を同名の動静脈および神経が通る
	寛骨臼	大腿骨頭と股関節（臼状関節）をつくる
	寛骨臼窩	大腿骨頭靱帯が起こる
	寛骨臼切痕	大腿骨頭靱帯，動脈，神経が通る
	月状面	股関節の関節面
腸骨	腸骨体	寛骨臼上部の厚い部分
	腸骨翼	上部の広い部分
	弓状線	内面で，大骨盤と小骨盤を分ける線
	腸骨稜	腸骨翼の上縁
	外唇	腸骨稜の外側の隆起線。外腹斜筋が停止
	中間線	腸骨稜中央の隆起線。内腹斜筋が起始
	内唇	腸骨稜の内側の隆起線。腹横筋，腰方形筋が起始
	上前腸骨棘	鼠径靱帯が付く。縫工筋，大腿筋膜張筋が起始
	下前腸骨棘	大腿直筋が起始
	上後腸骨棘	長後仙腸靱帯が付く
	下後腸骨棘	短後仙腸靱帯が付く
	腸骨窩	腸骨筋が起始
	殿筋面	
	前殿筋線	小殿筋，（小殿筋膜），中殿筋が起始
	後殿筋線	大殿筋，（中殿筋膜），中殿筋が起始
	下殿筋線	小殿筋が起始
	仙骨盤面	
	耳状面	仙腸関節（平面関節，半関節）をつくる
	腸骨粗面	仙腸靱帯が付く
坐骨	坐骨体	寛骨臼から下の部分
	坐骨枝	坐骨結節から前に向かう部分
	坐骨結節	仙結節靱帯が付く。半腱様筋，半膜様筋，大腿二頭筋長頭，大内転筋，大腿方形筋が起始
	坐骨棘	仙棘靱帯が付く
	大坐骨切痕	坐骨神経，上・下殿動静脈と神経，陰部神経，内陰部動静脈，後大腿皮神経，坐骨神経伴行動脈が通る
	小坐骨切痕	内閉鎖筋が通る
恥骨	恥骨体	長内転筋が起始
	恥骨結合面	左右の恥骨が軟骨を介して結合する面
	恥骨稜	錐体筋が起始。腹直筋が停止
	恥骨櫛	恥骨筋が起始
	恥骨結節	鼠径靱帯が付く
	恥骨下枝	長内転筋，短内転筋，薄筋が起始
	恥骨上枝	恥骨筋が起始
	閉鎖稜	閉鎖膜が付く
	閉鎖溝	閉鎖動静脈，閉鎖神経を容れる

骨　名		部位名	意　義
大腿骨	近位端	大腿骨頭	寛骨臼と股関節（臼状関節）をつくる
		大腿骨頭窩	大腿骨頭靱帯が付く
		大腿骨頚	股関節包が付く
		大転子	中殿筋，小殿筋，梨状筋が停止
		転子窩	内閉鎖筋，上双子筋，下双子筋および外閉鎖筋が停止
		小転子	腸腰筋が停止
		転子間線	内側広筋が起始
		転子間稜	大腿方形筋が停止
	大腿骨体	前面	中間広筋が起始
		粗線外側唇	外側広筋，大腿二頭筋が起始
		粗線内側唇	内側広筋が起始。長内転筋，短内転筋，大内転筋が停止
		恥骨筋線	恥骨筋が停止
		殿筋粗面	大殿筋が停止
		顆間窩	十字靱帯を容れる
	遠位端	内側上顆	内側側副靱帯，腓腹筋内側頭が起始。大内転筋が停止
		内転筋結節	ときに著明。大内転筋が停止
		外側上顆	外側側副靱帯，足底筋，腓腹筋外側頭，膝窩筋が起始
		内側顆	前十字靱帯が付く
		外側顆	後十字靱帯が付く
膝蓋骨		膝蓋骨底	大腿四頭筋が停止
		膝蓋骨尖	大腿四頭筋の腱である膝蓋靱帯が始まる
		関節面	大腿骨膝蓋面と関節（鞍関節）
脛骨	近位端	上関節面	大腿骨と膝関節をつくる
		前顆間区	前十字靱帯が起こる
		後顆間区	後十字靱帯が起こる
		顆間隆起	半月板が付く
		内側顆間結節	前十字靱帯の一部が起始
		外側顆間結節	後十字靱帯の一部が起始
		内側顆	内側側副靱帯が付く
		外側顆	腸脛靱帯が停止，外側側副靱帯が付く
		腓骨関節面	腓骨頭と脛腓関節（平面関節，半関節）をつくる
	脛骨体	脛骨粗面	大腿四頭筋の腱の膝蓋靱帯が停止
		内側面	上部は縫工筋，薄筋，半腱様筋が停止。骨膜と下腿筋膜が覆う
		後面	膝窩筋が停止。長趾屈筋，後脛骨筋が起始
		ヒラメ筋線	ヒラメ筋が起始
		外側面	前脛骨筋が起始
		内側縁	内側面と後面の境界。下腿筋膜が密着
		前縁	内側面と外側面の境界。下腿筋膜が密着
		骨間縁	下腿骨間膜が付く
	遠位端	内果	三角靱帯が付く
		腓骨切痕	腓骨が接し，脛腓靱帯結合で結合
		内果溝	後脛骨筋，長趾屈筋，長母趾屈筋腱を容れる
		下関節面	距骨滑車と接し，距腿関節をつくる
		内果関節面	距骨内果面と接し，距腿関節をつくる

骨　名		部位名	意　義
腓骨	近位端	腓骨頭	外側側副靱帯が付く。大腿二頭筋が停止。ヒラメ筋，長趾伸筋，長腓骨筋が起始
		腓骨頭尖	外側側副靱帯が付く
		腓骨頭関節面	脛骨の腓骨関節面と脛腓関節をつくる
	腓骨体	前縁	長趾伸筋，第三腓骨筋が起始
		内側面	長母趾伸筋が起始
		外側面	長腓骨筋，短腓骨筋が起始
		骨間縁	下腿骨間膜が付く
	遠位端	外果	前距腓靱帯，後距腓靱帯，踵腓靱帯が付く
		外果関節面	距骨外果面と距腿関節をつくる
		外果窩	後距腓靱帯，踵腓靱帯が付く
距骨	距骨頭		舟状骨と関節，下面で踵骨と関節
	距骨体	距骨滑車	上面は脛骨の下関節面，内面は脛骨の内果関節面，外果面は腓骨の外果関節面
		距骨外側突起	外果面の下の突起
		距骨後突起	後方にあり2分し，その間を長母趾屈筋腱溝という
		前踵骨関節面	踵骨の前距骨関節面と関節
		中踵骨関節面	踵骨の中距骨関節面と関節
		後踵骨関節面	踵骨の後距骨関節面と関節
踵骨		踵骨隆起	踵骨腱（アキレス腱）が停止 下面で長足底靱帯，短趾屈筋，足底方形筋，小趾外転筋，母趾外転筋が起始
		距骨関節面	前・中・後の関節面があり，距骨と関節
		踵骨溝	中・後距骨関節面の間で，上の距骨溝とで足根洞を作る
		立方骨関節面	前方で立方骨と関節
		載距突起	上面に中距骨関節面がある
		長母趾屈筋溝	載距突起の下面にあり，長母趾屈筋の腱が通る
		腓骨筋滑車	外側面で腓骨筋腱溝の前にある小突起
		腓骨筋腱溝	長・短腓骨筋腱が通る
舟状骨		前関節面	内側・中間・外側楔状骨と関節
		後関節面	距骨頭と関節
		舟状骨粗面	下方への突出で，粗面の間を後脛骨筋腱が通る
		後脛骨筋腱溝	後脛骨筋腱が通る
中足骨		中足骨底	足根中足関節をつくる
		第1中足骨粗面	前脛骨筋，長腓骨筋が停止
		第5中足骨粗面	短腓骨筋，小趾外転筋が停止
		中足骨体	背側骨間筋，底側骨間筋が起始
		中足骨頭	基節骨と中足趾節関節をつくる
足の趾骨	基節骨	母趾基節骨底	短母趾屈筋が停止
	中節骨	2～5趾中節骨底	短趾屈筋が停止
	末節骨	母趾末節骨底	長母趾屈筋が停止
		2～5趾末節骨底	長趾屈筋が停止

頭部の筋（浅頭筋・深頭筋）

浅頭筋	起　始	停　止	神経支配	作　用
前頭筋	眉部の皮膚	帽状腱膜	顔面神経側頭枝	額に横の皺を作る
後頭筋	最上項線	帽状腱膜	〃 後頭枝	帽状腱膜を後方に引く
側頭頭頂筋	耳介根部	帽状腱膜	〃 側頭枝	帽状腱膜を横に張る
鼻根筋	鼻根	眉間の皮膚	〃 頬骨枝	眉間の皮膚を引き下げる 鼻根に横の皺をつくる
鼻筋	横部：上顎犬歯の歯槽隆起 翼部：上顎側切歯の歯槽隆起	鼻背 鼻翼	〃 頬筋枝	鼻孔を圧迫し狭くする 鼻翼を外下方に引き鼻孔を開く
鼻中隔下制筋	上顎切歯の歯槽隆起	鼻中隔の皮膚	〃 頬骨枝	鼻中隔を下げ鼻孔を広げる
眼輪筋	眼瞼部：内側眼瞼靱帯 眼窩部：眼窩口の内側縁 涙嚢部：後涙嚢稜・涙嚢壁	外側眼瞼靱帯の間 一周して眼窩口内縁 前外方	〃 側頭枝・頬骨枝	眼裂を軽く閉じる 眼裂を強く閉じる 涙嚢を広げ涙を吸い込む
皺眉筋	前頭上顎縫合のあたり	眉部の中央より内側	〃 側頭枝	眉を内下方に引く 左右の眉の間に縦の皺をつくる
眉毛下制筋	眼輪筋の内眼角部	眉毛の下の皮膚	〃 頬骨枝	眉を下に引く
前耳介筋	帽状腱膜	耳介前面の耳輪棘	〃 側頭枝	耳介を前方に引く
上耳介筋	帽状腱膜	耳介上面	〃 側頭枝・後耳介枝	耳介を上方に引く
後耳介筋	乳様突起	耳介後面の甲介隆起	〃 後耳介枝	耳介を後方に引く
口輪筋	口裂をとりまく骨縁部，唇部	口唇の皮膚	〃 頬筋枝・下顎縁枝	口を閉じ尖らせる
口角下制筋	下顎骨下縁中央	口角	〃 下顎縁枝	口角を引き下げる
オトガイ横筋	左右の口角下制筋の内側縁	反対側の口角下制筋	〃 下顎縁枝	オトガイに皺をつくる
笑筋	耳下腺筋膜，咬筋筋膜	口角	〃 下顎縁枝	口角を外に引き，えくぼをつくる
大頬骨筋	小頬骨筋の下，頬骨弓外面	口角	〃 頬骨枝・頬筋枝	口角を外上方に引く
小頬骨筋	頬骨外面	上唇	〃 頬筋枝	上唇を引き上げる
上唇挙筋	眼窩下縁直下で上顎骨体前面	上唇，鼻唇溝の皮膚	〃 頬筋枝	上唇を上げ鼻唇溝を深める
上唇鼻翼挙筋	上顎骨前頭突起	上唇，鼻翼，外鼻孔縁	〃 頬筋枝	上唇，鼻翼を引き上げる
下唇下制筋	下顎骨前面	下唇	〃 下顎縁枝	下唇を外下方に引く
口角挙筋	犬歯窩	口角	〃 頬筋枝	口角を引き上げる
頬筋	上・下顎臼歯部の歯槽隆起， 下顎骨頬筋稜，翼突下顎 縫線	口輪筋の深層に入る	〃 頬筋枝	頬壁を歯列に押しつける
オトガイ筋	下顎側切歯の歯槽隆起	オトガイの皮膚	〃 下顎縁枝	オトガイ部の皮膚を引き上げる

深頭筋	起　始	停　止	神経支配	作　用
咬筋	浅部：頬骨弓前2/3の下縁 深部：頬骨弓後2/3の下縁	咬筋粗面下部 咬筋粗面上部	下顎神経の咬筋神経	下顎を引き上げ前に出す
側頭筋	下側頭線の下方 側頭鱗・側頭筋膜	下顎骨の筋突起	〃 の深側頭神経	下顎を引き上げ後方に引く
外側翼突筋	上部：側頭下稜 下部：翼状突起外側板	翼突筋窩，関節円板 顎関節包	〃 の外側翼突筋神経	下顎骨を前に引く 片側が働けば対側に動く
内側翼突筋	翼突窩と周囲の上顎骨体， 翼状突起外側板	翼突筋粗面	〃 の内側翼突筋神経	下顎骨を引き上げる 片側が働けば対側に動く

頸部の筋（浅頸筋・舌骨上筋・舌骨下筋・後頸筋）

浅頸筋	起始	停止	神経支配	作用
広頸筋	肩峰から第2肋骨前端に至る線の皮下	口角	顔面神経頸枝	頸部，鎖骨下部の皮膚を引き上げる。口角を外側に引く
胸鎖乳突筋	胸骨頭：胸骨柄上縁 鎖骨頭：鎖骨の胸骨端	乳様突起， 上項線外側部	副神経， 頸神経叢 C2, 3	両側：顔面を上に向ける 片側：頭を反対側に向ける

舌骨上筋		起始	停止	神経支配	作用
顎二腹筋	後腹	乳突切痕	中間腱	顔面神経	舌骨固定で下顎を下げる
	前腹	二腹筋窩	中間腱	V_3 の顎舌骨筋神経	舌骨を引き上げる
茎突舌骨筋		茎状突起	舌骨大角	顔面神経	舌骨を後上方に引き上げる
顎舌骨筋		顎舌骨筋線	舌骨前部上縁	V_3 の顎舌骨筋神経	舌骨を引き上げる （下顎骨を引き下げる）
オトガイ舌骨筋		オトガイ舌骨筋棘	舌骨体前面	C1, 2（舌下神経を通る）	舌骨を前上方に引く 下顎の前方を下げる

舌骨下筋		起始	停止	神経支配	作用
胸骨舌骨筋		胸骨柄後面，胸鎖関節包，鎖骨胸骨端，第1肋骨	舌骨体	頸神経ワナ C1～4	舌骨を引き下げる
肩甲舌骨筋	下腹	肩甲切痕，肩甲横靱帯，烏口突起	中間腱	頸神経ワナ C1～4	舌骨を後下方に引く 頸筋膜を張り静脈を広げる
	上腹	舌骨体下部外側	中間腱		
胸骨甲状筋		胸骨柄後面，第1肋軟骨	甲状軟骨の斜線	C1, 2（舌下神経を通る）	甲状軟骨を引き下げる
甲状舌骨筋		甲状軟骨の斜線	舌骨体，大角の後面	頸神経ワナ C1～4	舌骨を下げる（甲状軟骨を上げる）

後頸筋		起始	停止	神経支配	作用
頸長筋	鉛直部	第3頸椎～第3胸椎椎体	第2～4頸椎椎体	頸神経前枝 C2～6	両側が働けば頸部を前に曲げる 片側が働けばその側へ曲げる
	上斜部	第3～5頸椎横突起	環椎の前結節		
	下斜部	第1～3胸椎椎体	第5～6頸椎横突起		
頭長筋		第3～6頸椎横突起前結節	咽頭結節の外側	C1～5	頭を前に曲げ，片側に倒す
前頭直筋		環椎外側塊の前部	大孔の前側	C1の前枝	頭長筋の作用を助ける
前斜角筋		第3～6頸椎横突起前結節	第1肋骨前斜角筋結節	C5～7	第1肋骨を引き上げ胸郭を広げる （頸椎を前に倒す，片側に倒す）
最小斜角筋		第7頸椎横突起前結節	第1肋骨前斜角筋結節	C8	前斜角筋の働きを助ける
中斜角筋		第2～7頸椎横突起後結節	第1肋骨鎖骨下動脈溝の後方の隆起	C3～8	第1肋骨を引き上げ胸郭を広げる （頸椎を前に倒す，片側に倒す）
後斜角筋		第5～7頸椎横突起後結節	第2肋骨外側面	C5～8	第2肋骨を引き上げ胸郭を広げる

付表　骨格筋の起始・停止・神経支配・作用

背部の筋（浅背筋・深背筋・後頭下筋）

浅背筋	起　始	停　止	神経支配	作　用
僧帽筋	外後頭隆起，上項線，項靭帯，第7頚椎・全胸椎の棘突起および棘上靭帯	肩甲棘，肩峰 鎖骨外側1/2	副神経 頚神経叢 C2～4	上部：上肢帯骨を内上方に引く（頭を後ろに引く） 中部：肩甲骨を内方に引く 下部：肩甲骨を内下方に引く 全体：肩甲骨下角を外に回転する
広背筋	第7胸椎以下の棘突起，胸腰筋膜，腸骨稜，第9～12肋骨，肩甲骨下角	上腕骨小結節稜	胸背神経 C6～8	上腕の内転，内旋，伸展
肩甲挙筋	第1～4頚椎横突起後結節	肩甲骨上角	肩甲背神経 C5	肩甲骨を上内方に上げる
小菱形筋	項靭帯，第6・7頚椎棘突起	肩甲骨内側縁上部	肩甲背神経 C5	肩甲骨を内上方に上げる
大菱形筋	第1～4胸椎棘突起	肩甲骨内側縁下2/3	肩甲背神経 C5	肩甲骨を内上方に上げる

深背筋		起　始	停　止	神経支配	作　用
上後鋸筋		第5頚椎～第2胸椎棘突起	第2～5肋骨	肋間神経 Th1～4	第2～5肋骨を引き上げる
下後鋸筋		第12胸椎～第2腰椎棘突起とその高さの胸腰筋膜浅葉	第9～12肋骨下縁	肋間神経 Th9～12	第9～12肋骨を引き下げる
板状筋	頭板状筋	項靭帯，第4頚椎～第3胸椎棘突起	乳様突起，上項線	脊髄神経後枝 C1～8	頭と頚を後ろに反らす 片側が働くと同側に回転する
	頚板状筋	第3～6胸椎棘突起	第1～3頚椎横突起後結節		
腸肋筋	腰腸肋筋	腸骨稜	第5～12肋骨の肋骨角	脊髄神経後枝 C8～L1	片側：体を傾ける 両側：脊柱を反らせる
	胸腸肋筋	第7～12肋骨の肋骨角	第1～6肋骨の肋骨角		
	頚腸肋筋	第1～6肋骨の肋骨角	第4～6頚椎横突起		
最長筋	胸最長筋	第1～5腰椎棘突起，仙骨後面，腸骨稜	第1～5腰椎副突起 第7～12胸椎横突起 第2～7肋骨角	脊髄神経後枝 C4～L5	片側：体を傾ける 両側：脊柱を反らせる
	頚最長筋	第1～4胸椎横突起	第2～6頚椎横突起		
	頭最長筋	第3頚椎～第3胸椎横突起	乳様突起		
棘筋	胸棘筋	第11胸椎～第2腰椎棘突起	第4～8胸椎棘突起	脊髄神経後枝 Th2～L1	片側：体を傾ける 両側：脊柱を反らせる
	頚棘筋	第7頚椎～第2胸椎棘突起	第2～4頚椎棘突起		
	頭棘筋	第5頚椎～第3胸椎棘突起	半棘筋		
半棘筋	胸半棘筋	第7～12胸椎横突起	第6頚椎～第6胸椎棘突起	胸神経後枝	片側：脊柱をその方へ回す 両側：脊柱を後ろへ反らせる 同上　頭を傾ける
	頚半棘筋	第1～6胸椎横突起	第2～5頚椎棘突起	頚神経後枝	
	頭半棘筋	第4～6頚椎横突起	後頭骨項平面	頚神経後枝 C1～4	
多裂筋		仙骨後面，腰椎乳頭突起・副突起，胸椎横突起，第4～7頚椎の関節突起	第2頚椎～第5腰椎棘突起	脊髄神経後枝 C3～S3	脊柱の回転と後ろに反らせる
回旋筋		全椎骨の横突起	直上または1椎骨を隔てた上の椎弓	脊髄神経後枝	脊柱の回転を助ける
棘間筋		全椎骨の棘突起	上の棘突起	脊髄神経後枝	脊柱を反らせる
横突間筋		全椎骨の横突起	上の横突起	脊髄神経後枝	脊柱を側方に曲げ反らせる

後頭下筋	起　始	停　止	神経支配	作　用
大後頭直筋	軸椎の棘突起	下項線中央1/3	後頭下神経 C1	片側：頭をその方に回転 両側：頭を後方に引いて直立位にする
小後頭直筋	環椎の後結節	下項線内側1/3		
外側頭直筋	環椎の外側塊前部	後頭顆の外側		
上頭斜筋	環椎の外側塊	下項線中1/3上部		
下頭斜筋	軸椎の棘突起	環椎の外側塊後部		

胸腹部の筋（浅胸筋・深胸筋・横隔膜・腹壁の筋）

浅胸筋		起始	停止	神経支配	作用
大胸筋	鎖骨部 胸肋部 腹部	鎖骨内側半 胸骨，第2〜5肋軟骨 腹直筋鞘	上腕骨大結節稜	前胸神経 C5〜Th1	上腕を内転，内旋（鎖骨部は上腕を屈曲） 上腕固定の際，胸骨・肋骨を上げる
小胸筋		第3〜5肋骨	烏口突起	前胸神経 C7, 8	肩甲骨を前に倒す 肩甲骨固定の際，肋骨を上げる
鎖骨下筋		第1肋骨胸骨端上面	鎖骨下面	鎖骨下筋神経 C5	鎖骨を下げる
前鋸筋		第1〜2肋骨 第2〜3肋骨間腱弓 第4〜8肋骨	肩甲骨上角 肩甲骨内側縁 肩甲骨下角	長胸神経 C5〜8	上角を外方へ出す 肩甲骨を前外方へ出す 下角を外方へ出す

深胸筋	起始	停止	神経支配	作用
肋骨挙筋	第7頸椎〜第11胸椎横突起	2つ下の肋骨	脊髄神経 C8〜Th11	肋骨を上げる
外肋間筋	肋骨結節から肋軟骨の外側端までの下縁。内方は外肋間膜	下位肋骨上縁	肋間神経 Th1〜11	肋骨を上げる
内肋間筋	胸骨縁から肋骨角までの上縁。肋骨角から後方は内肋間膜	上位肋骨下縁	肋間神経 Th1〜11	外側部・後部は肋骨を下げる 前部は肋骨を上げる
肋下筋	内肋間筋の延長	1つおいて上の肋骨	肋間神経 Th1〜11	内肋間筋を助ける
胸横筋	胸骨体下部	第2〜6肋軟骨外側端内面	肋間神経 Th3〜6	肋骨を下げる
最内肋間筋	内肋間筋の一部			

横隔膜		起始	停止	神経支配	作用
腰椎部	右脚 左脚 外側脚	第1〜4腰椎の椎体 第1〜3腰椎の椎体 内側腰肋弓：L1椎体と肋骨突起 外側腰肋弓：L1と第12肋骨先端	腱中心	横隔神経 C3〜5	収縮：胸腔を広げ，吸気 弛緩：もとに戻り，呼気
肋骨部		肋骨弓，第7〜12肋軟骨内面			
胸骨部		剣状突起，腹直筋鞘内面			

腹壁の筋	起始	停止	神経支配	作用
腹直筋	第5肋骨・肋軟骨 第6, 7肋軟骨 剣状突起	恥骨結節と恥骨結合間の上縁 3〜4個の腱画がある	肋間神経 Th6〜12	骨盤前部を引き上げる 胸郭前壁を引き下げる 腹圧を高める
錐体筋	恥骨上枝	白線下部	肋下神経 Th12	白線を張り腹直筋の作用を助ける
外腹斜筋	第5〜12肋骨外側面	腸骨稜外唇 鼡径靱帯，恥骨稜 腹直筋鞘前葉，白線	肋間神経，腸骨下腹神経 Th5〜L1	片側：体を回す 両側：骨盤を上げ胸郭を下げ，上下固定，腹圧を高める
内腹斜筋	胸腰筋膜深葉，腸骨稜中間線，鼡径靱帯外側半	腹直筋鞘，白線 第10〜12肋骨下縁	肋間神経，腸骨下腹神経，腸骨鼡径神経 Th10〜L1	片側：胸郭・脊柱を回す 両側：肋骨を引き下げ脊柱を前に曲げ，腹圧を高める
精巣挙筋	内腹斜筋の最下部筋束	精索／子宮円索	陰部大腿神経 L2	精索を引き上げる
腹横筋	第7〜12肋軟骨内面，胸腰筋膜，腸骨稜内唇，鼡径靱帯外側半	腹直筋鞘を介して白線	肋間神経，腸骨下腹神経，腸骨鼡径神経，陰部大腿神経 Th5〜L2	腹圧を高める （横隔膜を上方に押し上げる）
腰方形筋	腸骨稜，腸腰靱帯 第3〜4腰椎肋骨突起	第12肋骨 第1〜3腰椎肋骨突起	腰神経叢の筋枝 Th12〜L3	第12肋骨を引き下げる 腰椎をその側に曲げる

上肢の筋（上肢帯の筋・上腕の屈筋と伸筋・前腕の屈筋）

上肢帯の筋	起 始	停 止	神経支配	作 用
三角筋　前部 　　　　外側部 　　　　後部	鎖骨外 1/3 肩峰 肩甲棘	上腕骨三角筋粗面	腋窩神経 C5, 6	上腕の水平屈曲，内転，内旋 上腕を水平まで外転 上腕の水平伸展，内転，外旋
棘上筋	棘上窩，棘上筋膜	大結節上面	肩甲上神経 C5, 6	上腕外転，関節窩に向けて引く
棘下筋	棘下窩，棘下筋膜	大結節後上面	肩甲上神経 C5, 6	上腕外旋，関節窩に向けて引く
小円筋	肩甲骨腋窩縁，棘下筋膜	大結節後面	腋窩神経 C5, 6	上腕外旋，関節窩に向けて引く
大円筋	肩甲骨下角	小結節稜	肩甲下神経	上腕内転，伸展，内旋
肩甲下筋	肩甲下窩	小結節	肩甲下神経	上腕内旋

上腕の屈筋	起 始	停 止	神経支配	作 用
上腕二頭筋　長頭 　　　　　　短頭	肩甲骨関節上結節 烏口突起	橈骨粗面，上腕二頭筋腱膜	筋皮神経 C5〜7	上腕屈曲，内転，外転，骨頭下制，前腕回外屈曲，筋膜を張る
烏口腕筋	烏口突起	小結節稜の下方 上腕骨中部 1/3	筋皮神経 C5〜7	上腕内転，屈曲 関節窩に向けて引く
上腕筋	上腕骨前面，内・外側筋間中隔	尺骨粗面，肘関節包	筋皮神経 C5〜7	前腕屈曲，肘関節包を張る

上腕の伸筋	起 始	停 止	神経支配	作 用
上腕三頭筋　長頭 　　　　　　内側頭 　　　　　　外側頭	肩甲骨関節下結節 上腕骨後面橈骨神経溝下部，内側上腕筋間中隔 上腕骨後面橈骨神経溝上部	肘頭	橈骨神経 C6〜8	上腕の内転 前腕伸展 肘関節包を張る
肘筋	上腕骨外側，外側上顆後面，肘関節包	肘頭外側面	橈骨神経 C7, 8	肘関節伸展，関節包を張る
肘関節筋	上腕骨下部後面	肘関節包	橈骨神経 C8	肘関節包を張る

前腕の屈筋	起 始	停 止	神経支配	作 用
円回内筋　上腕頭 　　　　　尺骨頭	内側上顆，内側上腕筋間中隔 鉤状突起内側	回内筋粗面	正中神経 C6, 7	前腕の回内，屈曲
橈側手根屈筋	上腕骨内側上顆	第 2, 3 中手骨底	正中神経 C6〜8	手根の屈曲，橈屈（外転） 前腕屈曲，回内
長掌筋	上腕骨内側上顆	手掌腱膜	正中神経 C8	手根の屈曲，手掌腱膜を張る
尺側手根屈筋	上腕頭：上腕骨内側上顆 尺骨頭：肘頭後面，尺骨背側縁	豆状骨，有鈎骨，第 5 中手骨底	尺骨神経 C8, Th1	手根の屈曲，尺屈（内転）
浅指屈筋	上腕尺骨頭：内側上顆，尺骨粗面内側 橈骨頭：上部前面	第 2〜5 中節骨底	正中神経 C7, 8, Th1	第 2〜5 指中節より近位を屈曲
深指屈筋	尺骨前面，前腕骨間膜	第 2〜5 末節骨底	正中神経，尺骨神経	第 2〜5 指末節より近位を屈曲
長母指屈筋	橈骨前面，前腕骨間膜	母指末節骨底	正中神経 C7, 8	母指末節より近位を屈曲
方形回内筋	尺骨下端前面	橈骨下端前面	正中神経 C7, 8, Th1	前腕の回内

上肢の筋（前腕の伸筋・手の筋）

前腕の伸筋	起　始	停　止	神経支配	作　用
腕橈骨筋	上腕骨外側縁，外側上腕筋間中隔	橈骨茎状突起	橈骨神経 C5〜7	前腕屈曲，回内，回外
長橈側手根伸筋	上腕骨外側縁，外側上顆外側上腕筋間中隔	第2中手骨底	橈骨神経 C6〜8	手根伸展，橈屈（外転）
短橈側手根伸筋	上腕骨外側上顆，橈骨輪状靱帯	第3中手骨底	橈骨神経 C6, 7	手根伸展，橈屈（外転）
総指伸筋	外側上顆，前腕筋膜	第2〜5指の中節骨および末節骨	橈骨神経 C6〜8	第2〜5指の伸展，手根伸展肘関節の伸展
小指伸筋	外側上顆	第5指の指背腱膜	橈骨神経 C6〜8	第5指の伸展
尺側手根伸筋　上腕頭　尺骨頭	外側上顆　尺骨上部後面	第5中手骨底	橈骨神経 C6〜8	手根の伸展，尺屈（内転）
回外筋	肘関節包，尺骨回外筋稜	橈骨外側面，前面	橈骨神経 C5〜7	前腕の回外
長母指外転筋	尺骨・橈骨の背側面，前腕骨間膜	第1中手骨底	橈骨神経 C6〜8	母指の外転，手根外転
短母指伸筋	前腕骨間膜，橈骨の背側面	母指の基節骨底	橈骨神経 C6〜8	母指の外転，基節伸展
長母指伸筋	尺骨の背側面，前腕骨間膜	母指の末節骨底	橈骨神経 C6〜8	母指の内転，伸展
示指伸筋	尺骨の背側面，前腕骨間膜	第2指の指背腱膜	橈骨神経 C6〜8	第2指の伸展

手の筋	起　始	停　止	神経支配	作　用
短母指外転筋	舟状骨結節，屈筋支帯の橈側	母指基節骨橈側，第1中手骨の橈側種子骨	正中神経 C6, 7	母指の外転
短母指屈筋　浅頭　深頭	屈筋支帯　大菱形骨，小菱形骨，有頭骨	母指基節骨底，第1中手骨の両種子骨	正中神経 C6, 7　尺骨神経 C8, Th1	母指基節を屈曲
母指対立筋	大菱形骨結節，屈筋支帯	第1中手骨橈側縁	正中神経 C6, 7	母指を小指に近づける
母指内転筋　横頭　斜頭	第3中手骨の掌面　有頭骨，第2,3中手骨底	母指基節骨底，第1中手骨の尺側種子骨	尺骨神経 C8, Th1	母指の内転
短掌筋	手掌腱膜の尺側縁	掌皮の尺側縁	尺骨神経 C8, Th1	小指球の皮膚に凹みを作る
小指外転筋	豆状骨，屈筋支帯	小指基節骨底尺側	尺骨神経 C8, Th1	小指の外転
短小指屈筋	有鈎骨，屈筋支帯	小指基節骨底尺側	尺骨神経 C8, Th1	小指基節を屈曲
小指対立筋	有鈎骨鈎，屈筋支帯	第5中手骨尺側縁	尺骨神経 C8, Th1	小指を母指に近づける
手の虫様筋	深指屈筋の腱	第2〜5指基節骨底の外側，指背腱膜	1〜3：正中神経　4：尺骨神経	第2〜5指の基節を曲げ，中節・末節を伸ばす
掌側骨間筋	第2中手骨体の尺側　第4,5中手骨体の橈側	第2指基節骨底小指側，第4,5指基節骨底母指側，指背腱膜	尺骨神経	第3指に近づける　基節を曲げ，中節・末節を伸ばす
背側骨間筋	第1〜5中手骨の相対する面	1・2間，2指基節骨底橈側　2・3間，3指基節骨底橈側　3・4間，3指基節骨尺側　4・5間，4指基節骨尺側　に付き指背腱膜となる	尺骨神経 C8, Th1	第3指は両側，2,4指は3指より離す　基節を曲げ，中節・末節を伸ばす

付表　骨格筋の起始・停止・神経支配・作用

下肢の筋（下肢帯の筋・大腿の伸筋と内転筋）

寛骨内筋		起　始	停　止	神経支配	作　用
腸腰筋	腸骨筋	腸骨窩，上前腸骨棘根部	大腿骨小転子	大腿神経の枝 L1～4	股関節屈曲（骨盤を前に倒す） 大腿の内転，外旋
	大腰筋	浅頭：第12胸椎，第1～4腰椎の椎体，椎間円板 深頭：腰椎肋骨突起，第12肋骨			
小腰筋		第12胸椎，第1腰椎前面	腸骨筋膜	腰神経叢 Th12～L4	腸骨筋膜を張る

寛骨外筋	起　始	停　止	神経支配	作　用
大殿筋	後殿筋線後部，胸腰筋膜 仙骨と尾骨の外側縁 仙結節靱帯	大腿骨殿筋粗面 腸脛靱帯	下殿神経 L5～S1	股関節伸展（骨盤を起こす） 腸脛靱帯を張る
中殿筋	前殿筋線と後殿筋線の間 腸骨稜外唇，中殿筋膜	大転子先端の外側	上殿神経 L4～S1	大腿の外転
小殿筋	前殿筋線と下殿筋線の間	大転子の先端	上殿神経 L4～S1	大腿の外転
大腿筋膜張筋	上前腸骨棘，中殿筋膜	腸脛靱帯，脛骨外側顆	上殿神経 L4, 5	大腿筋膜・腸脛靱帯を張る
梨状筋	仙骨前面外側	大転子の先端	仙骨神経叢 S1, 2	大腿の外旋
内閉鎖筋	閉鎖膜内面，閉鎖孔縁 （小坐骨切痕を通る）	転子窩	仙骨神経叢 S1, 2	大腿の外旋
上双子筋	坐骨棘	転子窩	仙骨神経叢 L4～S2	大腿の外旋
下双子筋	坐骨結節	転子窩	仙骨神経叢 L4～S2	大腿の外旋
大腿方形筋	坐骨結節	大転子下部，転子間稜	仙骨神経叢 L4～S2	大腿の外旋，内転

尾骨の筋	起　始	停　止	神経支配	作　用
後仙尾筋	仙骨下端，第1尾椎	尾骨尖	仙・尾骨神経 S5, Co	退化した筋。作用しない
前仙尾筋	仙骨下端前面	第1尾椎の前面	仙・尾骨神経 S5, Co	退化した筋。作用しない
尾骨筋	坐骨棘内面	尾骨前面外側	仙・尾骨神経 S5, Co	肛門挙筋と骨盤下口を閉ざす

大腿の伸筋		起　始	停　止	神経支配	作　用
縫工筋		上前腸骨棘	脛骨粗面内側（鵞足を構成）	大腿神経 L2～3	大腿屈曲，外転，外旋 下腿屈曲，内旋
大腿四頭筋	大腿直筋 内側広筋 中間広筋 外側広筋	下前腸骨棘，寛骨臼上縁 粗線内側唇，転子間線下部 大腿骨前面および両側面 粗線外側唇，大転子基部	膝蓋骨を包み膝蓋靱帯となり脛骨粗面に付く	大腿神経 L2～4	広筋は膝関節を伸展 大腿直筋は大腿屈曲（大腿を固定すれば骨盤を前に倒す）
膝関節筋		大腿骨前面	膝関節包前面	大腿神経 L3, 4	膝関節包を張る

大腿の内転筋	起　始	停　止	神経支配	作　用
恥骨筋	恥骨上枝の恥骨稜，恥骨筋膜	大腿骨恥骨筋線	閉鎖神経・大腿神経 L2, 3	大腿屈曲，内転，外旋
薄筋	恥骨体・恥骨下枝前面	脛骨粗面内側（縫工筋の後ろで鵞足を構成）	閉鎖神経 L2～4	大腿内転，膝関節の屈曲 下腿の内旋
長内転筋	恥骨体前面	粗線内側唇中1/3	閉鎖神経 L2, 3	大腿内転，外旋
短内転筋	恥骨下枝・坐骨枝境界部	粗線内側唇上1/3	閉鎖神経 L2, 3	大腿内転，外旋
大内転筋	坐骨結節，坐骨枝	粗線内側唇・内側上顆	閉鎖神経・坐骨神経 L3, 4	大腿内転，上部は屈曲，下部は伸展
外閉鎖筋	閉鎖孔縁，閉鎖膜外面	転子窩	閉鎖神経 L3, 4	大腿内転，外旋

下肢の筋（大腿の屈筋・下腿の筋・足背の筋）

大腿の屈筋		起始	停止	神経支配	作用
大腿二頭筋	長頭	坐骨結節	腓骨頭，下腿筋膜	脛骨神経 L5〜S2	大腿の伸展，膝関節の屈曲
	短頭	粗線外側唇下1/2		総腓骨神経 L4〜S2	
半腱様筋		坐骨結節	脛骨粗面内側（鵞足を構成）	脛骨神経 L4〜S2	大腿の伸展，内転および膝関節の屈曲，内旋（骨盤を起こす）
半膜様筋		坐骨結節	脛骨粗面内側（鵞足の深部）	脛骨神経 L4〜S2	

下腿の伸筋	起始	停止	神経支配	作用
前脛骨筋	脛骨外側面，骨間縁，下腿骨間膜，下腿筋膜	内側楔状骨 第1中足骨底	深腓骨神経 L4〜S1	足の背屈（下腿を前に倒す），内反
長母趾伸筋	下腿骨間膜，腓骨中央内側	母趾末節骨	深腓骨神経 L4〜S1	母趾伸展，足の背屈（下腿を前に倒す），内反補助
長趾伸筋	脛骨上端外側，下腿骨間膜，腓骨前縁，下腿筋膜	第2〜5趾の趾背腱膜	深腓骨神経 L4〜S1	第2〜5趾の伸展，足の背屈（下腿を前に倒す）
第三腓骨筋	長趾伸筋	第5中足骨底	深腓骨神経 L4〜S1	足の外側縁を上げる 足の外反，背屈

下腿腓側筋	起始	停止	神経支配	作用
長腓骨筋	腓骨頭，腓骨体上部外側面 立方骨の長腓骨筋溝	内側楔状骨 第1，2中足骨	浅腓骨神経 L5〜S1	足の底屈（下腿を後ろに倒す），外反
短腓骨筋	腓骨外側面	第5中足骨粗面	浅腓骨神経 L5〜S1	足の底屈，外反補助

下腿の屈筋		起始	停止	神経支配	作用
下腿三頭筋	腓腹筋	内側頭：大腿骨内側上顆 外側頭：大腿骨外側上顆	踵骨腱（アキレス腱）となり，踵骨隆起に付く	脛骨神経 L4〜S2	足を底屈（下腿を後ろに引く）膝関節屈曲
	ヒラメ筋	ヒラメ筋線，ヒラメ筋腱弓，腓骨頭			
足底筋		外側上顆，膝関節包	踵骨隆起	脛骨神経 L4〜S1	下腿三頭筋の補助
膝窩筋 注)		ヒラメ筋線より上の脛骨後面，膝窩筋膜	大腿骨の外側上顆 膝関節包	脛骨神経 L4〜S1	膝関節の屈曲，関節包を張る，下腿の内旋
後脛骨筋		下腿骨間膜上部 脛骨と腓骨後面	舟状骨 内側・中間・外側楔状骨 立方骨，第2,3中足骨底	脛骨神経 L5〜S2	足を底屈（下腿を後ろに引く）
長趾屈筋		脛骨後面，ヒラメ筋線の下方	内果の後方から載距突起の下を通り，第2〜5趾の末節骨底に付く	脛骨神経 L5〜S2	第2〜5趾の末節より近位を屈曲 足を底屈（下腿を後ろに引く）
長母趾屈筋		下腿骨間膜の後面下部	母趾の末節骨底	脛骨神経 L5〜S2	母趾の末節より近位を屈曲

注) 膝窩筋の起始・停止は逆とする説もある

足背の筋	起始	停止	神経支配	作用
短母趾伸筋	踵骨前部の背側面	趾背腱膜	深腓骨神経 L4〜S1	母趾伸展
短趾伸筋	踵骨前部の背側面	第2〜4趾の趾背腱膜	深腓骨神経 L4〜S1	第2〜4趾伸展

下肢の筋（足底の筋）

足底の筋	起始	停止	神経支配	作用
母趾外転筋	踵骨隆起内側面，屈筋支帯，足底腱膜，舟状骨粗面	母趾基節骨底，第1中足骨の内側種子骨	内側足底神経 L5, S1	母趾基節を底屈，外転
短母趾屈筋	内側楔状骨，長足底靱帯	母趾基節骨底，第1中足骨の両種子骨	内側足底神経 L5, S1 外側足底神経 S1, 2	母趾基節を屈曲
母趾内転筋	斜頭：立方骨，外側楔状骨，第2, 3中足骨底，長足底靱帯 横頭：第3〜5中足骨頭の靱帯と中足趾節関節包	母趾基節骨底外側，第1中足骨の外側種子骨	外側足底神経 S1, 2	母趾を内転，屈曲
小趾外転筋	踵骨隆起外側面，長足底靱帯	小趾基節骨底	外側足底神経 S1, 2	小趾を外転，屈曲
短小趾屈筋	長足底靱帯，第5中足骨底	小趾基節骨底	外側足底神経 S1, 2	小趾基節を屈曲
短趾屈筋	踵骨隆起の下面，足底腱膜	第2〜5趾中節骨底	内側足底神経 L5, S1	第2〜5趾の中節を屈曲
足底方形筋	踵骨の内側面および下面	長趾屈筋腱	外側足底神経 S1, 2	長趾屈筋の働きを助ける
虫様筋	第1虫様筋：第2趾に至る長趾屈筋腱の母趾側 第2〜4虫様筋：隣り合う腱の相対する面	第2〜5趾基節骨の内側	内側足底神経 L5, S1 外側足底神経 S1, 2	第2〜5趾の基節を屈曲
底側骨間筋	第3〜5中足骨の内側縁	第3〜5趾の内側にて基節骨底	外側足底神経 S1, 2	第3, 4, 5趾を第2趾に近づける
背側骨間筋	第1〜5中足骨の相対する面	第1背側骨間筋：第2趾の内側 第2〜4背側骨間筋：第2〜4趾の外側で基節骨	外側足底神経 S1, 2	第2趾は両側，第3, 4, 5趾は外側に引く 背側と底側の骨間筋が同時に働けば基節を屈曲

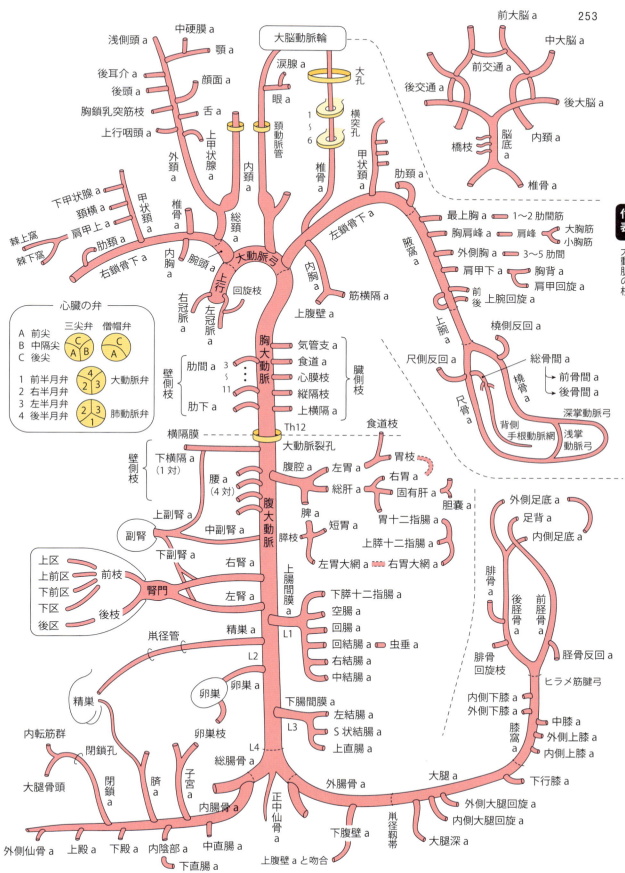

ア

アキレス腱　51
アダムキービッツ動脈　160
アブミ骨　225
アブミ骨筋　225
アブミ骨筋神経　181, 225
アポクリン汗腺　230
アルコック管　129
鞍関節　17

イ

胃　57
胃圧痕　63
胃枝（迷走神経の）　188
胃十二指腸動脈　122
胃体　57
胃底　57
胃脾間膜　144
一次視覚野　180
陰茎　85
陰茎海綿体　85
陰茎中隔　85
陰茎背神経　85
陰茎背動脈　85
陰嚢　80
陰部神経　169
陰部神経管　128
陰部大腿神経　168
陰裂　90
咽頭　54
咽頭挙筋　55
咽頭後リンパ節　146
咽頭枝（舌咽神経の）　187
咽頭枝（迷走神経の）　187
咽頭収縮筋　55
咽頭神経叢　186
咽頭扁桃　54

ウ

ウィリス動脈輪　117, 213
ウィルヒョウリンパ節　146
ウェルニッケ中枢　198
右胃静脈　139

右胃大網静脈　139
右胃大網動脈　123
右胃動脈　122, 123
右縁枝（冠状動脈の）　107
右冠状動脈　106
右気管支縦隔リンパ本幹　144
右脚（横隔膜の）　34
右脚（刺激伝導系の）　102
右結腸曲　58
右結腸静脈　139
右結腸動脈　124
右鎖骨下動脈　107
右三角間膜　62
右心耳　97
右心室　97
右心房　97
右精巣静脈　134
右総頚動脈　107
右肺動脈　105
右副腎静脈　134
右房室弁　99, 101
右葉（肝臓の）　63
右卵巣静脈　134
右リンパ本幹　145
烏口肩峰靱帯　20
烏口上腕靱帯　20
烏口突起　8, 20
烏口腕筋　39
渦静脈　222
運動野　198

エ

S状結腸　58
S状結腸間膜　94
S状結腸静脈　139
S状結腸動脈　124
S状静脈洞　136
エクリン汗腺　230
会陰　91
会陰曲　61
会陰腱中心　79, 91
会陰動脈　129
永久歯　52
腋窩陥凹　20
腋窩静脈　143
腋窩神経　162
腋窩動脈　118

腋窩リンパ節　147
円回内筋　41
嚥下中枢　218
縁上回　194
延髄　208
延髄根（副神経の）　189
延髄網様体　218

オ

オッディ括約筋　64
オトガイ横筋　31
オトガイ下リンパ節　146
オトガイ筋　31
オトガイ神経　183
オトガイ舌骨筋　29
オリーブ　208
オリーブ脊髄路　157
横隔胸膜　75
横隔神経　161
横隔脾ヒダ　144
横隔膜　34
横筋筋膜　81
横行結腸　58
横行結腸間膜　94
横静脈洞　136
横舌筋　53
横足根関節　27
横突間筋　32
横突起　4
横突棘筋　32
横披裂筋　70
黄色骨髄　3

カ

カウパー腺　83
ガッセル神経節　182
ガレン大静脈　217
カロー三角　63
カントリー線　63
下咽頭収縮筋　55
下横隔静脈　134
下横隔動脈　109
下下腹神経叢　177
下外側上腕皮神経　166
下顎縁枝（顔面神経の）　181

下顎窩　28
下顎骨　12
下顎神経　182
下顎頭　28
下関節突起　4
下眼窩裂　14
下丘　207
下丘核　185
下頸心臓枝　175
下頸心臓枝（迷走神経の）　175, 188
下頸心臓神経　175
下鼓室動脈　215
下後鋸筋　32
下行結腸　58
下行肩甲動脈　115, 119
下行口蓋動脈　112
下行膝動脈　132
下行大動脈　106
下行路　152
下甲状腺動脈　115
下喉頭神経　186, 188
下矢状静脈洞　136
下歯神経叢　183
下歯槽神経　183
下歯槽動脈　112
下斜筋　220
下尺側側副動脈　120
下縦舌筋　53
下縦束　211
下小脳脚　206
下神経節（迷走神経の）　188
下深頸リンパ節　146
下膵十二指腸動脈　122, 124
下垂体　195
下垂体窩　13
下錐体静脈洞　137
下髄帆　209
下双子筋　45
下唾液核　190, 192
下腿三頭筋　51
下大静脈　134
下大静脈弁　103
下大脳静脈　216
下腸間膜静脈　139
下腸間膜動脈　124
下直筋　220
下直腸動脈　129
下椎切痕　4
下殿神経　169

下殿動脈　129
下尿生殖隔膜筋膜　93
下肺静脈　105
下鼻甲介　12, 16, 67
下鼻道　67
下腹神経　177
下副腎動脈　126
下吻合静脈　217
下膀胱動脈　129
下葉（肺の）　73
顆管　13
顆間隆起　9
顆状関節　17
蝸牛管　228
蝸牛神経　184
蝸牛神経核　185, 192
蝸牛窓　227
渦静脈　222
可動結合　17
鵞足　47
回外　19
回外筋　41
回結腸静脈　139
回結腸動脈　124
回旋筋　32
回旋筋腱板　40
回旋枝（冠状動脈の）　106
回腸　58
回腸動脈　124
回内　19
回盲部　58
回盲弁　58, 60
海馬傍回　194, 199
海綿骨　2
海綿静脈洞　136, 137
灰白結節　208
灰白交通枝　172
灰白質　152
灰白翼　209
解剖学的嗅ぎタバコ入れ　43
外果　9
外眼筋　220
外頸静脈　137
外頸動脈　111
外肛門括約筋　61
外子宮口　88
外耳道　224
外精筋膜　81
外舌筋　53

外旋　19
外側腋窩隙　40
外側顆（大腿骨の）　9
外側顆（脛骨の）　9
外側下膝動脈　132
外側核（視床下部の）　204
外側眼瞼動脈　114
外側脚（横隔膜の）　34
外側嗅条　199
外側弓状靱帯　34
外側胸筋神経　162
外側胸動脈　118
外側楔状骨　9
外側溝（大脳の）　194
外側広筋　47
外側膝蓋支帯　26
外側膝状体　180, 203
外側上顆（上腕骨の）　8
外側上顆（大腿骨の）　9
外側上膝動脈　132
外側靱帯（顎関節の）　28
外側脊髄視床路　153
外側仙骨動脈　129
外側線条体枝　214
外側前腕皮神経　162
外側足底神経　170
外側足底動脈　132
外側足背皮神経　170
外側側副靱帯　22, 26
外側大腿回旋静脈　143
外側大腿回旋動脈　130
外側大腿筋間中隔　47
外側大腿皮神経　168
外側直筋　220
外側半規管　228
外側半月　25
外側皮質脊髄路　156
外側腓腹皮神経　170
外側毛帯　185
外側翼突筋　29
外側翼突筋神経　183
外側輪状披裂筋　70
外腸骨動脈　130
外椎骨静脈叢　138
外転　19
外転神経　221
外転神経核　192
外尿道口　90
外反　19

外板（頭蓋骨の） 3
外腹斜筋 36
外包 202
外膜（血管の） 96
外リンパ 228
外肋間筋 7
角回 194
角切痕 57
角膜 219
顎下三角 31
顎下神経節 190, 191
顎下腺 52
顎下腺管 52
顎下リンパ節 146
顎関節 28
顎舌骨筋 29
顎舌骨筋神経 183, 189
顎動脈 112
顎二腹筋 29
滑車 220
滑車窩 14
滑車下神経 182
滑車上神経 182
滑車上動脈 114
滑車神経 221
滑車神経核 192
滑車切痕 8, 21
肝円索 62
肝円索裂 63
肝鎌状間膜 62
肝冠状間膜 62
肝管 63, 64
肝枝（迷走神経の） 188
肝静脈 134
肝臓 62
肝動脈 63
肝門 63
汗孔 230
寛骨 10
寛骨臼 10, 24
寛骨臼窩 24
寛骨臼横靱帯 24
寛骨外筋 45
寛骨内筋 45
冠状静脈洞 103
冠状静脈弁 103
冠状動脈 106
冠状縫合 12
幹神経節 172

関節円板 18, 28
関節窩 18
関節窩（肩甲骨の） 8, 20
関節下結節 40
関節環状面 8
関節腔 18
関節結節（側頭骨の） 28
関節上結節 40
関節上腕靱帯 20
関節唇 18
関節頭 18
関節軟骨 3, 18
関節半月 18
関節包 18
関節面 3
関連痛 176
貫通枝 121
貫通静脈 142
貫通動脈 130
間脳 193
間膜ヒモ 58
眼窩 14
眼窩下管 14
眼窩下溝 14
眼窩下神経 182
眼窩下動脈 112
眼窩隔膜 219
眼窩脂肪体 219
眼窩上孔 14
眼窩上神経 182
眼窩上切痕 14
眼窩上動脈 114
眼角動脈 111
眼球鞘 219
眼神経 182
眼動脈 114
眼輪筋 30
含気骨 3
顔面骨 12
顔面神経 181
顔面神経核 192
顔面神経丘 209
顔面動脈 111
岩様部枝 215

キ

キース・フラック結節 102

キヌタ骨 225
気管 72
気管枝（反回神経の） 188
気管支 72
気管支枝（迷走神経の） 188
気管支動脈 109
気管分岐部 72
奇静脈 134
基靱帯 89
基底核 200
疑核 192
脚間窩 207
嗅球 179
嗅索 179
嗅三角 199
嗅神経 179
嗅脳 199
弓状核 204
弓状膝窩靱帯 26
弓状線 10
弓状線維 211
球関節 17
球形嚢 228
球状核 205
臼状関節 17, 24
挙筋隆起 55
挙睾反射 157
距骨 9
距骨下関節 27
距骨滑車 9
距骨頭 9
距腿関節 27
距踵舟関節 27
橋 207
橋小脳 205
橋動脈 213
胸郭 6
胸郭下口 6
胸郭上口 6
胸管 145
胸棘筋 33
胸筋間リンパ節 147
胸筋リンパ節 147
胸肩峰動脈 118
胸骨角 6
胸骨角平面 76
胸骨甲状筋 29
胸骨舌骨筋 29
胸骨体 6

胸骨柄　6
胸骨傍リンパ節　147
胸鎖関節　38
胸鎖乳突筋枝　111
胸最長筋　33
胸心臓枝　175
胸心臓神経　175
胸髄核　155
胸腺　95
胸大動脈　106
胸腸肋筋　33
胸椎　4
胸背神経　162
胸背動脈　118
胸半棘筋　33
胸膜　75
胸膜腔　75
胸膜頂　75
胸膜洞　75
胸腰筋膜　32
胸肋関節　6
胸肋三角　35
頬筋枝（顔面神経の）　181
頬骨　12
頬骨顔面枝（上顎神経の）　182
頬骨枝（顔面神経の）　181
頬骨神経　182
頬骨側頭枝（上顎神経の）　182
頬神経　183
頬動脈　112
強膜　219
棘下窩　8
棘下筋　40
棘間筋　32
棘孔　13
棘上窩　8
棘上筋　39
棘突起　4
筋横隔動脈　115
筋耳管管　226
筋皮神経　162
筋紡錘　155, 157
筋裂孔　49

ク

クモ膜　158
クモ膜下腔　158
クモ膜下槽　158
クモ膜顆粒　196
クラーク核　155
区域気管枝　74
空回腸静脈　139
空腸　58
空腸動脈　124
屈曲　19
屈曲反射　157
屈筋支帯　23

ケ

ケルクリングひだ　59
頚横神経　161
頚横動脈　115
頚胸神経節　174
頚鼓小管　226
頚鼓動脈　215, 226
頚最長筋　33
頚枝（顔面神経の）　181
頚静脈孔　13
頚神経叢　161
頚神経ワナ　161, 189
頚切痕　6
頚腸肋筋　33
頚椎　4
頚動脈管　13, 113, 215
頚動脈鼓室枝　215, 226
頚動脈サイフォン　113
頚動脈三角　31
頚動脈小体　110
頚動脈洞　110
頚動脈洞枝（舌咽神経の）　187
頚半棘筋　33
頚板状筋　33
頚膨大　151
頚リンパ本幹　144
脛骨　9
脛骨神経　170
脛骨粗面　9
脛腓靭帯結合　27
茎状突起（尺骨の）　8
茎状突起（橈骨の）　8
茎突咽頭筋　55
茎突咽頭筋枝（舌咽神経の）　187
茎突下顎靭帯　28
茎突舌骨筋　29
茎乳突孔　226
茎乳突孔動脈　215
血管運動中枢　218
血管裂孔　49
楔舟関節　27
楔状束　154
楔状束核　154
楔状束結節　208
楔状軟骨　69
楔部　194
結節間溝　8
結腸圧痕　63
結腸半月ヒダ　58
結腸ヒモ　58
結腸膨起　58
結膜　219
月状骨　8, 23
月状面　24
腱画　36
腱索　101
腱中心　35
肩関節　20
肩甲下窩　8
肩甲下筋　40
肩甲下神経　162
肩甲下動脈　118
肩甲下リンパ節　147
肩甲回旋動脈　119
肩甲挙筋　38
肩甲棘　8
肩甲骨　8
肩甲上神経　162
肩甲上動脈　115, 119
肩甲切痕　8
肩甲舌骨筋　29
肩甲背神経　162
肩鎖関節　38
肩峰　8, 20
肩峰下滑液包　20
瞼板　219
瞼板腺　219
原始小脳　205
原始皮質　198

コ

ゴルジ腱器官　155
コルチ器　228

コールラウシュ弁 61	後篩骨孔 14	交感神経節 174
コーレス筋膜 80, 93	後篩骨神経 182	交通枝（脊髄神経の） 150
股関節 24	後篩骨動脈 114	交連線維 210
呼吸中枢 218	後耳介筋 31	咬筋 29
鼓索神経 181, 190, 225	後耳介神経 181	咬筋神経 183
鼓索神経小管 226	後耳介動脈 111	咬筋動脈 112
鼓室 226	後室間枝 106	虹彩 219
鼓室神経 187, 226	後縦隔 76	甲状頚動脈 115
鼓室神経小管 226	後十字靱帯 25	甲状喉頭蓋筋 70
鼓室神経叢 184, 226	後上歯槽動脈 112	甲状舌管 53
鼓膜 224	後上腕回旋動脈 118	甲状舌骨筋 29
鼓膜切痕 224	後上腕皮神経 166	甲状腺 72
鼓膜張筋 225, 226	後正中溝 150	甲状軟骨 69
鼓膜張筋神経 184, 227	後脊髄小脳路 155	甲状披裂筋 70
鼓膜張筋半管 226	後脊髄動脈 160, 212	喉頭 69
鼓膜臍 225	後前腕皮神経 166	喉頭蓋谷 55
古小脳 205	後大腿筋間中隔 47	喉頭蓋軟骨 69
古線条体 201	後大腿皮神経 169	喉頭腔 71
古皮質 198	後大脳動脈 213	喉頭口 55
孤束核 192	後柱 152	喉頭室 71
固有肝動脈 122	後ツチ骨ヒダ 224	喉頭前庭 71
固有口腔 52	後頭蓋窩 12	広背筋 32, 39
固有掌側指動脈 121	後頭橋路 202	硬膜 158
固有底側趾動脈 132	後頭骨 12	硬膜枝（下顎神経の） 183
固有背筋 33	後頭三角 31	硬膜枝（上顎神経の） 182
固有卵巣索 86	後頭静脈洞 136	硬膜枝（脊髄神経の） 150
鈎 199	後頭前頭筋 30	硬膜上腔 158
鈎状束 211	後頭動脈 111	硬膜静脈洞 136, 158
鈎状突起 65	後頭リンパ節 146	肛門管 61
鈎突窩 8	後脳 193	肛門挙筋 92
後胃動脈 123	後半規管 228	肛門三角 91
後下小脳動脈 212	後半月大腿靱帯 26	肛門柱 61
後外側溝 150, 208	後鼻孔 16	肛門洞 61
後外側腹側核（視床の） 153, 203	後鼻枝 179	黒質 207
後核（視床の） 203	後脈絡叢動脈 214	骨幹 3
後角 152	後迷走神経幹 177	骨間距踵靱帯 27
後距腓靱帯 27	後輪状披裂筋 70	骨間手根間靱帯 23
後脛骨筋 51	口蓋咽頭弓 53	骨髄 3
後脛骨静脈 143	口蓋咽頭筋 55	骨端 3
後脛骨動脈 130	口蓋骨 12, 67	骨端線 3
後脛骨反回動脈 132	口蓋垂 53	骨端軟骨 3
後鼓室動脈 215	口蓋舌弓 53	骨内膜 2
後交通動脈 213	口蓋扁桃 54	骨盤 10
後交連 210	口角下制筋 30	骨盤下口 11
後骨間動脈 116	口角挙筋 31	骨盤隔膜 92
後根 150	口腔前庭 52	骨盤傾斜 11
後根動脈 160	口輪筋 30	骨盤軸 11
後索 152	岬角 11	骨盤上口 11
後枝（脊髄神経の） 150	交感神経幹 172	骨盤静脈叢 141

骨盤神経叢　177
骨盤内臓神経　177
骨鼻中隔　16
骨膜　2
骨迷路　228
骨梁　2
混合骨　3
根糸　150

サ

サジ状突起　225
左胃静脈　139, 140
左胃大網静脈　139
左胃大網動脈　123
左胃動脈　122, 123
左冠状動脈　106
左脚（横隔膜の）　34
左脚（刺激伝導系の）　102
左結腸曲　58
左結腸静脈　139
左結腸動脈　124
左鎖骨下動脈　107
左三角間膜　62
左心室　98
左心室後静脈　103
左心房　97
左心房斜静脈　103
左総頸動脈　107
左肺動脈　105
左房室弁　99, 101
鎖骨下筋　38
鎖骨下筋神経　162
鎖骨下静脈　134, 143
鎖骨下動脈　115
鎖骨下リンパ節　147
鎖骨下リンパ本幹　144
鎖骨上神経　161
鎖骨上リンパ節　146, 147
坐骨　10
坐骨神経　169, 170
坐骨大腿靱帯　24
坐骨直腸窩　92
最外包　202
最後野　218
最上胸動脈　118
最上肋間動脈　109, 115
載距突起　9

細小心［臓］静脈　103
細静脈　96
細動脈　96
臍動脈　128
臍動脈索　128
臍傍静脈　140
三角筋　39
三角筋下滑液包　20
三角筋粗面　8
三角骨　8, 23
三角靱帯　27
三叉神経　182
三叉神経運動核　192
三叉神経主知覚核　192
三叉神経脊髄路核　192
三叉神経節　182, 191
三叉神経中脳路核　192
三尖弁　99, 101

シ

ジェロータ筋膜　77
シャルコー脳出血動脈　214
ショパール関節　27
シルビウス裂　194
視蓋脊髄路　157
視覚野　198
視交叉　180
視交叉上核　204
視索　180
視索上核　204
視索前野　204
視床　203
視床下溝　195
視床下部　204
視床間橋　195
視床線条体静脈　217
視床穿通動脈　214
視床皮質路　202
視神経　180
視神経管　13, 14
視放線　180, 202
死冠　128
子宮　88
子宮円索　86
子宮峡部　88
子宮頸　88
子宮頸横靱帯　89

子宮頸管　88
子宮広間膜　86, 89
子宮静脈叢　141
子宮体　88
子宮膣部　88
子宮底　88
子宮動脈　127, 129
子宮部（卵管の）　87
子宮傍組織　89
刺激伝導系　102
篩骨　12
篩骨垂直板　67
篩骨洞　68
篩骨胞　68
篩板　13
歯状核　206
歯状靱帯　159
歯列弓　52
糸状乳頭　53
矢状縫合　12
脂腺　230
脂肪被膜　77
指背腱膜　44
示指伸筋　44
耳下腺　53
耳下腺管　53
耳下腺神経叢　181
耳介　224
耳介後リンパ節　146
耳介前リンパ節　146
耳介側頭神経　183
耳管　224
耳管咽頭筋　55
耳管咽頭口　55
耳管半管　226
耳管扁桃　54
耳管隆起　55
耳小骨　225
耳状面　10
耳神経節　190, 191
示指伸筋　44
茸状乳頭　53
痔帯　61
痔輪　61
自由神経終末　230
自由ヒモ　58
自律神経　149
自律神経叢　172
膝横靱帯　26
膝窩　50

膝窩筋　51
膝窩静脈　143
膝窩動脈　130
膝蓋下滑膜ヒダ　25
膝蓋下脂肪体　26
膝蓋腱反射　157
膝蓋骨　9, 25
膝蓋上包　26
膝蓋靱帯　26, 47
膝関節　25
膝関節筋　26, 47
膝十字靱帯　25
膝神経節　191
室間孔　195, 196
室上稜　103
室頂核　205
室傍核　204
斜角筋隙　31
斜膝窩靱帯　26
斜披裂筋　70
斜裂　73
車軸関節　17
射精管　82
尺骨　8
尺骨静脈　143
尺骨神経　162, 164
尺骨神経溝　8, 164
尺骨切痕　8
尺骨粗面　8
尺骨頭　8
尺骨動脈　117
尺側手根屈筋　42
尺側手根伸筋　42
尺側反回動脈　120
尺側皮静脈　142, 143
手根管　23
手根間関節　23
手根関節面　8, 23
手根溝　23
手根骨　8
手根中央関節　23
種子骨　9
主膵管　65
終糸　151, 159
終脳　193
終板　195
終板傍回　194, 199
舟状窩　83
舟状骨　8, 9, 23

舟状骨結節　23
皺眉筋　30
縦隔　76
縦隔胸膜　75
縦隔枝（胸大動脈の）　109
十二指腸　59
十二指腸圧痕　63
十二指腸空腸曲　60
十二指腸縦ヒダ　59
鋤骨　12, 67
小陰唇　90
小円筋　40
小角軟骨　69
小鉗子　210
小胸筋　38
小頬骨筋　31
小結節（上腕骨の）　8
小後頭神経　161
小骨盤　11
小鎖骨上窩　31
小坐骨孔　46
小指外転筋　44
小指伸筋　44
小十二指腸乳頭　65
小心［臓］静脈　103
小腎杯　78
小錐体神経　227
小舌下腺管　52
小転子　9
小殿筋　45
小内臓神経　176
小脳　204
小脳核　205
小脳脚　205
小脳小舌　205
小脳半球　204
小脳テント　158
小伏在静脈　142, 143
小網　62, 94
小腰筋　45
小菱形筋　38
小菱形骨　8
小弯　57
松果体　209
笑筋　31
踵骨　9
踵骨腱　51
踵骨隆起　9
踵腓靱帯　27

踵立方関節　27
硝子体　219
鞘状突起　81
鞘膜腔　81
掌側骨間筋　44
掌側中手動脈　121
漿膜性心膜　104
上咽頭収縮筋　55
上横隔動脈　109
上下腹神経叢　177
上顎骨　12
上顎神経　182
上顎洞　68
上関節突起　4
上関節面（脛骨の）　9
上眼瞼挙筋　220
上眼窩裂　13, 14
上丘　207
上頸神経節　174
上頸心臓枝（迷走神経の）　175, 188
上頸心臓神経　175
上鼓室動脈　215
上行咽頭動脈　111
上行頸動脈　115
上行結腸　58
上行大動脈　103, 106
上行腰静脈　134
上行路　152
上後鋸筋　32
上甲状腺動脈　111
上喉頭神経　186, 187, 188
上喉頭動脈　111
上矢状静脈洞　136
上歯神経叢　182
上耳介筋　31
上斜筋　220
上尺側側副動脈　120
上縦隔　76
上縦舌筋　53
上縦束　211
上小脳脚　206
上小脳動脈　213
上唇挙筋　31
上唇鼻翼挙筋　31
上神経節（迷走神経の）　188
上深頸リンパ節　146
上膵十二指腸動脈　122
上錐体静脈洞　137
上髄帆　209

上双子筋　45
上唾液核　190, 192
上大静脈　134
上大脳静脈　216
上腸間膜静脈　139
上腸間膜動脈　124
上腸間膜動脈神経節　176
上直筋　220
上直腸静脈　140
上直腸動脈　124
上椎切痕　4
上殿神経　169
上殿動脈　129
上橈尺関節　21
上尿生殖隔膜筋膜　93
上肺静脈　105
上皮小体　95
上鼻甲介　67
上鼻道　67
上副腎動脈　126
上腹壁動脈　115
上吻合静脈　217
上膀胱動脈　128
上葉（肺の）　73
上腕筋　41
上腕骨　8
上腕骨滑車　8, 21
上腕骨小頭　8, 21
上腕骨頭　20
上腕三頭筋　39, 41
上腕静脈　143
上腕深動脈　116
上腕動脈　117
上腕二頭筋　39, 41
上腕二頭筋長頭腱　20
静脈　96
静脈角　145
静脈管索　63
静脈管索裂　63
静脈洞交会　136
静脈弁　97
食道　56
食道圧痕　63
食道枝（反回神経の）　188
食道神経叢　188
食道静脈　140
食道動脈　109
食道裂孔　34
心圧痕　73

心外膜　104
心室中隔　98
心尖　97
心臓　97
心臓神経叢　175
心底　97
心房中隔　98
心膜　104
心膜横洞　104
心膜腔　104
心膜枝（胸大動脈の）　109
心膜斜洞　104
深陰茎筋膜　85
深陰茎動脈　85
深陰茎背静脈　85
深会陰横筋　91
深会陰隙　93
深筋膜　93
深頚動脈　115
深指屈筋　44
深耳介動脈　112
深膝蓋下包　26
深掌静脈弓　143
深掌動脈弓　121
深静脈　142
深鼡径輪　37
深側頭神経　183
深側頭動脈　112
深腓骨神経　170
伸筋支帯　23
伸張反射　157
伸展　19
神経管　193
神経点　161
新小脳　205
新線条体　201
新皮質　198
真皮　230
真皮乳頭　230
腎圧痕　63
腎盂　78
腎枝（迷走神経の）　188
腎静脈　134
腎臓　77
腎動脈　125
腎盤　78
腎門　78
靱帯　18
靱帯結合　17

ス

スカルパ筋膜　80, 93
スカルパ三角　49
スキーン腺　90
膵管　65
膵十二指腸静脈　139
膵切痕　65
膵臓　65
膵体　65
膵頭　65
膵尾　65
水晶体　219
水平裂　73
錐体　156, 208
錐体外路　157
錐体筋　36
錐体鼓室裂　226
錐体交叉　156, 208
錐体路　156
垂直舌筋　53
髄腔　2
髄脳　193
髄膜　158

セ

正円孔　13, 15
正中臍索　79
正中神経　162, 164
正中仙骨動脈　109
精管　82
精管動脈　128
精管膨大部　82
精丘　83
精索　81
精巣　80
精巣下降　80
精巣挙筋　37, 81
精巣鞘膜　81
精巣上体　80
精巣導帯　80
精巣動脈　127
精巣輸出管　80
精嚢　82
星状神経節　174
声帯筋　70

声帯靱帯　69	線維三角　101	前根　150
声帯ヒダ　71	線維性心膜　104	前根動脈　160
声門下腔　71	線維軟骨結合　17	前索　152
声門上腔　71	線維被膜　77	前枝（脊髄神経の）　150
声門裂　71	線維付属　62	前篩骨孔　14
青斑核　209	線維輪　101	前篩骨神経　179, 182
赤核　207	線条体　201	前篩骨動脈　114
赤核脊髄路　157	線条体枝　214	前視床脚　202
赤色骨髄　3	浅陰茎筋膜　85	前耳介筋　31
脊髄　150	浅陰茎背静脈　85	前室間枝　106
脊髄円錐　150	浅会陰横筋　91	前斜角筋　31
脊髄根（副神経の）　189	浅会陰隙　93	前縦隔　76
脊髄枝　160	浅筋膜　93	前十字靱帯　25
脊髄小脳　205	浅頚動脈　115	前障　200
脊髄神経節　150	浅頚リンパ節　146	前上腕回旋動脈　118
脊髄反射　157	浅指屈筋　44	前心［臓］静脈　103
脊髄毛帯　153	浅掌動脈弓　121	前正中裂　150
脊柱　5	浅上腕動脈　142	前脊髄視床路　153
脊柱管　5	浅鼠径輪　37	前脊髄小脳路　155
脊柱起立筋　32	浅側頭動脈　111	前脊髄動脈　160, 212
節間枝　172	浅中大脳静脈　216	前大脳動脈　213
節後線維　172	浅腸骨回旋静脈　143	前柱　152
節前線維　172	浅腓骨神経　170	前ツチ骨ヒダ　224
切歯管　16	浅腹壁静脈　143	前庭器　228
舌咽神経　186, 190	仙棘靱帯　46	前庭ヒダ　71
舌咽神経背側核　192	仙結節靱帯　46	前庭小脳　205
舌下小丘　52	仙骨　4	前庭神経　184
舌下神経　186, 187	仙骨曲　61	前庭神経核　192
舌下神経核　192	仙骨子宮靱帯　89	前庭神経節　228
舌下神経管　13	仙骨神経叢　169	前庭神経野　209
舌下神経三角　209	仙骨内臓神経　177	前庭脊髄路　157
舌下腺　52	仙腸関節　10	前庭窓　227
舌下ヒダ　52	栓状核　205	前頭蓋窩　12
舌筋　53	泉門　12	前頭橋路　202
舌骨　12	前下小脳動脈　213	前頭骨　12
舌骨下筋　29	前外側溝　150, 208	前頭神経　182
舌骨上筋　29	前角　152	前頭切痕　14
舌根　53	前鋸筋　38	前頭洞　68
舌枝（舌咽神経の）　187	前距腓靱帯　27	前脳胞　193
舌状回　194	前脛骨筋　51	前半規管　228
舌神経　183, 186	前脛骨静脈　143	前半月大腿靱帯　26
舌正中溝　53	前脛骨動脈　130	前皮質脊髄路　156
舌尖　53	前脛骨反回動脈　132	前脈絡叢動脈　214
舌体　53	前頚三角　31	前迷走神経幹　177
舌動脈　111	前鼓室動脈　112, 215	前毛様体動脈　114, 222
舌乳頭　53	前交通動脈　213	前立腺　84
舌背　53	前交連　195, 210	前立腺挙筋　92
舌扁桃　53, 54	前骨間静脈　143	前立腺小室　83
舌盲孔　53	前骨間動脈　116	前立腺静脈叢　84, 141

前腕正中皮静脈　142, 143

ソ

鼡径管　37
鼡径靱帯　37
鼡径リンパ節　145
咀嚼筋　29
粗線　9
総肝管　64
総肝動脈　122
総頸動脈　110
総腱輪　220
総骨間動脈　116
総指伸筋　44
総掌側指動脈　121
総腸骨静脈　134
総腸骨動脈　128
総腓骨神経　170
僧帽筋　32, 38
僧帽弁　99, 101
臓側腹膜　94
側角　152
側索　152
側頭橋路　202
側頭筋　29
側頭骨　12
側頭枝（顔面神経の）　181
側脳室　196
側脳室脈絡叢　196
側副溝　194
足根間関節　27
足根骨　9
足根洞　9
足底筋　51
足底静脈網　143
足底動脈弓　132
足背静脈弓　143
足背動脈　130

タ

ダグラス窩　61
多裂筋　32
田原結節　102
太陽神経節　176
唾液腺　190

楕円関節　17
帯状回　194, 199
帯状溝　194
帯状束　211
体性感覚野　198
体性神経　149
大陰唇　90
大円筋　39
大鉗子　210
大胸筋　39
大頬骨筋　30
大結節（上腕骨の）　8
大口蓋管　15
大虹彩動脈輪　222
大後頭神経　181
大［後頭］孔　13
大骨盤　11
大鎖骨上窩　31
大坐骨孔　46
大耳介神経　161
大十二指腸乳頭　59, 64
大静脈孔　35
大静脈溝　63
大心［臓］静脈　103
大腎杯　78
大錐体神経　181
大前根動脈　160
大前庭腺　90
大腿管　49
大腿筋膜張筋　45
大腿骨　9
大腿骨頸　9
大腿骨頭　24
大腿骨頭靱帯　24
大腿三角　49
大腿四頭筋　47
大腿静脈　143
大腿神経　168
大腿深静脈　143
大腿深動脈　130
大腿直筋　47
大腿二頭筋　48
大腿方形筋　45
大腿輪　49
大大脳静脈　217
大転子　9
大殿筋　45
大動脈弓　106

大動脈腎動脈神経節　176
大動脈洞　106
大動脈弁　99, 100
大動脈裂孔　34
大内臓神経　176
大内転筋　48
大脳回　194
大脳核　200
大脳鎌　158
大脳脚　207
大脳溝　194
大脳動脈輪　117, 213
大脳辺縁系　199
大伏在静脈　142, 143
大網　94
大網ヒモ　58
大腰筋　36, 45
大菱形筋　38
大菱形骨　8
大菱形骨結節　23
大弯　57
第二鼓膜　227
第三後頭神経　181
第三脳室　195, 196
第三脳室脈絡叢　195, 196
第三腓骨筋　51
第四脳室　196, 209
第四脳室外側口　196
第四脳室髄条　209
第四脳室正中口　196
第四脳室脈絡叢　196
短胃静脈　139
短胃動脈　123
短後毛様体動脈　114, 222
短骨　3
短小指屈筋　44
短橈側手根伸筋　42
短内転筋　48
短腓骨筋　51
短母指外転筋　43
短母指屈筋　43
短母指伸筋　43
淡蒼球　200
胆嚢　64
胆嚢窩　63
胆嚢管　64
胆嚢静脈　139
弾性円錐　69

チ

チン小帯　219
恥骨　10
恥骨筋　48
恥骨筋線　9
恥骨結合　10
恥骨後隙　79
恥骨前立腺靱帯　84
恥骨大腿靱帯　24
恥骨腟筋　92
恥骨直腸筋　92
恥骨尾骨筋　92
緻密骨　2
腟口　90
腟上部（子宮頚の）　88
腟前庭　90
腟動脈　129
腟部（子宮頚の）　88
中咽頭収縮筋　55
中間楔状骨　9
中間広筋　47
中間神経　190
中間足背皮神経　170
中頚神経節　174
中頚心臓神経　175
中結腸静脈　139
中結腸動脈　124
中硬膜動脈　112
中耳　224
中膝動脈　132
中斜角筋　31
中縦隔　76
中小脳脚　206
中心管　152, 196
中心溝　194
中心後回　194
中心後溝　194
中心枝　214
中心前回　194
中心前溝　194
中心［臓］静脈　103
中側副動脈　120
中大脳動脈　213
中直腸動脈　129
中殿筋　45
中頭蓋窩　12
中脳　193, 207

中脳蓋　207
中脳水道　196
中脳胞　193
中鼻甲介　67
中鼻道　67
中副腎動脈　126
中膜（血管の）　96
中葉（右肺の）　73
肘関節　21
肘関節筋　22
肘筋　41, 43
肘正中皮静脈　142, 143
肘頭　8
肘頭窩　8
虫垂　60
虫垂間膜　60
虫部　204
虫様筋　44
蝶下顎靱帯　28
蝶形骨　12
蝶形骨洞　16, 68
蝶口蓋孔　15, 16
蝶口蓋動脈　112
蝶篩陥凹　16, 67
蝶番関節　17
聴覚野　185, 198
聴放線　185, 202
腸間膜　94
腸脛靱帯　47
腸骨　10
腸骨下腹神経　168
腸骨筋　45
腸骨鼡径神経　168
腸骨大腿靱帯　24
腸骨尾骨筋　92
腸恥筋膜弓　49
腸腰筋　45
腸腰動脈　129
腸リンパ本幹　144
鳥距溝　180, 194
長胸神経　162
長後索路　154, 155
長後毛様体動脈　114, 222
長骨　3
長趾屈筋　51
長趾伸筋　51
長橈側手根伸筋　42
長内転筋　48
長腓骨筋　51

長母指外転筋　43
長母指屈筋　43
長母趾屈筋　51
長母指伸筋　43
長母趾伸筋　51
長毛様体神経　182
直静脈洞　136
直腸　58, 61
直腸横ヒダ　61
直腸子宮窩　61
直腸静脈叢　61, 140, 141
直腸膀胱窩　61, 79
直腸膀胱中隔　79
直腸膨大部　61

ツ

ツチ骨　225
ツチ骨条　224
ツチ骨隆起　224
椎間円板　5
椎間孔　4
椎弓　4
椎孔　4
椎骨　4
椎骨静脈叢　138
椎骨動脈　115, 117
椎骨動脈神経叢　174
椎前神経節　172
椎体　4
椎体静脈　138
椎傍神経節　172
蔓状静脈叢　81

テ

デノビエ筋膜　79, 82
テノン鞘　219
テベシウス静脈　103
デルマトーム　231
テント枝（眼神経の）　182
釘植　17
底側中足動脈　132
転子窩　9
転子間線　9
転子間稜　9
殿筋粗面　9

ト

トルコ鞍　13
トロラール静脈　217
頭蓋冠　12
頭棘筋　33
頭最長筋　33
頭頂下溝　194
頭頂間溝　194
頭頂橋路　202
頭頂後頭溝　194
頭頂骨　12
頭半棘筋　33
頭板状筋　33
橈骨　8
橈骨窩　8
橈骨手根関節　23
橈骨静脈　143
橈骨神経　162, 166
橈骨神経溝　8, 166
橈骨切痕　8, 21
橈骨粗面　8
橈骨頭　8, 21
橈骨動脈　117
橈骨輪状靱帯　22
橈側手根屈筋　42
橈側側副動脈　120
橈側反回動脈　120
橈側皮静脈　142, 143
豆状骨　8, 23
豆状骨関節　23
透明中隔　195
透明中隔静脈　217
動眼神経　221
動眼神経核　192
動眼神経副核　192
動脈円錐　103
動脈管　105
動脈管索　105
瞳孔括約筋　221
瞳孔散大筋　221
導出静脈　136
洞房結節　102

ナ

内陰部動脈　129

内果　9
内果溝　9
内胸動脈　115
内頚静脈　134
内頚動脈　110, 113
内頚動脈神経叢　174
内喉頭筋　70
内肛門括約筋　61
内耳　228
内耳神経　184
内耳道　13, 228
内精筋膜　81
内舌筋　53
内旋　19
内側腋窩隙　40
内側顆（脛骨の）　9
内側顆（大腿骨の）　9
内側下膝動脈　132
内側眼瞼動脈　114
内側弓状靱帯　34
内側胸筋神経　162
内側楔状骨　9
内側広筋　47
内側膝蓋支帯　26
内側膝状体　185, 203
内側上顆（上腕骨の）　8
内側上顆（大腿骨の）　9
内側上膝動脈　132
内側上腕皮神経　162
内側靱帯（足の）　27
内側線条体枝　214
内側前腕皮神経　162
内側側副靱帯　22, 26
内側足底動脈　132
内側足背皮神経　170
内側大腿回旋動脈　130
内側大腿筋間中隔　47
内側直筋　220
内側半月　25
内側腓腹皮神経　170
内側毛帯　154
内側翼突筋　29
内側翼突筋神経　183
内大脳静脈　217
内腸骨動脈　128
内椎骨静脈叢　138
内転　19
内転筋管　48
内頭蓋底　12

内尿道口　79
内反　19
内板（頭蓋骨の）　3
内腹斜筋　36
内閉鎖筋　45
内包　202
内包後脚　202
内包膝　202
内包前脚　202
内膜（血管の）　96
内リンパ　228
内リンパ管　228
内リンパ囊　228
内肋間筋　7
軟骨　3
軟骨結合　17
軟膜　159

ニ

二腹筋枝（顔面神経の）　181
肉様膜　80
乳歯　52
乳頭筋　101
乳頭体　195, 199
乳頭体核　204
乳突枝（後頭動脈の）　215
乳突洞　226
乳突蜂巣　226
乳ビ槽　145
尿管　78
尿管口　79
尿生殖隔膜　91
尿生殖三角　91
尿道　83
尿道海綿体　83
尿道隔膜部　83
尿道括約筋　91
尿道球腺　83
尿道前立腺部　83
尿道稜　83

ノ

脳幹　193
脳幹網様体　218
脳弓　195

脳弓交連　210
脳室　196
脳出血動脈　214
脳神経　179
脳底溝　207
脳底静脈　216
脳底動脈　117
脳頭蓋　12
脳梁　195, 210
脳梁放線　210

ハ

バウヒン弁　60
ハスネル弁　223
パチニ小体　230
ハムストリングス　48, 50
バルサルバ洞　106
ハルステッドリンパ節　147
バルトリン腺　90
破裂孔　13
馬尾　151
肺　73
肺間膜　75
肺胸膜　75
肺区域　74
肺静脈　103, 105
肺神経叢　188
肺尖　73
肺底　73
肺動脈　105
肺動脈幹　103, 105
肺動脈弁　99, 100
肺門　73
背側骨間筋　44
背側指動脈　121
背側手根動脈網　121
背側中手動脈　121
背内側核（視床下部の）　204
薄筋　48
薄束　154
薄束核　154
薄束結節　208
白交通枝　172
白交連　153
白質　152
白線　36
白膜　80, 85

反回骨間動脈　120
反回神経　72, 188
半関節　17
半奇静脈　134
半規管　228
半棘筋　32
半月神経節　182
半月ヒダ　58
半月弁　100
半月弁結節　100
半月裂孔　16, 68
半腱様筋　48
半交叉　180
半膜様筋　48
板間静脈　136
板間層　3
伴行静脈　97

ヒ

ヒス束　102
ヒラメ筋　51
ヒラメ筋腱弓　51
ヒラメ筋線　9
皮下組織　230
皮質　2
皮質核路　156, 202
皮質枝　213
皮質脊髄路　156, 202
皮静脈　142
被蓋　207
被殻　200
腓骨　9
腓骨回旋枝　132
腓骨静脈　143
腓骨切痕　9
腓骨頭　9
腓骨動脈　130
腓腹筋　51
腓腹神経　170
腓腹動脈　132
脾静脈　139
脾臓　144
脾動脈　65, 122
脾門　144
披裂喉頭蓋筋　70
披裂軟骨　69
鼻筋　31

鼻腔　16, 67
鼻口蓋神経　179
鼻骨　12
鼻前庭　67
鼻中隔　67
鼻中隔下制筋　31
鼻中隔軟骨　67
鼻背動脈　114
鼻毛様体神経　182
鼻涙管　14, 223
鼻涙管ヒダ　223
尾骨　4
尾骨筋　92
尾状核　200
尾状葉　63
眉毛下制筋　30
左胃静脈　139, 140
左胃大網静脈　139
左胃大網動脈　123
左胃動脈　122, 123
左冠状動脈　106
左結腸曲　58
左結腸静脈　139
左結腸動脈　124
左鎖骨下動脈　107
左三角間膜　62
左総頚動脈　107
左肺動脈　105
左房室弁　99, 101
表情筋　30
表皮　230

フ

ファーター乳頭　59, 64
プルキンエ線維　102
ブローカ中枢　198
ブロードマンの領野　198
不動結合　17
浮肋　6
腹横筋　36
腹腔枝（迷走神経の）　188
腹腔神経節　176
腹腔動脈　122
腹大動脈　106
腹大動脈神経叢　176
腹直筋　36
腹直筋鞘　36

腹内側核（視床下部の） 204
腹膜 94
腹膜腔 94
腹膜後器官 94
腹膜垂 59
伏在神経 168
伏在裂孔 49
副神経 189
副神経核 192
副腎 77
副腎圧痕 63
副膵管 65
副突起 4
副半奇静脈 134
副鼻腔 68
分界溝 53
分界線 11
分まわし 19
噴門 57

ヘ

ヘブナー反回動脈 214
平衡斑 228
平面関節 17
閉鎖孔 10
閉鎖神経 168
閉鎖動脈 128
壁側胸膜 75
壁側腹膜 94
壁内神経節 172
辺縁枝（右冠状動脈の） 107
辺縁動脈 124
辺縁葉 199
扁桃 54
扁桃枝（舌咽神経の） 187
扁桃体 200
扁平骨 3
片葉小節葉 205

ホ

ボホダレク孔 35
母指球 43
母指主動脈 121
母指対立筋 43
母指内転筋 43

方形回内筋 41
方形靱帯 22
方形葉 63
縫工筋 47
縫合 17
放線冠 202
膀胱 79
膀胱頚 79
膀胱三角 79, 83
膀胱子宮窩 79
膀胱静脈叢 141
膀胱垂 84
膀胱尖 79
膀胱体 79
膀胱腟中隔 79
膀胱底 79
房室結節 102
房室結節枝（冠状動脈の） 107
房室束 102
房室弁 101
膨大部稜 228
傍虫部 205

マ

マイスナー小体 230
マクバーニー点 60
マジャンディー孔 196
膜迷路 228

ミ

右胃静脈 139
右胃大網静脈 139
右胃大網動脈 123
右胃動脈 122, 123
右冠状動脈 106
右気管支縦隔リンパ本幹 144
右結腸曲 58
右結腸静脈 139
右結腸動脈 124
右鎖骨下動脈 107
右三角間膜 62
右精巣静脈 134
右総頸動脈 107
右肺動脈 105
右副腎静脈 134

右房室弁 99, 101
右卵巣静脈 134
右リンパ本幹 145
脈絡組織 196
脈絡叢 196
脈絡叢静脈 217
脈絡膜 222

ム

無漿膜野 62

メ

メデューサの頭 140
メルケル盤 230
迷走神経 188
迷走神経三角 209
迷走神経背側核 192
迷路動脈 213, 215

モ

モルガニ孔 35
モンロー孔 196
毛帯交叉 154
毛乳頭 230
毛包 230
毛様体 219
毛様体筋 221
毛様体小帯 219
毛様体神経節 182, 221
盲腸 58, 60
網嚢 94
網嚢孔 62, 94
網膜 222
網膜中心静脈 222
網膜中心動脈 114, 222
網様体 218
網様体脊髄路 157
門脈 63, 139

ヤ

ヤコビー線 10, 151

ユ

有郭乳頭　53
有鉤骨　8
有鉤骨鉤　23
有頭骨　8
幽門　57
幽門括約筋　57
幽門管　57
幽門前静脈　139
幽門洞　57

ヨ

葉状乳頭　53
腰静脈　134
腰神経叢　168
腰仙骨神経幹　168
腰腸肋筋　33
腰椎　4
腰動脈　109
腰内臓神経　176, 177
腰方形筋　36
腰膨大　151
腰リンパ節　148
腰リンパ本幹　144
腰肋三角　34
翼口蓋窩　15
翼口蓋神経節　191
翼上顎裂　15
翼状ヒダ　25
翼突管　15
翼突管動脈　112
翼突筋枝　112
翼突筋静脈叢　138

ラ

ラセン関節　17
ラセン器　228
ラセン神経節　185, 228
ラセンヒダ　64
ラベ静脈　217
ラムダ縫合　12
ランゲルハンス島　95
ランツ点　60

卵円窩　98
卵円孔（心室中隔の）　98
卵円孔（蝶形骨の）　13
卵管　87
卵管間膜　87, 89
卵管峡部　87
卵管采　87
卵管枝（子宮動脈の）　127
卵管子宮口　87
卵管腹腔口　87
卵管膨大部　87
卵管漏斗　87
卵形嚢　228
卵巣　86
卵巣間膜　86, 89
卵巣采　87
卵巣枝（子宮動脈の）　127
卵巣提索　86
卵巣動脈　127

リ

リスフラン関節　27
梨状陥凹　55
梨状筋　45, 46
梨状筋下孔　46
梨状筋上孔　46
梨状口　16
立方骨　9
立毛筋　230
隆起核　204
梁下野　194, 199
菱形窩　209
菱脳胞　193
輪状甲状関節　69
輪状甲状筋　70
輪状軟骨　69
輪状ヒダ　59
輪状披裂関節　69
輪帯　24

ル

ルシュカ孔　196
ルフィニ小体　230
涙骨　12
涙小管　223

涙腺　223
涙腺窩　14
涙腺神経　182
涙腺動脈　114
涙点　223
涙嚢　223
涙嚢窩　14

レ

レチウス腔　79
レンズ下部　202
レンズ核　200
レンズ核線条体動脈　214
レンズ後部　202
裂孔靱帯　49
連合線維　211

ロ

ローゼンタール静脈　216
ロッターリンパ節　147
ローテーターカフ　40
漏斗　195
肋横突関節　6
肋下動脈　109
肋間隙　7
肋間静脈　134
肋間動脈　109
肋頚動脈　115
肋骨横隔洞　75
肋骨胸膜　75
肋骨縦隔洞　75
肋骨切痕　6
肋骨頭関節　6
肋骨突起　4

ワ

ワルダイエル咽頭輪　54
腕尺関節　21
腕神経叢　162
腕橈関節　21
腕橈骨筋　41
腕頭静脈　134
腕頭動脈　107

Qシリーズ　新解剖学

定価（本体 3,500 円＋税）

1994 年 10 月　5 日　第 1 版
1996 年　2 月 23 日　第 2 版
1997 年　4 月　7 日　第 3 版
1998 年　3 月 16 日　第 3 版 2 刷
1999 年　5 月 21 日　第 3 版 3 刷
2000 年　9 月 20 日　第 3 版 4 刷
2002 年　3 月 20 日　第 4 版
2004 年　3 月　1 日　第 4 版 2 刷
2007 年　3 月 22 日　第 5 版
2009 年　4 月 10 日　第 5 版 2 刷
2011 年　3 月 20 日　第 6 版（新装版）
2013 年　7 月　3 日　第 6 版 2 刷
2016 年　1 月 27 日　第 6 版 3 刷
2017 年　4 月 11 日　第 6 版 4 刷
2018 年　6 月　3 日　第 6 版 5 刷
2019 年　2 月　9 日　第 7 版
2021 年　1 月 18 日　第 7 版 2 刷
2022 年　1 月 14 日　第 7 版 3 刷
2024 年　4 月　1 日　第 7 版 4 刷

監　修　加藤　征
執　筆　加藤　征・福島　統・國府田稔
発行者　梅澤俊彦
発行所　日本医事新報社　www.jmedj.co.jp
　　　　〒101-8718　東京都千代田区神田駿河台 2-9
　　　　電話 03-3292-1555（販売）・1557（編集）
　　　　振替口座 00100-3-25171

印　刷　ラン印刷社

©2019　Susumu Kato　Printed in Japan
ISBN978-4-7849-1174-5

イラスト：iris graphics・深谷稔子・さぼてん　装丁：花本浩一

JCOPY ＜(社)出版者著作権管理機構　委託出版物＞

本書の無断複写は著作権法上での例外を除き禁じられています。複写される場合は，そのつど事前に(社)出版者著作権管理機構（電話 03-5244-5088, FAX 03-5244-5089, e-mail：info@jcopy.or.jp）の許諾を得てください。

電子版の閲覧方法

巻末の袋とじに記載されたシリアルナンバーで、本書の電子版を閲覧できます。

手順① 弊社ホームページより会員登録（無料）をお願いします。
（すでに会員登録をしている方は手順②へ）

会員登録はこちら

手順② ログイン後、「マイページ」に移動してください。

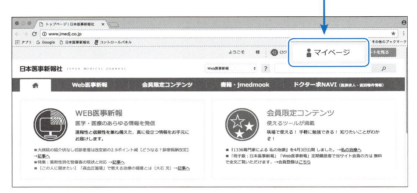

手順③ 「電子コンテンツ」欄で、「未登録タイトル（SN登録）」を選択してください。

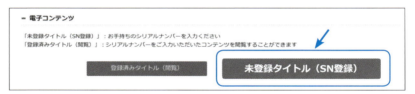

手順④ 書名を入力して検索し、本書の「SN登録」を選択してください。

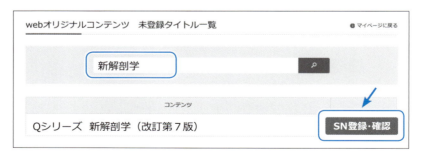

手順⑤ 次の画面でシリアルナンバーを入力すれば登録完了です。
以降は「マイページ」の「登録済みタイトル」から電子版を閲覧できます。